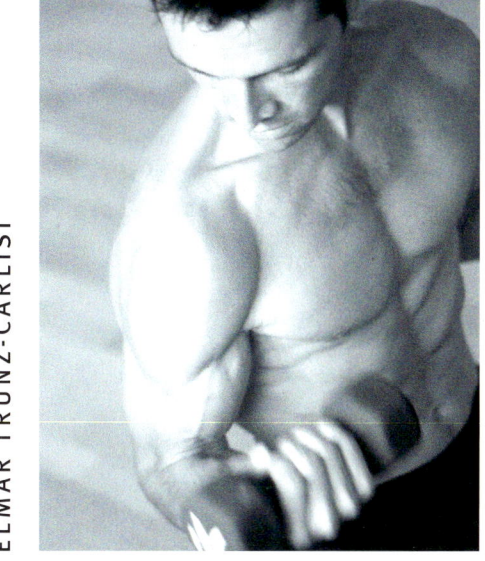

ELMAR TRUNZ-CARLISI

Praxisbuch
MUSKEL-
TRAINING

Effektive Übungen für Männer und Frauen

Inhalt
Praxisbuch Muskeltraining

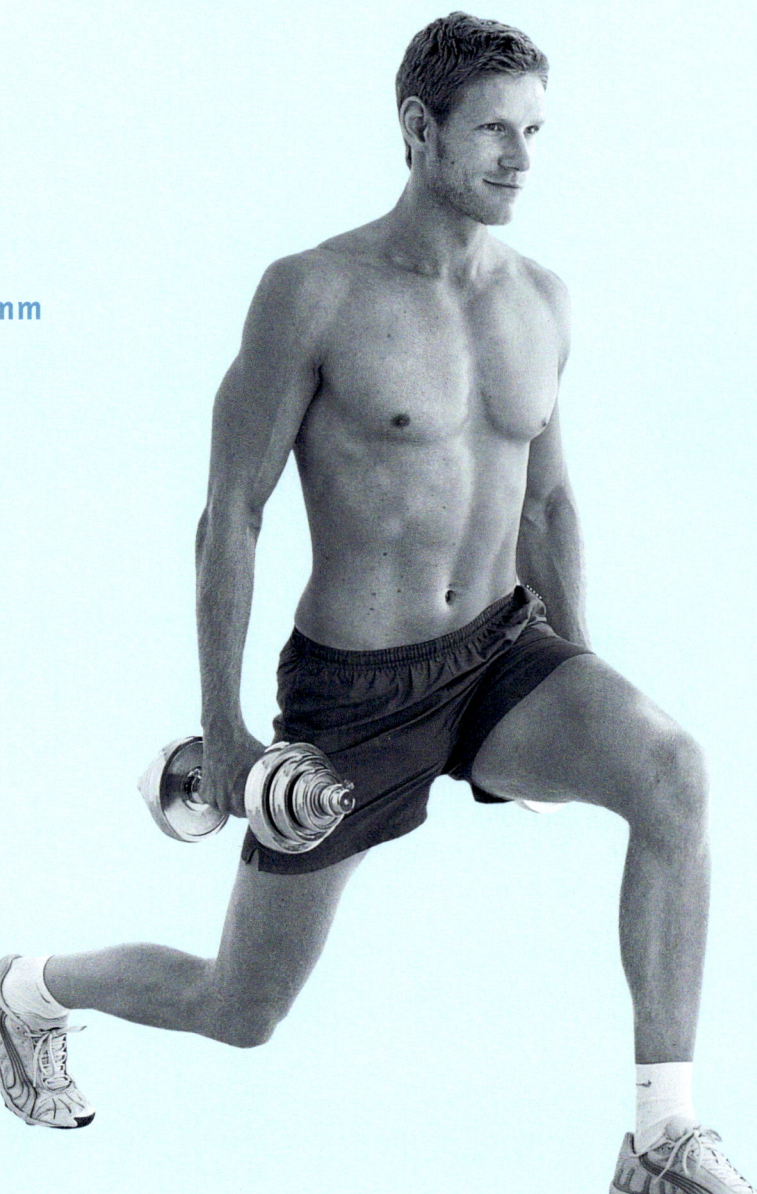

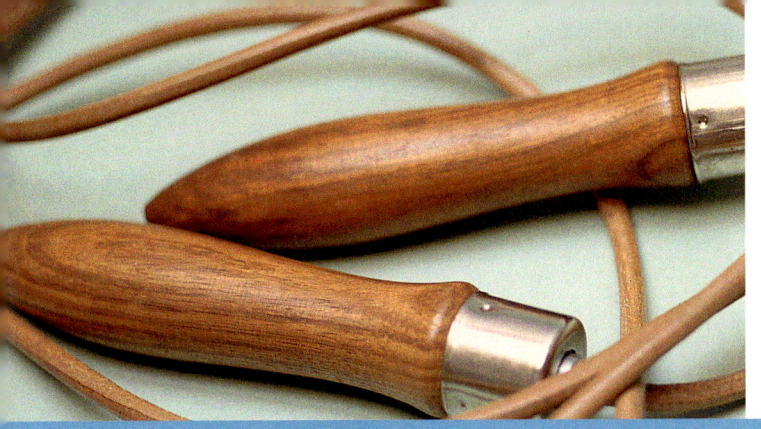
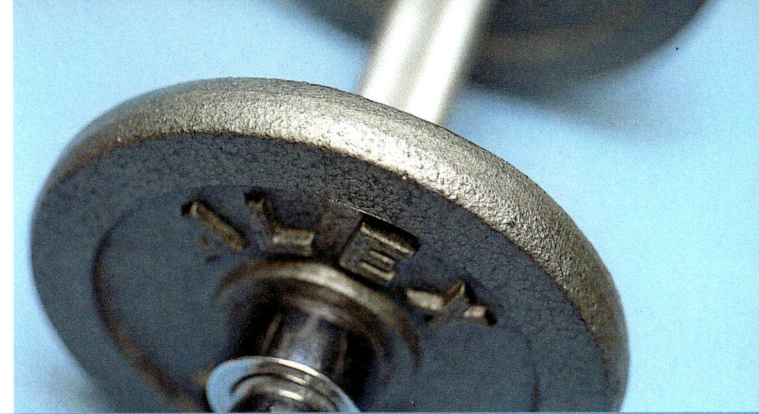

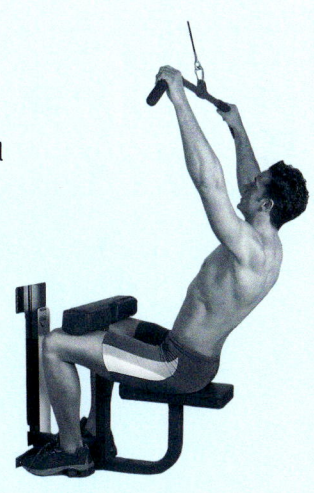

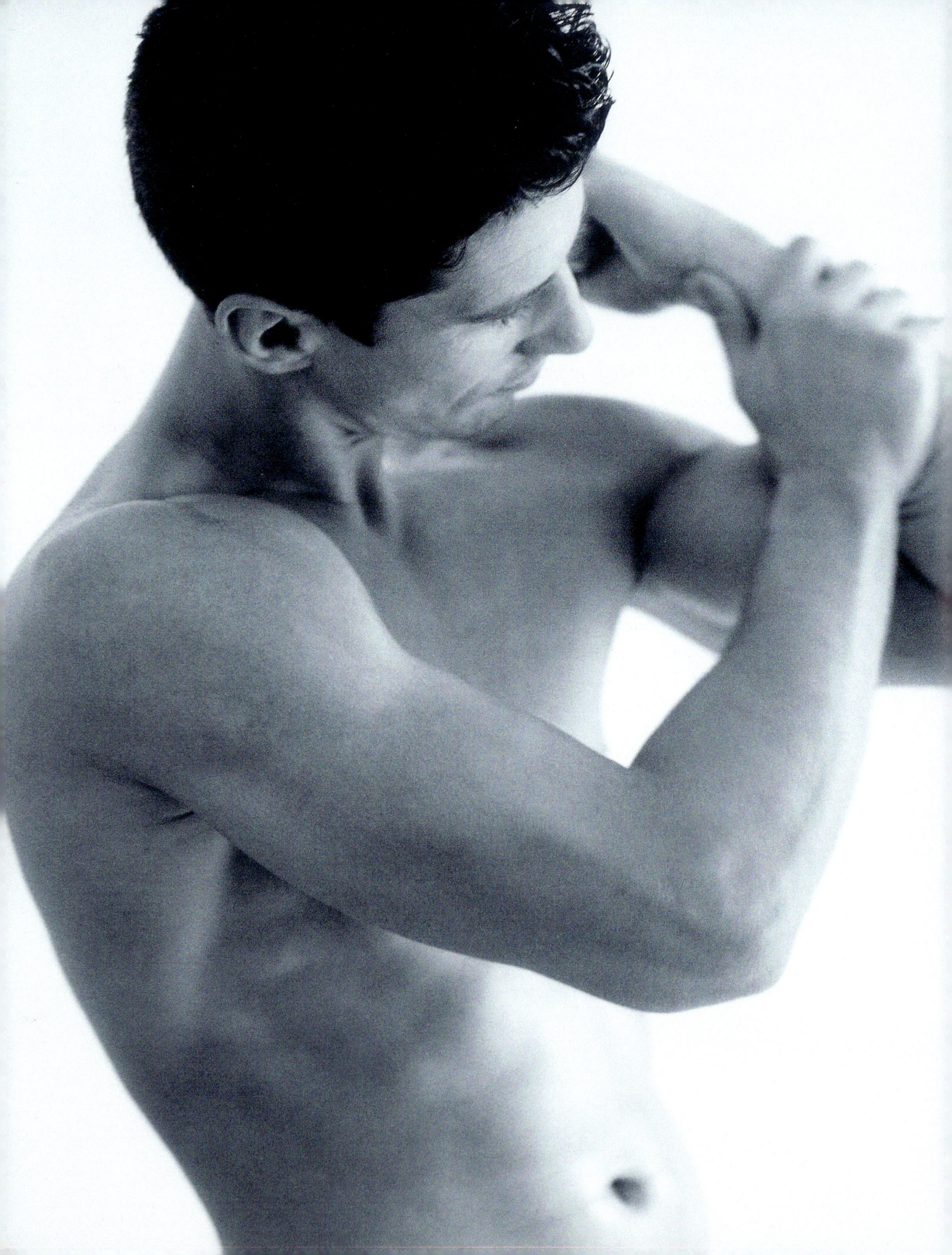

Vorwort

Das Muskeltraining professionell angehen – mit diesem Anspruch wendet sich vorliegendes Buch nicht nur an Profis, sondern an alle, die Zeit und Energie einsetzen möchten, um ihre Figur, Haltung, Gesundheit und Leistungsfähigkeit konsequent zu verbessern. Denn gerade beim Muskeltraining liegen Erfolg und Misserfolg, Optimalbelastung und Fehlbelastung dicht beieinander. Mit dem »Praxisbuch Muskeltraining« trainieren Sie auf Basis neuester wissenschaftlicher Erkenntnisse. Theorie und Praxis greifen hier unmittelbar ineinander.

Der einführende Teil »Sicher und effektiv trainieren« ab Seite 7 erläutert die praktischen Trainingsgrundlagen und gibt Ihnen konkrete Trainingspläne an die Hand. Im großen Praxisteil »Die Übungen« ab Seite 37 finden Sie dann alle wichtigen und gängigen Übungen moderner Fitnessstudios und des Heimtrainingsbereichs. Besonderer Wert wurde auf die präzise – auch kritische – Beschreibung der Grundübungen und ihrer Ausführungsvarianten gelegt. Detaillierte anatomische Illustrationen veranschaulichen die Aktivität und Wirkungsweise der jeweils angesprochenen Haupt- und Nebenmuskeln.

Mit diesem Wissen ausgerüstet, können Sie Ihre Muskeln gezielt und wirksam aufbauen und die Qualität des Krafttrainings auf jedem Niveau, vom Fitnesseinsteiger bis zum Leistungssportler, erheblich verbessern.

Elmar Trunz-Carlisi

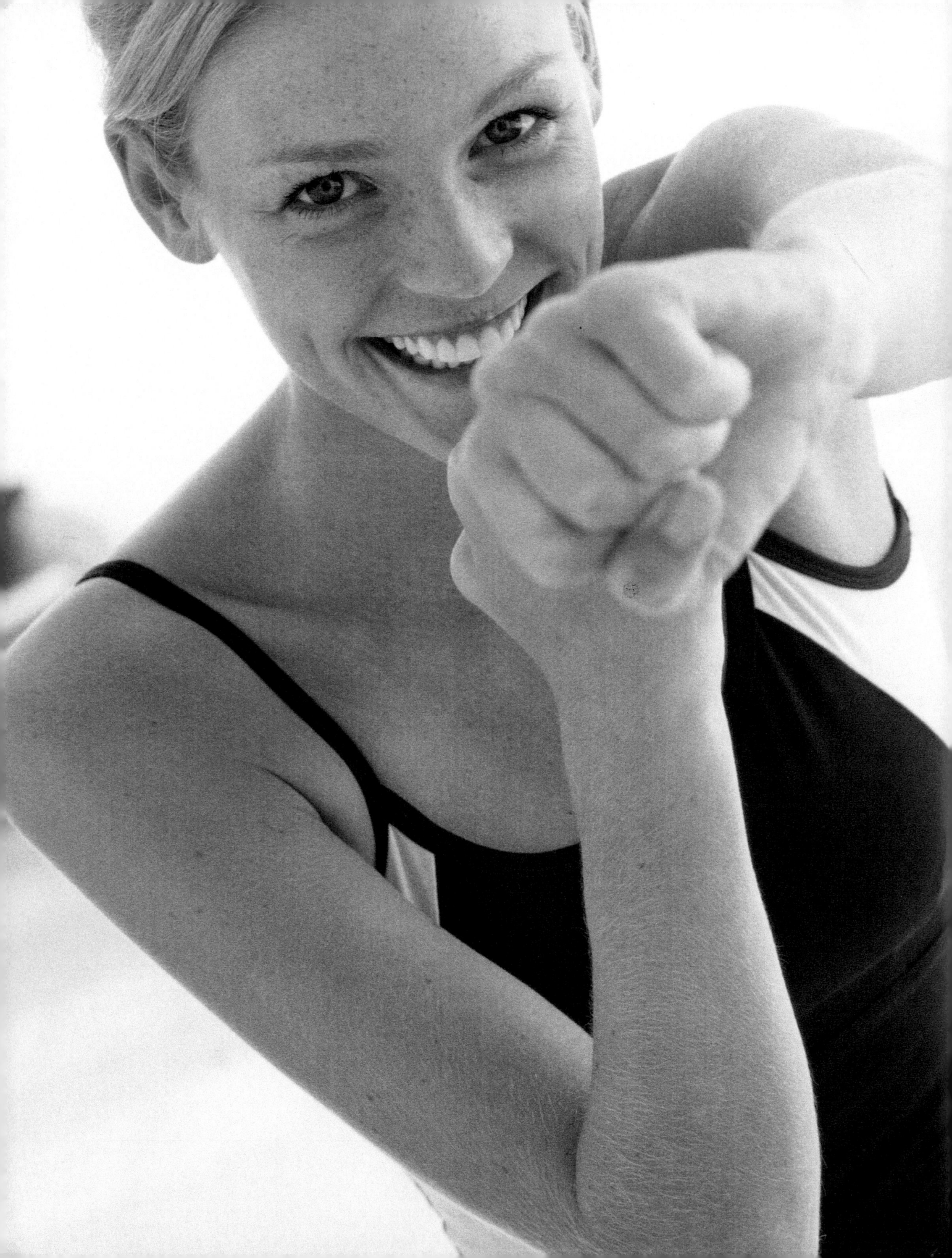

Sicher und effektiv
trainieren

Sie sind anspruchsvoll – gerade, wenn es um Ihren Körper, Ihre Figur und Ihre Leistungsfähigkeit geht. Sie suchen die effektivsten Übungen und legen großen Wert auf eine optimale Trainingsqualität. Das folgende Kapitel bietet präzise Informationen und sofort umsetzbare Praxistipps, sodass Ihr Trainingsziel schnell, ohne Umwege und ohne unerwünschte Nebenwirkungen zu erreichen ist. Außerdem erfahren Sie, wie Sie die Übungen individuell richtig zusammenstellen und das Training systematisch aufbauen können.

Erfolgreich
von Anfang an

Wie stufen Sie sich ein?

Sammeln Sie Erfolgserlebnisse vom ersten Tag an! Das klappt am besten, wenn Sie sich realistische Ziele setzen und den individuell passenden Einstieg wählen. Effektives Muskeltraining ist planbar und in erster Linie eine Frage des Systems: Wer den richtigen Mix aus Belastungsdosierung und Übungswahl findet und sein Programm kontinuierlich umsetzt, hat es geschafft. Je nach Trainingstyp müssen Sie dabei einige wichtige Punkte beachten, um die Weichen richtig zu stellen.

Einsteiger

Sie haben noch nie ein systematisches Muskeltraining kennen gelernt? Kein Nachteil. Im Gegenteil, denn Sie besitzen das größte Verbesserungspotential. Sie starten quasi bei Null und können die Erfolge umso deutlicher erleben und genießen. Damit sich die gewünschten Effekte auch tatsächlich einstellen und unerwünschte Nebenwirkungen ausbleiben, müssen Sie sich allerdings an einige wichtige Spielregeln halten. Insbesondere Gelenkknorpel, Sehnen und Bänder benötigen eine längere Anlaufphase, um die ungewohnten Belastungen beim Training zu tolerieren. Lassen Sie es deshalb in den ersten Wochen besonders locker angehen und tasten Sie sich langsam vor. Bei der Auswahl der Übungen sollten Sie vorzugsweise einfache und sicher beherrschbare Bewegungen wählen. Auf diese Weise erreichen Sie schon bald eine stabile Basis, um die Muskeln intensiv aufbauen zu können.

Wiedereinsteiger

Je länger Sie nicht mehr regelmäßig trainiert haben, desto weiter sind Sie von Ihrer Bestform entfernt. Zwar lässt sich die Fitness einige Zeit konservieren, aber auf Dauer gehen Muskelspannung und Muskelmasse verloren. Als Faustregel gilt: Wer drei Jahre oder länger aus dem Training ist, startet wieder von vorn. Das bedeutet gleichzeitig, dass das einstige Leistungsvermögen – ähnlich wie beim Einsteiger – langsam und geduldig aufgebaut werden muss. Lassen Sie sich also nicht von falschem Ehrgeiz treiben, sondern halten Sie sich in den ersten Trainingswochen bewusst zurück. »Subjektive Unterforderung« heißt das gewinnbringende Motto in der Anfangszeit. Wenn Sie über eine große Bewegungserfahrung und eine gute Koordination verfügen, können Sie durchaus auch technisch anspruchsvolle Übungen wählen. Entscheidend ist, dass Sie in der Anfangszeit insgesamt die Belastungsintensität niedrig halten.

Erfahrene Fitnesssportler

Je erfahrener Sie sind und je ehrgeiziger Ihre Trainingsziele, desto eher können Sie an Ihre Belastungsgrenze gehen. Das heißt aber keineswegs, dass leistungsorientierte Fitnesssportler permanent ihr Gewichtslimit erhöhen müssen. Durch einen systematischen Wechsel der Übungen und den gezielten Einsatz von Übungsvarianten ergeben sich für den Muskel die notwendigen Trainingsreize, um sich weiter anpassen zu können. Sie vermeiden auf diese Weise eine unnötige Belastungsmonotonie, sprechen die unterschiedlichen Funktionen Ihrer Muskeln besser an und reduzieren gleichzeitig das Überlastungsrisiko. Im Übungsteil finden Sie für alle wesentlichen Muskelpartien von den Beinen bis zu den Schultern eine Fülle an Einzelübungen und Ausführungsvarianten, die Sie zielgerichtet nutzen sollten.

Gute Erfolge für jedes Fitness-Level

»No pain – no gain« (»Ohne Schmerzen kein Erfolg«), dieser Slogan hat im Fitnessbereich weitgehend ausgedient. Neue wissenschaftliche Studien beweisen, dass ein Training bis zur Erschöpfung für die meisten Fitnesssportler nicht erforderlich ist. Untersuchungen des Bayreuther Sportwissenschaftlers Wolfgang Buskies zeigen, dass bereits bei einer mittleren Belastungsintensität nach einem achtwöchigen Training enorme Kräftigungseffekte erzielt werden können. Damit erschließt sich das Krafttraining für nahezu alle Zielgruppen.

Wie intensiv sollten Sie trainieren?

Eine einfache und effektive Methode, um herauszufinden, wie intensiv Sie trainieren sollten, ist die Orientierung am subjektiven Belastungsempfinden. Dazu erfühlen Sie Ihren Anstrengungsgrad und ordnen ihn einer Intensitätsskala zu. Das passende Trainingsgewicht finden Sie durch systematisches Ausprobieren. Der Bewertungsmaßstab ist immer die letzte Wiederholung, die technisch einwandfrei bewältigt wurde. So passt sich das Training stets engmaschig dem aktuellen Leistungsniveau an. Fällt beispielsweise die Trainingsbelastung über mehrere Einheiten hinweg leichter als vorgesehen, dann können Sie das Gewicht erhöhen. Umgekehrt reagieren Sie auf Formschwankungen, indem die Intensität kurzfristig reduziert wird. Die immer noch vielerorts üblichen Maximalkrafttests sind im Vergleich wenig praxistauglich, da sie sehr anstrengend und zeitraubend sind, denn jedes Gerät muss einzeln ausgetestet werden.

Das subjektive Belastungs-empfinden: Intensitätsskala

1 = recht leicht: Die Belastung wird wahrgenommen, jedoch nur andeutungsweise.

2 = etwas schwer: Die Belastung wird zwar deutlich wahrgenommen, es besteht aber immer noch eine große Belastungsreserve.

3 = mittelschwer: Die Übungsserie wird vor der Erschöpfung abgebrochen, es könnten noch einige Wiederholungen durchgeführt werden.

4 = schwer: Die Übungsserie wird kurz vor der Erschöpfung abgebrochen, es könnten noch wenige Wiederholungen folgen.

5 = sehr schwer: Die Übungsserie wird bis zur Erschöpfung fortgesetzt.

DIE INDIVIDUELLE BELASTUNGS-INTENSITÄT BESTIMMEN

➤ **Einsteiger und Wiedereinsteiger** wählen mit der jeweils letzten Wiederholung einen subjektiven Anstrengungsgrad zwischen 1 und 2, entsprechend »recht leicht« beziehungsweise »etwas schwer«. Die Übungsserie wird jeweils deutlich vor der Erschöpfung abgebrochen. Mit steigendem Fitnessgrad kommen auch mittelschwere Intensitäten (3) in Frage.

➤ **Erfahrene Fitnesssportler** können – je nach Trainingszustand und Trainingsziel – mittelschwere (3), schwere (4) und bei entsprechender Konstitution auch sehr schwere (5) Anstrengungsgrade bewältigen.

➤ **Leistungsorientierte Fitnesssportler:** Sofern keine gesundheitlichen Einschränkungen vorliegen, können leistungsorientierte Fitnesssportler die Übungen jeweils bis zur Erschöpfung durchführen (5).

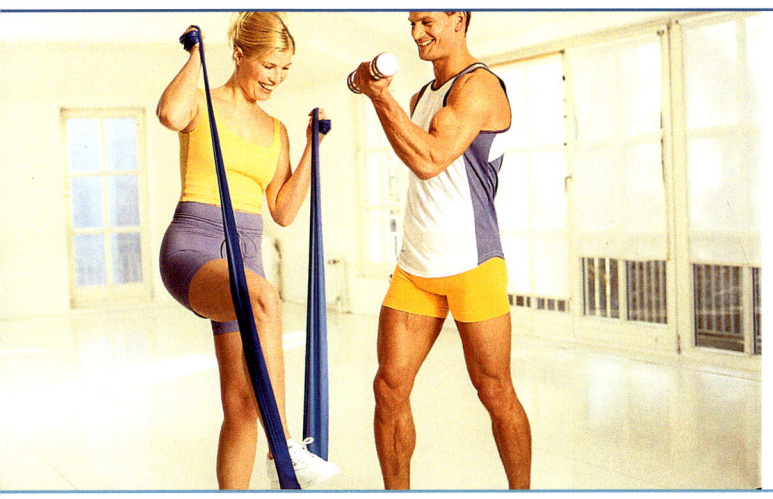

Ob Einsteiger oder Profi: Der Weg zum Erfolg führt über die individuelle Trainingsintensität.

Der Trainingsaufbau

Wiederholungszahlen und Spannungsdauer

Die Wiederholungszahlen sind nur dann ein verlässlicher Orientierungswert, wenn die Anspanndauer der Muskulatur (= Kontraktionsdauer) definiert ist. So können zum Beispiel 20 schnell ausgeführte Bewegungen eine geringere Kontraktionsdauer bewirken als acht langsame Wiederholungen. Im Fitnessbereich hat sich das so genannte kontrolliert-dynamische Tempo als Standard bewährt: Die Bewegungen werden in einem zügigen, gleichmäßigen Bewegungstempo durchgeführt, das jederzeit gut kontrollierbar ist.

Schwerpunkte je nach Trainingsphase

Man kann grob drei Trainingsphasen unterscheiden – Anpassungs-, Aufbau- und Stabilisationsphase, in denen unterschiedlich viele Wiederholungen zu empfehlen sind.
➤ **Kraftausdauertraining in der Anpassungsphase:** Bewegungsapparat, Herz-Kreislauf-System und Stoffwechsel gewöhnen sich an die Belastung. Geeignet sind 15 bis 25 Wiederholungen. Beginnend mit 25 Wiederholungen wird allmählich auf 20, später auf 15 Ausführungen je Übungsserie reduziert, dafür wird dann mit höheren Gewichten trainiert.
➤ **Maximalkrafttraining in der Aufbauphase:** Die Intensität wird erhöht. Die Übungsserien liegen zwischen 10 bis 15, später 8 bis 12 Wiederholungen bei entsprechend höherem Gewicht. Zur Schulung der intermuskulären Koordination (Zusammenspiel der Muskeln, Seite 32) kann auch mit kleinen Wiederholungszahlen (1 bis 3) und maximaler Intensität trainiert werden.
➤ **Krafterhalt in der Stabilisationsphase:** Um das antrainierte Kraftniveau zu halten, reichen bei einem 2- bis 3-mal wöchentlichen Training 10 bis 15 Wiederholungen. Steht insgesamt weniger Zeit zur Verfügung, mit 8 bis 12 Wiederholungen trainieren und das Gewicht möglichst hoch halten. Es gilt: Je kürzer die verfügbare Zeit, desto intensiver das Training.

Die verschiedenen Bewegungsphasen

Wenn Sie, wie empfohlen, mit kontrolliert-dynamischem Tempo trainieren, fördern Sie alle Arbeitsweisen der Muskulatur (siehe Infokasten). Das funktioniert folgendermaßen: Heben Sie das Gewicht in ein bis zwei Sekunden an, je nachdem wie lang der Bewegungsweg ist (**konzentrische Phase**). Führen Sie das Gewicht anschließend im selben Bewegungstempo, also in ein bis zwei Sekunden zurück in die Ausgangsposition (**exzentrische Phase**). Damit die Übergänge sanft und kontrolliert ablaufen, kann das Gewicht in den Umkehrpunkten kurz gehalten

---

➤ Info   Arbeitsweise der Muskulatur

➤ Unsere Muskeln besitzen unterschiedliche Fähigkeiten: Sie können Widerstände überwinden (ein Gewicht anheben), ihnen entgegenwirken (das Gewicht kontrolliert zurückbewegen) oder sie festhalten (das Gewicht in einer bestimmten Position fixieren).

➤ Wird ein Gewicht angehoben und bewegt, verkürzt sich die Muskulatur. Man spricht von dynamisch-konzentrischer Kontraktion. Beim Absenken des Gewichts wird der kontrahierte Muskel unter hoher Muskelspannung gedehnt (= dynamisch-exzentrische Kontraktion), bis die Ausgangsposition

wieder erreicht ist. In den Umkehrpunkten der Bewegung, wenn das Gewicht kurzzeitig in einer bestimmten Position gehalten wird, arbeitet der Muskel statisch, das heißt mit konstanter Muskellänge und gleichzeitig erhöhter Muskelspannung. Diese Arbeitsweise nennt man auch isometrische Kontraktion.

➤ Je nach Bewegungsphase und Ausführung muss die Muskulatur unterschiedlich agieren. Beim Muskeltraining lassen sich diese verschiedenen Fähigkeiten des Muskels miteinander kombinieren oder gezielt einzeln ansprechen.

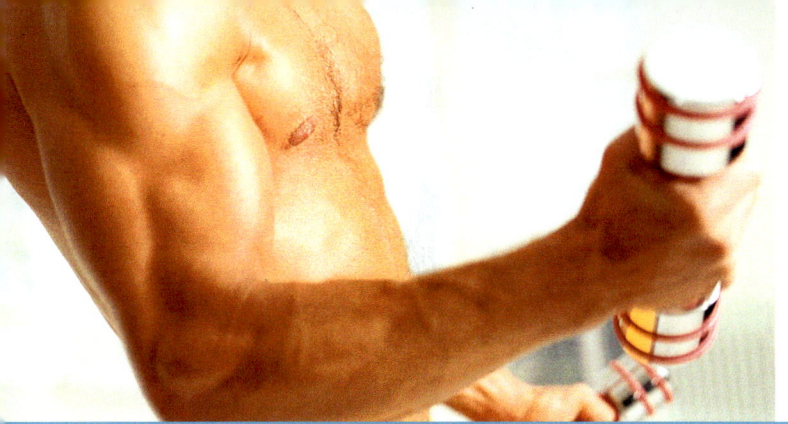

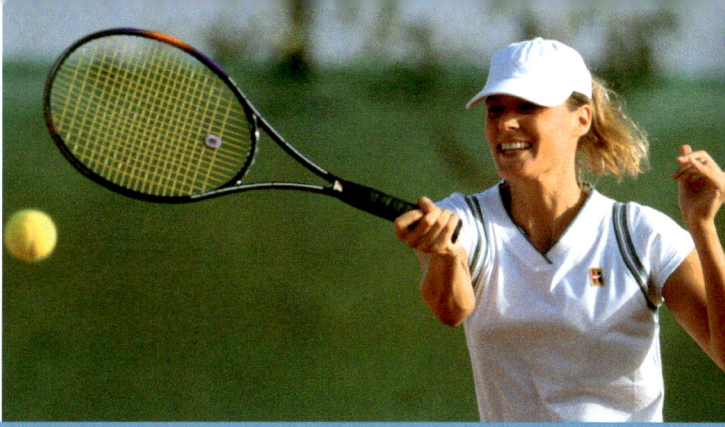

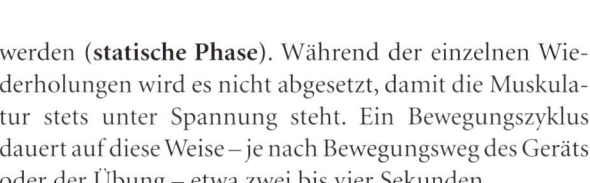
Um seine Kraft auf gutem Niveau zu halten, reicht ein kürzeres, intensives Training aus.

Systematisches Auftrainieren des Ellbogenstreckers verhilft Tennisspielern zum kräftigeren Aufschlag.

werden (**statische Phase**). Während der einzelnen Wiederholungen wird es nicht abgesetzt, damit die Muskulatur stets unter Spannung steht. Ein Bewegungszyklus dauert auf diese Weise – je nach Bewegungsweg des Geräts oder der Übung – etwa zwei bis vier Sekunden.

Besonders wichtig: die exzentrische Phase

In der Praxis wird die exzentrische Phase, also wenn das Gewicht in die Ausgangsposition zurückbewegt wird, leider häufig viel zu schnell und unkonzentriert ausgeführt, was den Trainingseffekt reduziert. Zusätzlich besteht in diesem Fall die Gefahr, dass das Gewicht unkontrolliert zurück ins Gelenk fällt, und man es anschließend mit Schwung wieder anhebt. Da der Muskel in der exzentrischen Phase besonders viel Kraft entwickeln kann, ist es für Fortgeschrittene als Variante sogar sinnvoll, die abbremsende Phase der Bewegung zu betonen und diese anteilsmäßig auf etwa drei bis vier Sekunden zu verlängern.

Dynamische Übungen haben Vorrang vor statischen

Beim fitnessorientierten Krafttraining spielen dynamische Beanspruchungen die Hauptrolle. Richtig ausgeführt sind diese Übungen in aller Regel weniger belastend, sowohl für die Gelenke als auch für das Herz-Kreislauf-System. Bei statischen Übungen hingegen kann es zu erhöhten Gelenkbelastungen kommen, indem ein punktueller Dauerdruck in einer bestimmten Gelenkstellung entsteht. Auch ein stärkerer Anstieg des Blutdrucks ist möglich, vor allem wenn Fehler bei der Atemtechnik (Seite 23) gemacht werden. Als Ergänzung eines komplexen Trainingsprogramms machen statische Halteübungen durchaus Sinn. So können manche Muskelgruppen auf diese Weise sogar besonders gut angesprochen werden. Das gilt zum Beispiel für die quere Bauchmuskulatur (*Transversus abdominis*), die große Bedeutung für die Haltungskontrolle hat (Übung Seite 90).

Krafttraining als Vorbereitung auf andere Sportarten

Ob Tennisspieler, Golfer oder Fußballer – nahezu alle Leistungssportler führen ergänzend zu ihrer Sportart ein spezielles Krafttraining durch. Sie profitieren einerseits von einer gezielten Kräftigung der leistungsbestimmenden Muskeln. Andererseits sorgen ausgewählte Übungen dafür, dass auch weniger geforderte Muskelpartien proportional auftrainiert und damit Muskelungleichgewichte vermieden oder kompensiert werden (siehe auch Tabelle Seite 168). Beim Ausgleichstraining kommt es insgesamt auf eine harmonische Entwicklung der Muskeln an. Hier sollen vor allem die Rumpfmuskeln symmetrisch gekräftigt werden. Zur Leistungssteigerung eignen sich Übungen, die den Bewegungsabläufen in der jeweiligen Sportart nahe kommen und die ein sicheres Training auch mit hohen Intensitäten ermöglichen. Auf diese Weise ergibt sich eine höhere Maximalkraft, die auch positive Effekte für die Schnellkraft hat.

BEISPIEL TENNIS

So ist es für Tennisspieler sinnvoll, die Maximalkraft der Ellbogenstrecker aufzutrainieren, um dem Aufschlag größere Wucht zu verleihen. Auch eine Kräftigung der Rumpfmuskeln und Oberschenkelstrecker unterstützt die Dynamik dieses Bewegungsablaufs. Sogar schnellkräftige beziehungsweise explosive Bewegungen können unter idealen Bedingungen mit Krafttrainingsgeräten simuliert werden. Dies setzt allerdings eine sehr gute Bewegungskontrolle voraus. Besonders geeignet sind mehrfach übersetzte Kabelzuggeräte, da sich hier der Gewichtsblock – im Verhältnis zum Bewegungsweg – nur minimal bewegt, das Gewicht durch die Beschleunigung nicht »wegfliegt« und auf Kosten einer hohen Gelenkbelastung wieder abgefangen werden muss. Zur Verbesserung der Aufschlaghärte können Tennisspieler – zusätzlich zum Maximalkrafttraining – an solchen Kabelzügen die Streckbewegung des Ellbogens mit maximaler Beschleunigung durchführen.

Trainingsformen, *Häufigkeit und Dauer*

Damit die gewünschten Trainingseffekte erzielt werden, müssen Phasen der Muskelanspannung und Erholungsphasen im richtigen Verhältnis stehen. In der Praxis werden als Organisationsformen das Mehr-Satz- und das Circuittraining sowie das Ein-Satz-Training angewandt.

Mehr-Satz- und Circuittraining

➤ Beim **Mehr-Satz-Training** wird eine Übung mehrmals hintereinander durchgeführt, bevor man zur nächsten wechselt. Zwischen den Serien mit zum Beispiel zwölf Wiederholungen müssen Pausen von einer bis drei Minuten eingehalten werden. Auf diese Weise bringt man einen Muskel nach dem anderen zur Ermüdung.

➤ Das **Circuittraining** ist dadurch gekennzeichnet, dass die Übungen im direkten Wechsel ohne Pause aufeinander folgen. Die Reihenfolge der Übungen sollte so gewählt werden, dass möglichst entfernte Muskelgruppen sich abwechseln, da sonst die notwendigen Erholungsphasen fehlen. Auf diese Weise können mehrere Circuits (Durchgänge) aufeinander folgen, wobei man am Ende eines jeden Durchgangs eine Pause einlegen sollte.

VOR- UND NACHTEILE

Der Vorteil des Circuittrainings liegt vor allem in der Zeitersparnis. Aufgrund der ständig wechselnden Anforderungen erscheint dieses Vorgehen für viele auch motivierender. Beim Mehr-Satz-Training hingegen können die Muskeln konzentrierter auftrainiert werden, weshalb es Leistungssportler zumeist bevorzugen.

Die beiden Organisationsformen lassen sich auch den unterschiedlichen Trainingsphasen und -zielen zuordnen. Je stärker der Akzent auf dem Muskelaufbau liegt und je höher die Trainingsintensitäten sind, desto eher kommt das Mehr-Satz-Training zum Zuge. Zur Förderung der allgemeinen Fitness reicht ein Circuittraining meist aus.

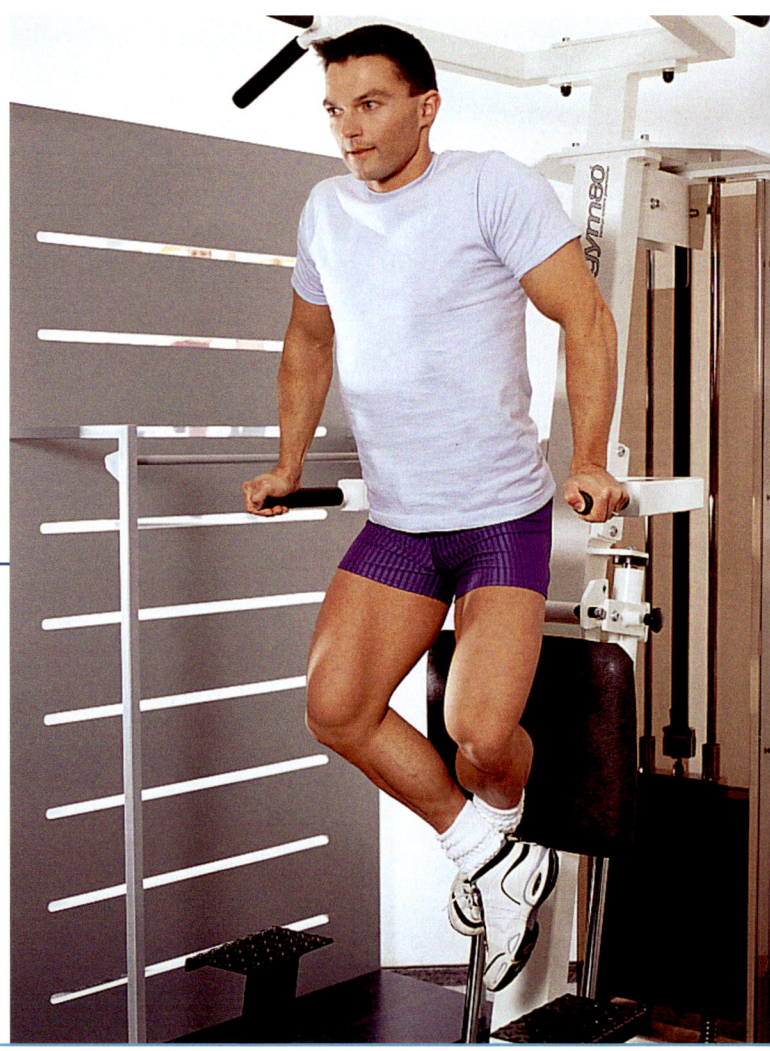

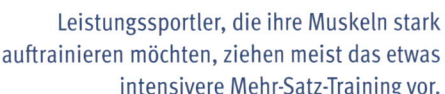

Leistungssportler, die ihre Muskeln stark auftrainieren möchten, ziehen meist das etwas intensivere Mehr-Satz-Training vor.

Das Ein-Satz-Training auf dem Vormarsch

Quasi ein Kompromiss zwischen Mehr-Satz- und Circuitprinzip ist das so genannte Ein-Satz-Training. Neuere Studien deuten darauf hin, dass gerade diese Trainingsform sehr zeiteffizient ist. Die Übungen reihen sich mit je einer Wiederholungsserie unmittelbar aneinander. Der Unterschied zum Circuit besteht vor allem darin, dass der Muskel an jeder Station innerhalb eines Durchgangs zur Erschöpfung gebracht werden soll, während beim Circuit hierzu meist mehrere Durchgänge zur Verfügung stehen. Auch sind beim Ein-Satz-Training die Anzahl der Wiederholungen und die Belastungsintensität genau definiert. Das Gewicht wird so gewählt, dass zwölf technisch saubere Bewegungsdurchführungen mit maximaler Anstrengung zu Stande kommen. Auf diese Weise sind hohe Trainingseffekte bei relativ geringem Zeiteinsatz erzielbar. Aufgrund der hohen Intensität eignet sich das Ein-Satz-Training in erster Linie für Fortgeschrittene.

Wie oft sollten Sie trainieren?

Wenn Sie die für Sie richtige Trainingsform gefunden haben, bleibt die Frage nach Häufigkeit und Dauer. Sie verteilen das Krafttraining am besten so über die Woche, dass zwischen den Trainingseinheiten der jeweiligen Muskelgruppen ein bis zwei Tage Pause liegen. Wer häufiger oder gar täglich trainieren möchte, sollte das Training splitten, indem er an einem Tag zum Beispiel den Oberkörper, am nächsten Tag die Beine trainiert. Für Fitnesssportler haben sich zwei bis drei Trainingseinheiten pro Woche als optimal erwiesen, wobei die Termine möglichst gleichmäßig über die Woche verteilt sein, also nicht direkt aufeinander folgen sollten. Wer seltener trainiert, muss besonders auf Regelmäßigkeit achten und das Training umso konzentrierter angehen.

Wie lange sollten Sie trainieren?

Die Trainingsdauer richtet sich nach den persönlichen Trainingszielen und natürlich nach der zur Verfügung stehenden Zeit. Betrachtet man die reine Trainingszeit, dann sollten Sie zumindest 30 Minuten für das Krafttraining einplanen. Doch beachten Sie bitte: Auch in kurzen Trainingseinheiten darf das Auf- und Abwärmen nicht vernachlässigt werden. Optimal sind etwa 60 Minuten, wobei das Training durchaus auch auf 90 Minuten ausgedehnt werden kann. Grundsätzlich gilt auf jeden Fall: lieber kürzer und konzentrierter üben als länger und weniger konsequent.

➤ Info   Ein sinnvoller Trainingsaufbau

	Anpassungsphase (ca. 1–2 Monate)		Aufbauphase (mindestens 6 Monate)		Stabilisationsphase (unbegrenzt)
Belastungsintensität	recht leicht (1)*	etwas schwer (2)	mittelschwer (3)	schwer (4) sehr schwer (5)**	mittel (3) bzw. schwer (4) sehr schwer (5)**
Wiederholungszahl	20–25	15–20	10–15	8–12	10–15 / 8–12
Trainingsform	bevorzugt Circuittraining		bevorzugt Mehr-Satz-Training		bevorzugt Ein-Satz-Training
	* Die Ziffern 1 bis 5 beziehen sich auf die Intensitätsskala, Seite 9.		** Nur leistungsorientierten Sportlern zu empfehlen.		

Muskelgerecht trainieren

Muskelkater? Falsch trainiert!

Ein Muskelkater entsteht durch winzige Verletzungen im Inneren der Muskelzellen. Es handelt sich also nicht um Schmerzen infolge einer muskulären Übersäuerung, wie man lange Zeit dachte. Wenn der Kater kommt, ist der Muskel längst nicht mehr sauer! Die Mikroverletzungen treten vor allem nach ungewohnten und abbremsenden (exzentrischen) Bewegungen auf. Muskelkater ist auch keinesfalls eine Voraussetzung für den Muskelaufbau, wie in manchen Fitnessbüchern immer noch zu lesen ist. Im Gegenteil: Wer von starkem Muskelkater geplagt ist, muss schmerzbedingt einige Tage mit dem Training aussetzen, was wiederum den Trainingsfortschritt blockiert.

ERSTE-HILFE-MASSNAHMEN

Bei richtig durchgeführtem Krafttraining tritt Muskelkater nur ganz selten auf. Wenn es doch einmal dazu kommen sollte, ist das in aller Regel kein großes Problem. Die Beschwerden klingen normalerweise nach ein paar Tagen von allein wieder ab. In dieser Phase darf der Muskel allerdings nur leicht belastet werden. Lockere Bewegungen und Wärme fördern die Durchblutung und beschleunigen den Heilungsprozess. Klingt der Muskelkater binnen fünf Tagen dennoch nicht ab, sollten Sie ärztlichen Rat einholen und die Ursache des Problems abklären lassen.

Immer gut dehnen!

Damit der Muskel seine volle Leistungsfähigkeit entfalten kann, muss auch seine Dehnfähigkeit entwickelt beziehungsweise erhalten werden. Bei ausschließlichem Krafttraining kann es auf Dauer zu Beweglichkeitsverlusten kommen, wenn man nicht rechtzeitig gegensteuert. Daher ist es sinnvoll, leichte Dehnübungen in das Programm aufzunehmen. Diese lassen sich sehr gut in das Warm-up (Seite 30) und das Cool-down (Seite 35) integrieren. In separaten Trainingseinheiten außerhalb der Krafttrainingseinheiten können Sie länger und intensiver dehnen, ohne den Kräftigungseffekt zu behindern (vertiefende Literatur zum Thema Dehnen Seite 163).

DEHNEN UND KRAFTTRAINING

Beim Dehnen innerhalb von Krafttrainingseinheiten kommen sanft wippende Bewegungen in Frage (kein Zerren!). Denn neue Untersuchungen deuten darauf hin, dass statische (gehaltene) Dehnungen möglicherweise den Nachteil haben, dass die Muskulatur zu stark vorgedehnt wird und sie somit im Kräftigungsteil nicht mehr so leistungsbereit ist. Gehaltene Dehnübungen nach dem Training können die Regeneration beeinträchtigen, was vornehmlich für Leistungssportler relevant ist. Leichtes Dehnen in den Pausen fördert die aktive Erholung.

➤ Tipp Die richtige Dehntechnik

Je nach Zielsetzung – Verbesserung oder Erhalt der allgemeinen Beweglichkeit – sind unterschiedliche Dehntechniken zu empfehlen.

➤ Wollen Sie Ihre **Beweglichkeit verbessern,** dann führen Sie die Dehnübungen am besten täglich in Form selbstständiger Trainingseinheiten durch. Hierzu eignet sich besonders ein gehaltenes Dehnen, bei dem Sie langsam die Dehnposition einnehmen, diese über drei bis vier Atemzüge (und länger) halten. Mit der Ausatmung kann die Dehnung jeweils leicht gesteigert werden, ohne dass dies schmerzhaft werden sollte.

➤ **Zum Erhalt der Beweglichkeit** sollten Sie Dehnübungen ins Auf- und Abwärmprogramm aufnehmen. Beim Aufwärmen werden so Muskeln und Gelenke sanft vorbelastet. Beim Abwärmen sorgen die Dehnübungen dafür, dass Kontraktionsrückstände (= temporäre Beweglichkeitseinschränkungen) infolge des Trainings sofort wieder abgebaut werden. Als Dehntechnik empfehlen sich leicht federnde Bewegungen: Sie nehmen eine einfache Dehnposition ein und steigern die Dehnung durch mehrfaches, kontrolliertes Federn. Diese Technik sollten Sie jedoch besonders vorsichtig einsetzen.

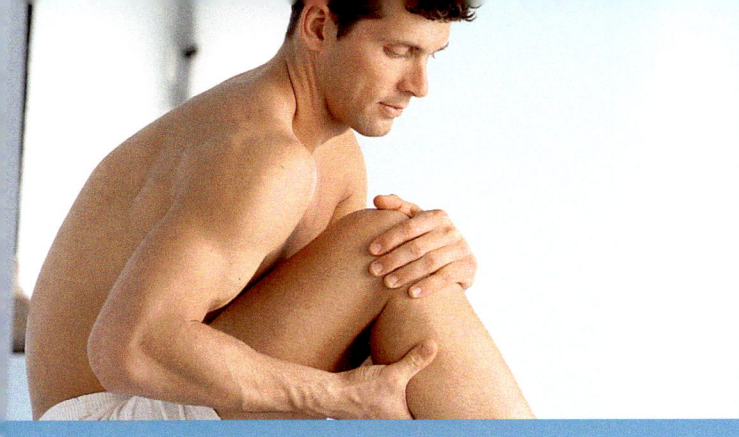

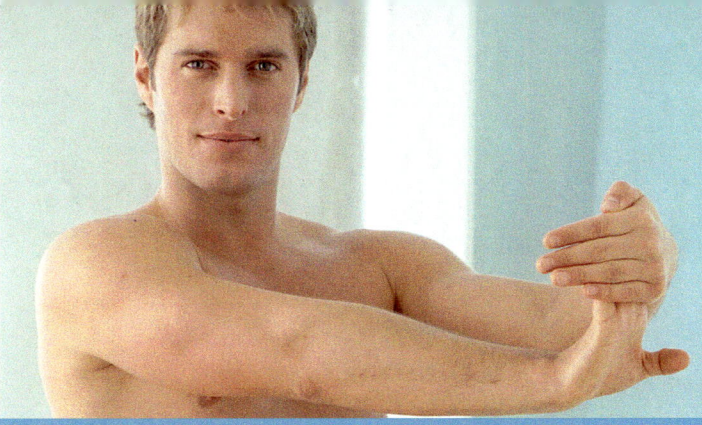

Hat der Muskelkater doch einmal zugeschlagen, regt eine sanfte Massage die Durchblutung im Gewebe an.

Dehnübungen für alle Körperpartien sollten das Training ergänzen. So entfaltet der Muskel seine volle Leistungsfähigkeit.

Kraft- vor Ausdauertraining?

Beim Training im Fitnessstudio werden häufig Kraft- und Ausdauertraining miteinander kombiniert. Wenn es um die Verbesserung der allgemeinen Fitness geht, ist das auch sinnvoll. Allerdings muss man die Reihenfolge der Trainingsschwerpunkte auf die Trainingsziele und die individuellen Voraussetzungen abstimmen. Steht das Krafttraining im Vordergrund, dann sollten Sie – nach einem gründlichen Aufwärmen – mit diesem Programmteil starten. Das hat den Vorteil, dass die Muskeln vorbereitet und ausgeruht sind und somit optimal belastet werden können. Umgekehrt ist es ratsam, mit dem Cardiotraining (Ausdauertraining) zu beginnen, wenn Ihr Schwerpunkt in der Verbesserung der Ausdauer liegen soll. Diese Reihenfolge macht vor allem dann Sinn, wenn Sie gezielt den Fettstoffwechsel aktivieren, also den Anteil der Fettverbrennung am gesamten Energieverbrauch steigern möchten (zum Beispiel statt 40 Prozent werden nun 60 Prozent der Energie über die Fette bereitgestellt). Stellen Sie umgekehrt dem Ausdauertraining ein Krafttraining voran, dann sind die Muskeln über längere Zeit übersäuert, was in dieser Phase die Fettverbrennung behindert.

DIE RICHTIGE REIHENFOLGE

Wann Sie welche Reihenfolge wählen, ist auch vom aktuellen Trainingszustand abhängig. Wer längere Zeit nicht aktiv war und zunächst die allgemeine Fitness steigern möchte, sollte in den ersten Wochen den Schwerpunkt auf das Cardiotraining legen. Der Organismus wird so besser auf die Belastungen beim Krafttraining vorbereitet. Außerdem »lernt« der Stoffwechsel durch das Cardiotraining ohne vorherige Kraftbelastung, generell mehr Fette als Energiequelle zu nutzen. Diese Überlegungen gelten auch für Übergewichtige und generell für alle, die abnehmen wollen. Fortgeschrittene Fitnesssportler, denen es primär um den Muskelaufbau geht, sollten das Krafttraining in den Mittelpunkt stellen und mit diesem Programmteil starten. Je nach Trainingsaufwand und verfügbarer Zeit empfiehlt sich auch eine Trennung von Kraft- und Ausdauertraining, indem beides an unterschiedlichen Wochentagen stattfindet.

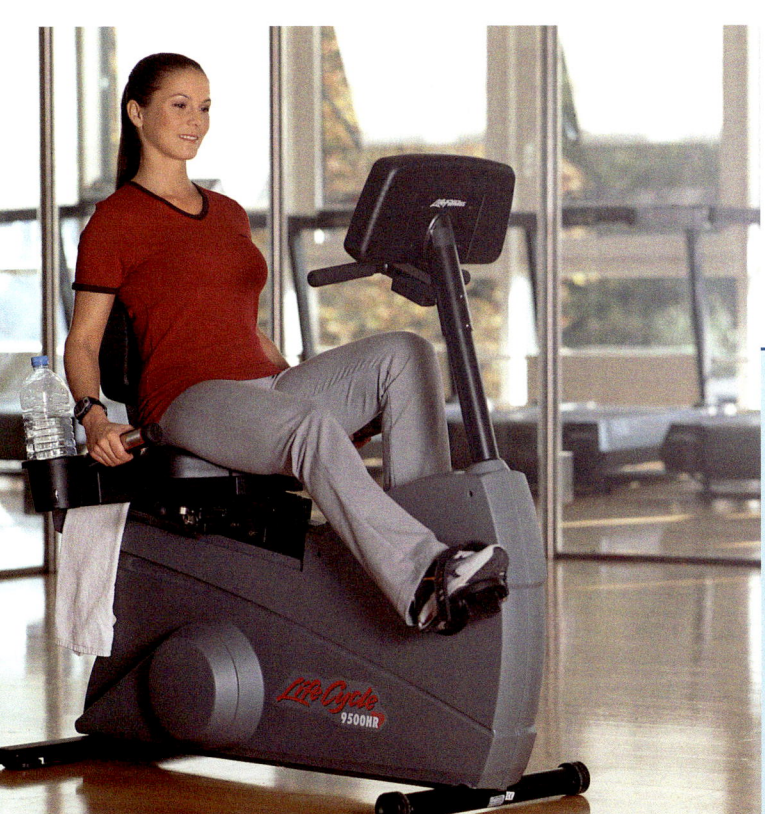

Erst aufwärmen – zum Beispiel auf dem Fahrradergometer –, dann die Muskeln fordern: Dieses Prinzip gilt für alle Formen des Krafttrainings.

Ihr persönliches
Trainingsprogramm

Aufbau einer Trainingseinheit

Wie kann nun Ihr persönliches Trainingsprogramm im Einzelnen aussehen? Im Folgenden ein paar übergeordnete Kriterien zur Orientierung. Eine zusätzliche Hilfe erhalten Sie durch unseren Stabilisationstest auf Seite 30.

Ein paar Grundregeln

➤ Trainieren Sie die **Beugemuskeln vor den Streckern**, zum Beispiel den Bizeps (Beuger) vor dem Trizeps (Strecker). Der Grund: Die beugenden Muskeln sind meist schwächer, gleichzeitig machen Sie den Weg frei für das Streckertraining (aktive Dehnung).

➤ **Komplexe Übungen** (zum Beispiel Ruderzugmaschine, Seite 98) sollten isolierten Bewegungen (zum Beispiel Butterfly reverse, Seite 124) vorausgehen. Das hat den Vorteil, dass die einzelnen Muskeln bereits voraktiviert sind und dann gezielt weiter belastet werden können. Die umgekehrte Reihenfolge kann dazu führen, dass ein bereits ermüdeter »kleiner« Muskel das Zusammenspiel der Muskelkette im Rahmen des Komplextrainings stört und die Bewegung damit abgefälscht wird.

➤ Sorgen Sie dafür, dass die für die **Haltungskontrolle** zuständigen Muskeln nicht vorzeitig ermüden, damit eine sichere Körperhaltung auch zum Trainingsende gegeben ist. Deshalb nicht mit anstrengenden Rumpfmuskelübungen starten, sondern eher mit den Extremitäten.

➤ Sparen Sie sich Ihre **Lieblingsübungen** beziehungsweise Ihre Stärken für das Trainingsende auf, beginnen Sie mit den schwächeren Parts. Sonst besteht die Gefahr, dass sich auf Dauer mögliche bereits vorhandene Ungleichgewichte weiter verstärken.

➤ Ob Sie mit den Beinen oder den Armen beginnen, bleibt Ihnen überlassen. Wichtig ist, dass Sie eine **Systematik** finden und diese möglichst einhalten. In gut besuchten Fitnessstudios ist dies sicherlich nicht immer möglich, wenn die entsprechenden Geräte besetzt sind. In diesem Fall können Sie den Programmablauf leicht umstellen oder auf ähnliche Geräte beziehungsweise Übungen ausweichen. Je mehr Übungen Sie beherrschen, desto flexibler sind Sie.

Die drei Phasen des Trainings

Beachten Sie beim Trainingsaufbau auch die Gesamtsystematik einer Trainingseinheit.

➤ Am Anfang steht ein fünf- bis zehnminütiges **Aufwärmprogramm** (Warm-up, Seite 30), das auf die Belastung vorbereitet und auch spezielle Dehnübungen beinhalten sollte.

➤ Danach folgt im **Hauptteil** das Muskeltraining, das im Rahmen eines komplexen Fitnesstrainings auch mit einem Ausdauerteil (Seite 15) kombiniert werden kann.

➤ Das Training schließt mit einer **Cool-down-Phase** (Seite 35), die die Inhalte des Warm-ups in umgekehrter Reihenfolge enthält.

Rahmentrainingspläne

Auf den folgenden Seiten finden Sie drei Trainingspläne, die Sie Ihren Wünschen entsprechend auswählen und verändern können. Die Beispiele setzen unterschiedliche Schwerpunkte und sind je nach Trainingstyp differenziert. Zur besseren Übersicht sind einheitlich acht Übungen aufgeführt, die sich dem jeweiligen Schwerpunktthema widmen. Entsprechend den individuellen Voraussetzungen werden die Trainingspläne unterschieden: In der linken Spalte stehen die Übungen für Einsteiger, in der Mitte für Fortgeschrittene und rechts für die erfahrenen Fitnesssportler – jeweils mit einem Seitenverweis auf die detaillierte Beschreibung im Übungsteil. Analog dazu finden Sie in den entsprechenden Spalten auch Angaben zur Dosierung. Mit steigender Trainingserfahrung erhöhen sich die Belastungsintensität und der Trainingsumfang (Durchgänge/Sätze), während die Wiederholungszahlen reduziert werden.

Nutzen Sie die drei beispielhaften Rahmentrainingspläne zur Orientierung, um möglichst bald selbstständig Ihren individuellen Trainingsplan aufzubauen und diesen zu variieren. Passen Sie dabei die Belastung stets Ihrem aktuellen Leistungsstand und der jeweiligen Trainingsphase (Seite 10) an.

Rücken und Bauch

Das Programm widmet sich den Muskelgruppen, die besonders wichtig sind für die Gesunderhaltung und Stabilisierung der Wirbelsäule. Es eignet sich für alle Zielgruppen, vom Einsteiger bis zum Leistungssportler, um Rückenbeschwerden vorzubeugen oder ihnen entgegenzuwirken. Ziel ist es, ein stabiles, symmetrisch entwickeltes Rumpfmuskelkorsett zu bekommen, das den Rücken schützend umgibt und ihn vor Fehlbelastungen bewahrt. Der Aufbau des Programms wechselt im Zickzack von Muskelgruppe zu Muskelgruppe, um die Belastung harmonisch zu verteilen. Wichtig: Trainieren Sie grundsätzlich im schmerzfreien Zustand. Sollten sich trotz korrekter Bewegungstechnik Beschwerden einstellen, lassen Sie die jeweilige Übung bis auf weiteres aus.

Muskelbereiche	Einsteiger Übung	Seite	Fortgeschrittene Übung	Seite	Leistungssportler Übung	Seite
Gerade Bauchmuskulatur	Abdominalbank	S. 80	Bauchtrainer sitzend	S. 74	Bauchtrainer reverse	S. 82
Obere Rücken- und Schultermuskulatur	Ruderzugmaschine	S. 98	Latissimusmaschine	S. 94	Latissimuszug zur Brust	S. 96
Schräge Bauchmuskulatur	Twisted Crunch	S. 88	Twisted Crunch	S. 88	Diagonaler Crunch	S. 89
Untere Rückenmuskulatur	Rückenstreckermaschine	S. 92	Rückenfunktionsbank	S. 104	Rückenstreckermaschine	S. 92
Seitliche Bauchmuskulatur	Seitneigen mit Bank	S. 84	Seitneigen mit Kabelzug	S. 78	Seitneigen mit Kabelzug	S. 78
Obere Rücken- und Schultermuskulatur	Latissimusmaschine	S. 94	Butterfly reverse	S. 124	Diagonales Seitheben mit Kabelzug	S. 132
Untere Rückenmuskulatur	Beinrückheben mit Bank	S. 106	Rückenstreckermaschine	S. 92	Rückenfunktionsbank	S. 104
Gerade Bauchmuskulatur	AB-Roller	S. 86	Abdominalbank	S. 80	Crunch mit Kabelzug	S. 76

Dosierung*

	Einsteiger	Fortgeschrittene	Leistungssportler
Belastungsintensität	mittelschwer (3)	schwer (4)	sehr schwer (5)
Wiederholungszahlen	10–15	8–12	8–12
Durchgänge/Sätze	ca. 2	2–4	3–5

* Die Angaben zur Belastungsdosierung beziehen sich jeweils auf die Aufbauphase des Muskeltrainings (Seite 10).

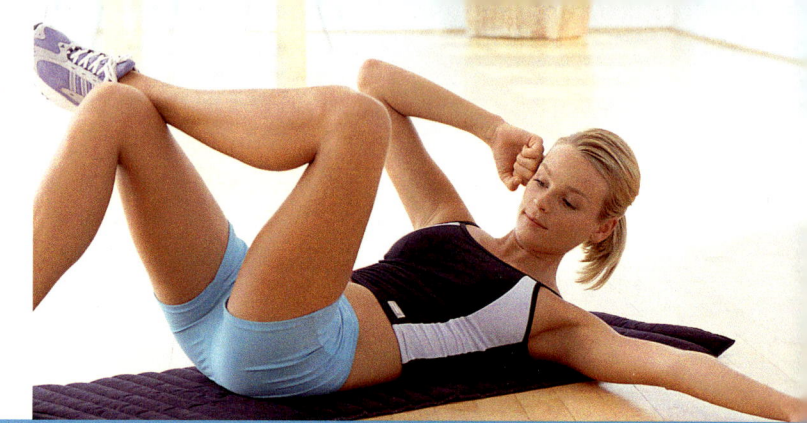

Alle Arten von Crunches stärken die Bauchmuskulatur.
Wichtig: Die Bewegung nicht mit Schwung ausführen!

Bauch, Beine, Po

Wer gezielt die untere Körperhälfte formen möchte, liegt mit diesem Programm richtig. Die Übungen erfassen alle wichtigen Muskelgruppen im Bereich der Waden, der Oberschenkel, der Hüfte und des Gesäßes. Hinzu kommen Übungen für die schrägen und die geraden Bauchmuskeln, die vor allem den Taillenbereich gestalten.

Muskelbereiche	Einsteiger		Fortgeschrittene		Leistungssportler	
	Übung	Seite	Übung	Seite	Übung	Seite
Beinbeuger	Beincurler sitzend	S. 44	Beincurler sitzend	S. 44	Beincurler in Bauchlage	S. 52
Beinstrecker	Beinstemme sitzend	S. 40	Squat mit Langhantel	S. 48	Squat mit Langhantel	S. 48
Abduktoren	Abduktorenmaschine sitzend	S. 56	Abduktorenmaschine sitzend	S. 56	Abduktorentrainer mit Kabelzug	S. 62
Adduktoren	Adduktorenmaschine sitzend	S. 58	Adduktorentrainer mit Kabelzug	S. 64	Adduktorenmaschine sitzend	S. 58
Gesäßmuskulatur	Hüftstreckermaschine	S. 60	Beinrückheben mit Kabelzug	S. 68	Hüftstrecken mit Kabelzug	S. 66
Schräge Bauchmuskulatur	Twisted Crunch	S. 88	Twisted Crunch	S. 88	Diagonaler Crunch	S. 89
Wadenmuskulatur	Wadentrainer sitzend	S. 46	Wadenheben mit Kurzhanteln	S. 50	Wadenheben mit Kurzhanteln	S. 50
Gerade Bauchmuskulatur	AB-Roller	S. 86	Abdominalbank	S. 80	Bauchtrainer reverse	S. 82
Dosierung						
Belastungsintensität	mittelschwer (3)		schwer (4)		sehr schwer (5)	
Wiederholungszahlen	10–15		8–12		8–12	
Durchgänge/Sätze	ca. 2		2–4		3–5	

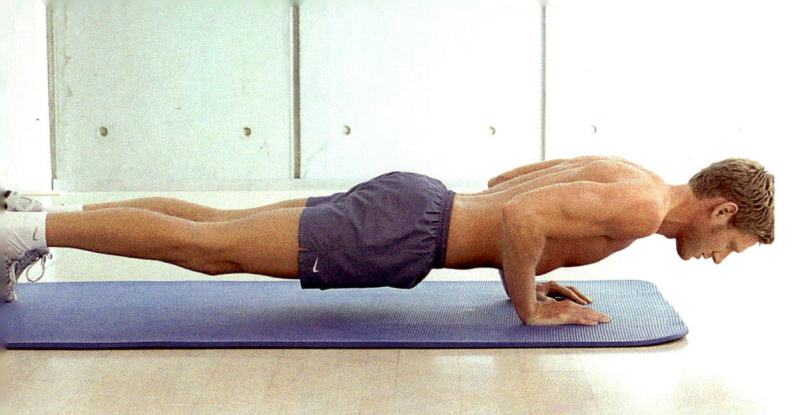

Ein Klassiker unter den Übungen für eine gut ausgebildete Brustmuskulatur: der Liegestütz.

Brust, Schultern, Arme

Dieses Programm zielt in erster Linie darauf ab, einen trainierten, athletischen Oberkörper aufzubauen. Es kombiniert Übungen rund um den Schultergürtel und ergänzt diese mit einer Kräftigung der Armmuskeln. Dabei kommen auch spezielle Übungen für den Schulter-Nacken-Bereich und die Unterarme zum Einsatz.

Muskelbereiche	Einsteiger Übung	Seite	Fortgeschrittene Übung	Seite	Leistungssportler Übung	Seite
Brustmuskulatur	Bruststemme sitzend	S. 108	Bankdrücken mit Langhantel	S. 112	Bankdrücken mit Langhantel	S. 112
Vordere/obere Schultermuskulatur	Schulterstemme	S. 120	Nackendrücken mit Kurzhanteln	S. 126	Seitheben mit Kurzhanteln	S. 128
Brustmuskulatur	Butterfly	S. 110	Butterfly	S. 110	Fliegende Bewegung mit Kabelzug	S. 116
Hintere Schultermuskulatur	Schulternheben aus Bauchlage	S. 138	Butterfly reverse	S. 124	Fly reverse mit Kurzhanteln	S. 130
Bizeps	Bizepsmaschine	S. 140	Bizepscurl mit Langhantel	S. 146	Concentrationcurl mit Kurzhantel	S. 154
Schulter- und Nackenmuskulatur	Frontheben mit Kabelzug	S. 134	Frontheben mit Kabelzug	S. 134	Frontheben mit Kabelzug	S. 134
Trizeps	Trizepsmaschine	S. 142	Klimmzug unterstützt	S. 122	Kickbacks mit Kurzhantel	S. 156
Unterarme	Handgelenkstrecken mit Langhantel	S. 152	Handgelenkstrecken mit Langhantel	S. 152	Handgelenkstrecken mit Langhantel	S. 152
Dosierung						
Belastungsintensität	mittelschwer (3)		schwer (4)		sehr schwer (5)	
Wiederholungszahlen	10–15		8–12		8–12	
Durchgänge/Sätze	ca. 2		2–4		3–5	

So trainieren
Sie richtig

Die Bewegungstechnik

Ein gutes Gerät passt sich Ihren Körpermaßen und Proportionen an – nicht umgekehrt. Das setzt voraus, dass es entsprechende Verstellmöglichkeiten gibt, damit die Übung aus einer korrekten, das heißt gelenkschonenden Position durchgeführt werden kann. Bei qualitativ hochwertigen Geräten ist das mit ein paar Handgriffen schnell und komfortabel zu machen. Dabei können Sie sich an folgender Vorgehensweise orientieren.

Die optimale Positionierung an Kraftmaschinen

➤ **Achseneinstellung:** Sorgen Sie zuerst dafür, dass die Achsen des körpernahen Gelenks in Deckung mit der Geräteachse liegen. So muss zum Beispiel an der Beinstreckermaschine (Seite 42) der Oberschenkel derartig positioniert werden, dass der Drehpunkt des Kniegelenks in horizontaler Verlängerung des Drehgelenks der Maschine liegt. Dieser Anpassungsvorgang ist nicht ganz einfach, ein erfahrener Trainer sollte Ihnen dabei helfen. Je besser die Drehachsen von Gelenk und Maschine übereinstimmen, desto geringer ist die Gelenkbelastung. Andernfalls kommt es im Gelenk zu Scherbelastungen, die besonders schädlich für die Knorpelflächen sind. Wer mit hohen Gewichten trainiert, sollte die Positionierung besonders sorgfältig wählen, denn mit steigender Gewichtslast rächen sich Fehlbelastungen umso mehr.

➤ **Sitzhöhe:** Da an Kraftmaschinen überwiegend in sitzender Position trainiert wird, kommt der Höheneinstellung des Sitzes entscheidende Bedeutung zu. Folgendes ist zu beachten: Den Sitz so einstellen, dass die Knie annähernd rechtwinklig gebeugt sind. Optimal ist ein Winkel in den Kniegelenken von ca. 80 Grad (Bezugspunkt für alle Winkelangaben ist der aufrechte Stand als Null-Grad-Position, Seite 38). Dieser Winkel bewirkt eine gute Beckenposition, die wiederum eine aufrechte Haltung mit natürlichen Schwingungen der Wirbelsäule unterstützt. Ein größerer Winkel begünstigt einen Rundrücken, ein kleinerer Winkel eine Hohlkreuzposition im Bereich der Lendenwirbelsäule.

➤ **Polster:** Wenn die Achseneinstellung stimmt, müssen als nächstes die Polsterflächen um diese Position herum angepasst werden. Beim Beinstrecker (Seite 42) beispielsweise bedeutet dies, dass der Abstand der Rückenlehne so eingestellt wird, dass der gesamte Rücken am Polster anliegt und von diesem gestützt wird.

➤ **Haltegriffe:** Außerdem ist es sinnvoll, sofern vorhanden, die Haltegriffe des Geräts zu nutzen. Ein dosierter Zug der Arme verleiht zusätzliche Stabilität und hilft, den Oberkörper aufzurichten.

Die Eigenstabilisierung des Körpers

Wenn das Gerät optimal eingestellt ist, kann es losgehen. Die Übung beginnt stets damit, die Haltung durch eine bewusste Anspannung der Rumpfmuskeln zu stabilisieren. Aus dieser kontrollierten Ausgangsposition erfolgt die eigentliche Bewegung, gestützt durch die stabilisierenden Muskeln. Auf diese Weise haben Sie einen doppelten Effekt: Sie vermeiden unerwünschte Neben- und Ausweichbewegungen in den benachbarten Gelenken und Sie setzen deutlich mehr Muskelgruppen ein, was wiederum der Trainingsökonomie zugute kommt. Denn wer intelligent trainiert, beachtet nicht nur die unmittelbaren Bewegungen des Körpers, sondern hat die Übung als Ganzes im Blick. Neben den für die Bewegung zuständigen Muskelgruppen sind immer noch eine Vielzahl anderer Muskeln im Einsatz, die die Bewegung ausbalancieren und unterstützen. Das hat zur Folge, dass diese lokalen und zentralen Stabilisatoren bei vielen Übungen effektiv mittrainiert werden können.

IM SITZEN

➤ **Muskeln anspannen:** Spannen Sie die großen Muskelketten (Gesäß-, Rücken-, Bauchmuskulatur) zur aktiven Stabilisierung der Ausgangsstellung an. Sie erreichen dies mit einem Trick: Bringen Sie Druck auf Ihre Fersen, indem Sie sich vorstellen, diese nach vorn schieben zu wollen. Ihre Haltung wird sich automatisch aufrichten.

➤ **Fußstellung:** Unterstützen Sie diese aufrechte Position durch eine leicht gegrätschte Fußstellung, deutlich über hüftbreit. Viele moderne Geräte besitzen heute Sitzpolster in Sattelform, die einen solchen Grätschsitz vorgeben. Breite, nicht ergonomisch geformte Sitzflächen erschweren dagegen die Eigenstabilisierung.

IM STEHEN

Noch wichtiger als an Maschinen ist eine gute Eigenstabilisierung beim Freihantel- oder Kabelzugtraining im Stehen. Auch hier gibt es einige Tipps, die zu einer optimalen Positionierung beitragen.

➤ **Fußstellung:** Setzen Sie die Füße überhüftbreit, parallel und stabil auf. Die Füße sind dabei leicht nach außen gedreht. Bei manchen Übungen, zum Beispiel bei den fliegenden Bewegungen beim Brustmuskeltraining am Kabelzug (Seite 116), kommt auch eine angedeutete Schrittstellung in Frage.

➤ **Kniegelenke:** Die Kniegelenke sind etwas gebeugt. Dadurch ergibt sich eine stärkere Aktivierung der Beinmuskeln, verbunden mit einer leichten Aufrichtung des Beckens. So wirken Sie einem Hohlkreuz entgegen.

➤ **Oberkörper:** Kippen Sie den Oberkörper – je nach Übung – ein Stück nach vorn und »schieben« Sie das Brustbein bewusst nach vorn. Dadurch richtet sich der Oberkörper auf und der Rücken erhält sein natürliches Profil mit einer leicht konkaven Schwingung im Bereich der Lendenwirbelsäule.

Die individuelle Bewegungsweite

Beim Training sollten Sie Ihre individuelle Bewegungsweite optimal nutzen. Das setzt natürlich voraus, dass die Geräte einen entsprechenden Aktionsspielraum gewähren. Im Fachjargon unterscheidet man zwischen anatomischer und physiologischer Bewegungsweite.

➤ Die **anatomische Bewegungsweite** (Amplitude) zeigt das maximale Bewegungsausmaß bis zum »Anschlag« des jeweiligen Gelenks.

➤ Die **physiologische Bewegungsweite** (Amplitude) beschreibt den Bereich, der unter günstiger Gelenkbelastung für Sie möglich ist.

Beim Training ist natürlich die physiologische Gelenkamplitude maßgeblich und endgradige Bewegungen, das heißt Bewegungen bis zum Gelenkanschlag, sind unbedingt zu vermeiden, vor allem unter zusätzlicher Belastung oder gar mit Schwung.

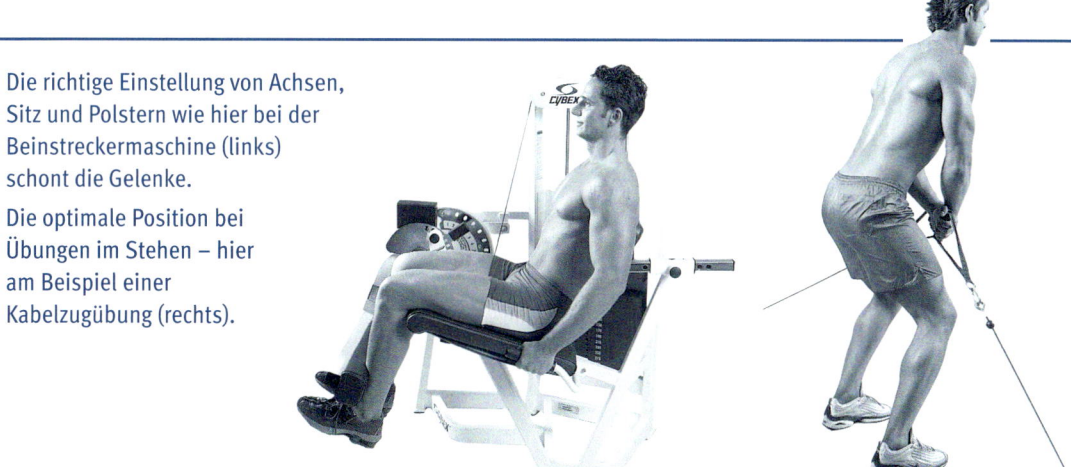

Die richtige Einstellung von Achsen, Sitz und Polstern wie hier bei der Beinstreckermaschine (links) schont die Gelenke.

Die optimale Position bei Übungen im Stehen – hier am Beispiel einer Kabelzugübung (rechts).

DAS OPTIMALE BEWEGUNGSMASS

Das optimale Bewegungsmaß ist mit Sicherheit dann überschritten, wenn es zu Ausweichbewegungen im Gelenk oder in benachbarten Regionen kommt. Wenn Sie beispielsweise am Kabelzug bei einer Abspreizbewegung des Beins in der Hüfte wegknicken, ist der Gelenkanschlag erreicht beziehungsweise bereits überschritten. Dann die Bewegungsamplitude um einige Grad reduzieren, und Sie haben das richtige Maß gefunden. Dasselbe gilt auch für alle Ausweichbewegungen des Rückens.

Bei einigen Geräten kann es bereits mit Bewegungsbeginn zum Überschreiten des optimalen Bewegungsmaßes kommen. Dies gilt beispielsweise für den Butterfly (Seite 110) oder die Adduktorenmaschine (Seite 58), bei denen die Muskeln jeweils aus einer vorgedehnten Position kontrahieren. Damit eine solche Überforderung von vornherein verhindert wird, sind hochwertige Geräte dieses Typs mit Einstiegshilfen ausgestattet.

WINKELBEGRENZER UND EINSTIEGSHILFEN

Manche Geräte verfügen aus diesem Grund über Winkelbegrenzer, die den Aktionsspielraum individuell einschränken und damit die Bewegung sicherer machen. Somit verhindert die Maschine ein Überschreiten der optimalen Bewegungsweite, was vor allem für Einsteiger, für Personen mit geringer Bewegungskontrolle und für ehemalige Rehapatienten mit noch eingeschränkter Bewegungsamplitude sehr hilfreich sein kann. Erfahrene Fitnesssportler verfügen meist über ein ausreichendes Körpergefühl, sodass sie diese Art der Gerätehilfe nicht in Anspruch nehmen müssen.

Die natürlichen Schwingungen der Wirbelsäule

Beim Training speziell der Rückenmuskulatur müssen Sie die natürlichen Schwingungen der Wirbelsäule berücksichtigen. Das bedeutet, dass im Bereich der Lendenwirbelsäule die so genannte Lendenlordose (konkave Schwingung) in der Ausgangs- oder in der Endstellung – je nach Übung – eingehalten wird. Aktuelle biomechanische Erkenntnisse bestätigen, dass dadurch ein besonders effektives Training ermöglicht und die Wirbelsäule funktionell, also effektiv und gesundheitsverträglich, belastet wird. Diese Position ist nicht zu verwechseln mit einer Hohlkreuzstellung, deren Rundung deutlich über die natürliche Schwingung hinausgeht. Eine echte Hohlkreuzposition führt zu ungünstigen Belastungsbedingungen vor allem für die empfindlichen Bandscheiben. Noch ungünstiger sind Belastungen bei nach hinten gekrümmtem Rücken, was unbedingt zu vermeiden ist.

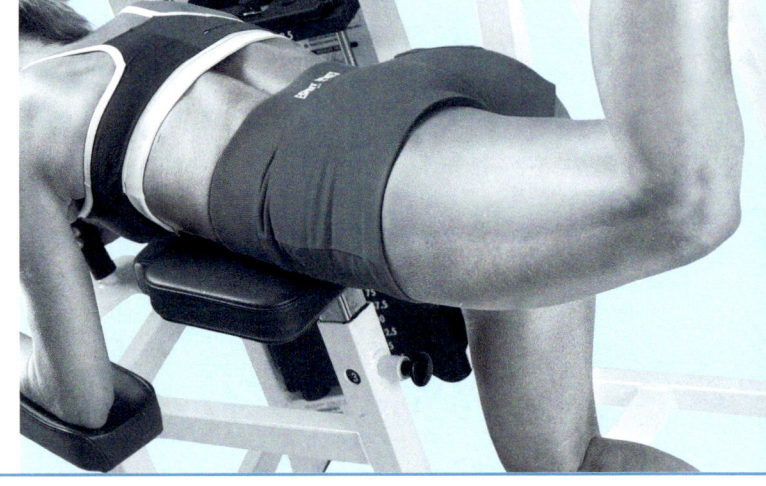

Beim Rückentraining ist die Bewegungsweite durch die natürliche leichte Schwingung der Lendenwirbelsäule vorgegeben.

Die Atemtechnik

Wer schon einmal im Studio trainiert hat, dem dürfte dieses Bild gut bekannt sein: die Wangen aufgebläht, der Mund fest geschlossen, der Kopf krebsrot, schwellende Adern im Halsbereich – ein typischer Fall von Pressatmung unter hohen Lasten.

Bei der Pressatmung wird die Luft unter Belastung angehalten. Dabei ist die Stimmritze *(Glottis)* im Kehlkopfbereich geschlossen, die Luft wird im Bauchraum eingeschlossen und zusammengepresst. Dieser Innendruck wird in erster Linie durch die Spannung der Bauchmus-

keln hergestellt. Da die Bauchmuskeln zudem über eine bindegewebige Muskelhülle *(Faszie)* mit den Rückenstreckern verbunden sind, ergibt sich beim Pressen eine manschettenartige Umspannung der Wirbelsäule, die diese schützend umgibt. Zum Schutz der Wirbelsäule macht eine Pressatmung bei extremer Anstrengung, beispielsweise durch das Stemmen hoher Gewichte, also durchaus Sinn, da dadurch die Bandscheiben um bis zu 50 Prozent entlastet werden können. Diesen Pressmechanismus sollte man allerdings nur ausnahmsweise anwenden, denn beim Luftanhalten kann es zu einem erheblichen Anstieg des Blutdrucks und damit zu einer unnötigen Extrembelastung des Herzens kommen.

ATEMRHYTHMUS UND BEWEGUNG

Beim Krafttraining ist demnach eine regelmäßige Atmung sehr wichtig, wobei der Atemrhythmus in aller Regel die Bewegung steuert – nicht umgekehrt. Als Faustregel gilt: Mit der Ausatmung fällt die jeweils anstrengendste Phase der Übung zusammen. Dies ist meist der Fall beim Anheben des Gewichts. Die Ausatemphase verläuft parallel zum Absenken des Gewichts beziehungsweise parallel zur Rückkehr in die Ausgangsstellung.

➤ **Tipp:** Um diesen Mechanismus einzuüben, atmen Sie während der anstrengendsten Phase deutlich hörbar aus und betonen dadurch diese Atemsequenz.

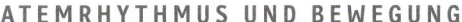

Bei extrem hohen Belastungen kann die Pressatmung als Schutzmechanismus manchmal sinnvoll sein. Sonst ist die fließende Atmung zu bevorzugen.

Welcher Geräte- und Übungstyp passt zu Ihnen?

Sie haben die Wahl zwischen unterschiedlichen Übungstypen: Kraftmaschinen, Freihanteln, Kabelzüge, Trainingsbänke und das Training ohne Gerät, ausschließlich mit dem eigenen Körpergewicht. Doch welcher Gerätetyp passt zu Ihnen? Die Antwort gleich vorweg: Je vielseitiger Sie das Krafttraining auf Dauer aufbauen, desto bessere Trainingseffekte erzielen Sie. Denn jeder Muskel hat vielfältige Funktionen, die alle speziell geschult werden müssen. Außerdem verlangt die Muskulatur ständig nach neuen Belastungsreizen, um sich immer wieder neu anpassen zu können. Aus diesem Grund finden Sie im Übungsteil zu jedem Muskelbereich die besten Übungen an Maschinen, mit Hanteln, Kabelzügen und Trainingsbänken sowie spezielle gymnastische Übungen, die Sie ergänzend zum Gerätetraining durchführen können.

Kraftmaschinen

Ein wesentlicher Vorteil der Kraftmaschinen besteht darin, dass die Bewegungen ganz oder teilweise geführt werden und damit das Verletzungs- und Überlastungsrisiko sinkt. Die koordinativen Anforderungen sind im Vergleich zu Freihantel- oder Kabelzugübungen geringer.

Der Körper wird in der Ausgangsstellung stabil positioniert und fixiert, was ein Training auch mit hohen Gewichten ermöglicht. Fein abgestufte Widerstände sorgen für eine graduelle Anpassung an den aktuellen Leistungsstand. So wird das Training komfortabler und leichter. Das heißt jedoch keineswegs, dass Bewegungsfehler ausgeschlossen sind. Denn auch bei noch so moderner Technik liegt es nach wie vor in Ihrer Hand, wie effektiv und gesundheitsschonend Sie trainieren.

DAS MASCHINENTRAINING SINNVOLL ERGÄNZEN

Trotz aller Vorzüge sind dem Training ausschließlich an Maschinen jedoch auch Grenzen gesetzt. Der Grund: Die Koordination – das Zusammenspiel der Muskeln untereinander und die interne Aktivierung des Muskels – können an den Geräten nicht optimal gefördert werden. In dieser Hinsicht wird der große Vorteil der Trainingsmaschinen – Führung und Sicherung der Bewegungsbahn – zum Nachteil. Daher empfiehlt es sich, mit wachsender Erfahrung das Maschinentraining mit koordinativ anspruchsvollen Übungen an freien Gewichten, Kabelzuggeräten oder mit dem Körpergewicht zu kombinieren.

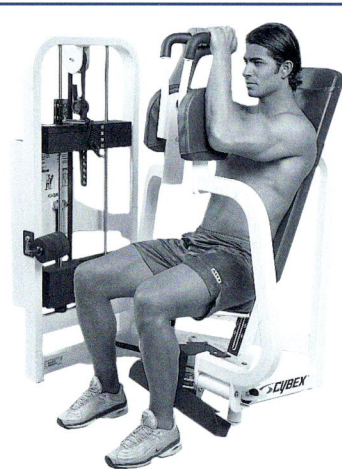
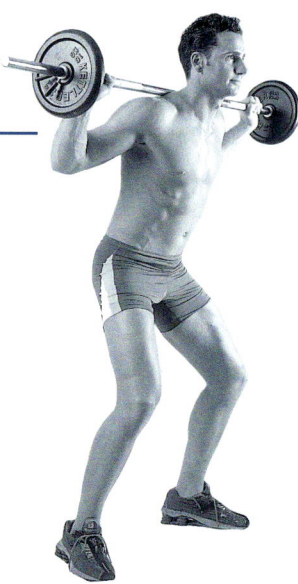

Das Training an Kraftmaschinen (links) birgt – gerade für Einsteiger – gegenüber dem Training mit Freihanteln (rechts) ein etwas geringeres Verletzungsrisiko.

Freihanteln

Dass Freihanteln heute weniger als noch vor einigen Jahren genutzt werden, liegt nicht an ihrer Funktion, sondern an den veränderten Rahmenbedingungen. Neben versierten Fitnesssportlern lernen immer mehr Einsteiger die Vorteile des Krafttrainings an Geräten kennen. Und gerade bei ihnen erweist sich das Training mit freien Gewichten als schwieriger und wesentlich betreuungsintensiver. Falsch eingesetzte Gewichte können abrutschen oder zu Ausweichbewegungen führen, was im schlimmsten Fall Verletzungen oder Überlastungsschäden zur Folge hat. Das systematische Erlernen mithilfe eines erfahrenen Trainers ist deshalb umso wichtiger. Auch ein Spiegel ist bei der Bewegungskontrolle nützlich.

BESONDERE TRAININGSEFFEKTE

Auf längere Sicht sollten Hanteln in keinem guten Trainingsprogramm fehlen. Der Wert des Freihanteltrainings lässt sich an einem einfachen Beispiel verdeutlichen: Sie trainieren an der Bankdrückmaschine mit einer Anfangsbelastung von 40 kg. Nach einigen Monaten schaffen Sie Ihre Übungsserien mit 60 kg – eine Steigerung um satte 50 Prozent. Dann legen Sie sich probehalber (mit Trainerhilfe!) unter eine Hantelstange, beladen sie ebenfalls mit 60 kg. Vermutlich werden Sie keine Chance haben, dieses Gewicht zu liften. Denn der an der Maschine erworbene Trainingseffekt lässt sich nur teilweise auf andere Bedingungen übertragen. An der Maschine werden immer dieselben Muskelfasern angesprochen, während zur Führung der Hantel mehr Muskelfasern zum Einsatz kommen, um die Last auszubalancieren und kontrolliert zu bewegen. Ähnliches gilt, wenn Sie Trainingsleistungen im Krafttraining auf andere Sportarten übertragen wollen. Auch hier herrschen spezielle Konditionen, auf die ein Krafttraining nicht vollständig vorbereiten kann.

Kabelzüge

Auch beim Training mit Kabelzügen muss der Körper die Bewegung selbst ausbalancieren. Während das Hanteltraining überwiegend für die Muskeln der oberen Körperhälfte in Frage kommt, bieten Kabelzüge auch Möglichkeiten für die Bein-, Hüft- und Gesäßmuskeln. Eine Vielzahl an Griffen und Beinmanschetten eröffnet eine große Übungspalette für den gesamten Körper.

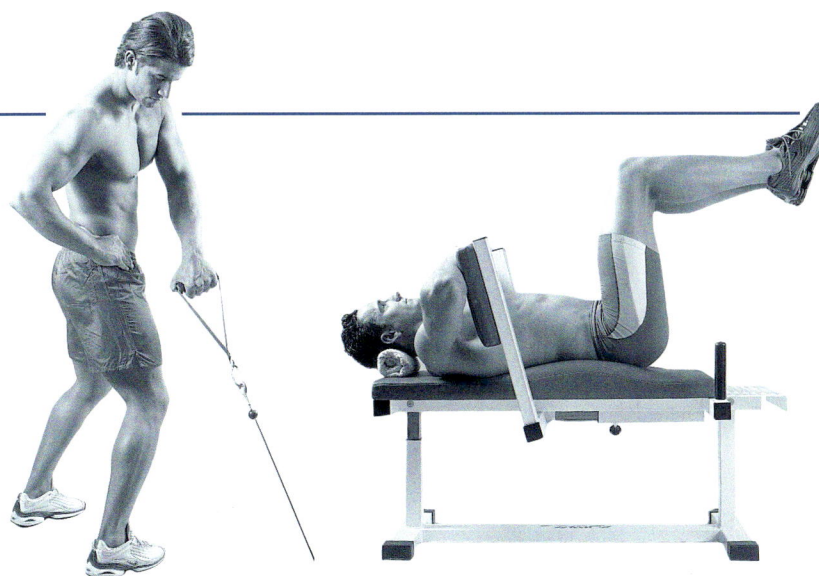

Beim Training am Kabelzug (links) ist eine gute Eigenstabilisierung unverzichtbar. Trainingsbänke (rechts) helfen, die Effekte reiner Gymnastik noch zu erhöhen.

DAS MÜSSEN SIE BEACHTEN

➤ Wichtig bei Kabelzuggeräten sind **feine Gewichtsabstufungen**, damit das Training dem individuellen Leistungsstand und Trainingsziel angepasst werden kann. Andernfalls drohen Überlastungen vor allem an Hand- und Ellbogengelenken – Gelenke, die beim Training mit den oberen Extremitäten permanent gefordert sind. Aus demselben Grund sollte das Training so aufgebaut sein, dass durch kontinuierlichen Wechsel (Arme und Beine) immer wieder Entlastungsphasen gegeben sind.

➤ Bei Übungen im Stehen kommt einer **korrekten und stabilen Ausgangsstellung** eine zentrale Bedeutung zu. So muss zum Beispiel beim Adduktorentrainer mit Kabelzug (Seite 64) der Körper die gesamte Belastung auf einem Bein stehend ausbalancieren, während sich das andere Bein gegen den Widerstand des Kabels vor dem Körper bewegt. Umso wichtiger ist gerade zu Beginn das Training unter systematischer Kontrolle und mit niedrigen Gewichten. Ansonsten besteht die Gefahr, dass mögliche Trainingseffekte durch Ausweichbewegungen oder Fehlbelastungen zunichte gemacht werden.

Trainingsbänke

Trainingsbänke sehen im Vergleich zu den Maschinen zwar recht unscheinbar aus, in Sachen Trainingseffizienz stehen sie ihnen jedoch kaum nach. Gerade die Kombination der Gerätetypen hat sich in der Praxis als sehr wirkungsvoll erwiesen, und zwar für alle Zielgruppen – vom Einsteiger bis zum Fitnessprofi.

BESONDERE TRAININGSEFFEKTE

Trainingsbänke stellen das Bindeglied zwischen gymnastischen Übungen und dem Gerätetraining dar. Im Mittelpunkt steht die Stärkung der Rücken- und Bauchmuskulatur. Der Vorteil gegenüber Gymnastikübungen liegt darin, dass man auf der Bank eine optimale Übungsposition einnehmen und den Schwierigkeitsgrad besser anpassen kann. Wenn Sie etwa über längere Zeit Bauchmuskelcrunches am Boden durchführen, werden Sie das Training eines Tages nur noch über die Wiederholungszahl steigern können. An der Abdominalbank (Seite 80) dagegen können Sie den Neigungswinkel der Auflagefläche verstellen und damit die muskulären Anforderungen deutlich verändern.

Übungen mit dem eigenen Körpergewicht

Neben all den Geräteübungen haben auch gymnastische Kräftigungsübungen ihren festen Platz im Trainingsprogramm. Hier bietet das eigene Körpergewicht den Wider-

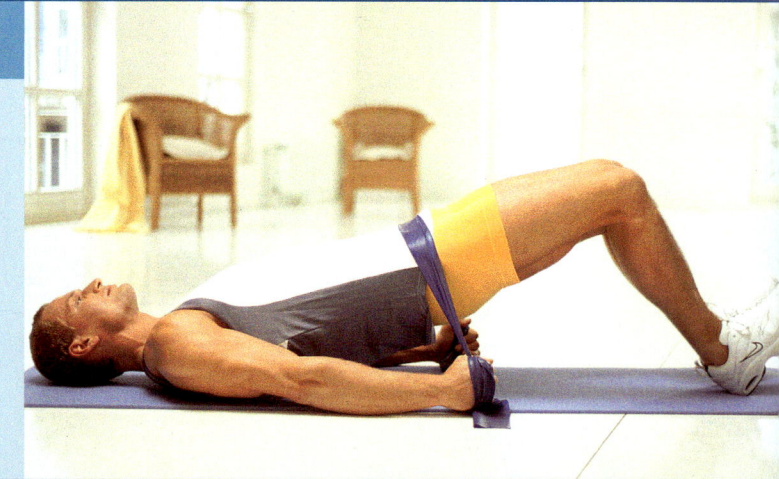

➤ Tipp Latexband

Bevor Sie mit dem Training am Kabelzug beginnen, sollten Sie gymnastische Übungen, idealerweise mit einem einfachen, elastischen Latexband, machen. So erlernen Sie die Haltungs- und Bewegungskontrolle mit sanftem Widerstand durch das Latexband und sind bestens auf das intensivere Training am Kabelzug vorbereitet (eine Buchempfehlung zu Übungen mit dem Latexband finden Sie auf Seite 163).

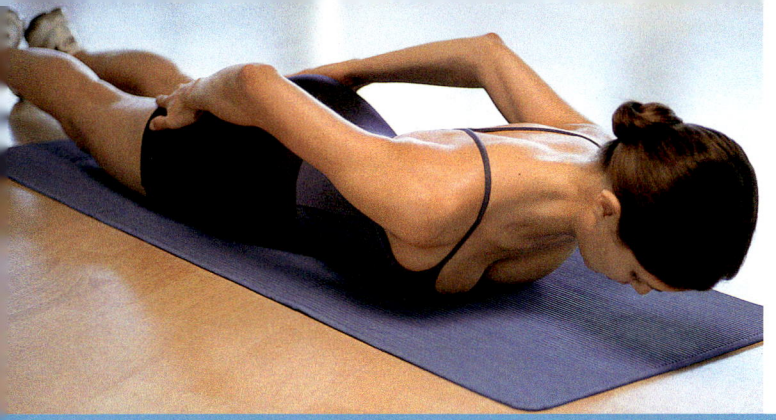

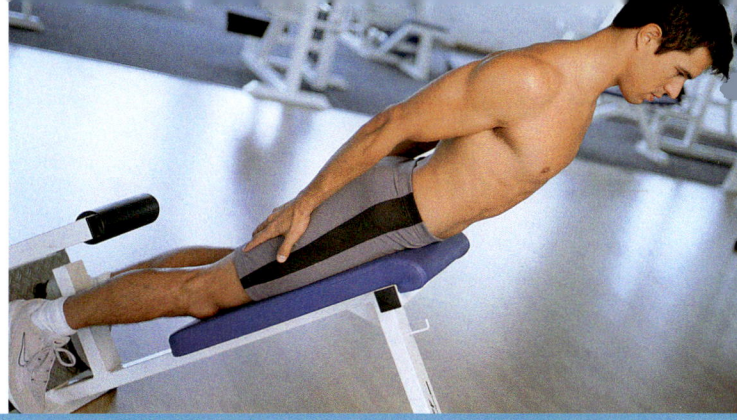

Bei den gymnastischen Übungen gibt das individuelle Körpergewicht den genau dosierten Trainingswiderstand vor.

Unscheinbar, aber effektiv: Bänke sorgen – oft inmitten aufwändiger High-Tech-Geräte – für funktionelles Training.

stand und gibt damit die passende Dosierung vor. Viele dieser gymnastischen Übungen waren übrigens Vorbild für die Konstruktion von Geräten.

BESONDERE TRAININGSEFFEKTE

Gymnastische Übungen eignen sich sehr gut als Vorbereitung und Ergänzung zum Gerätetraining. Man übt den Umgang mit dem eigenen Körper, fördert das Zusammenspiel der Muskeln und erlernt die richtige Belastungsdosierung – alles ohne Fremdlasten oder zusätzliche Gerätewiderstände. Ein weiterer Vorteil: Erfahrene Fitnesssportler machen sich nicht komplett abhängig von Trainingsgeräten. Wenn beispielsweise auf Reisen oder im Urlaub das gewohnte Equipment nicht zur Verfügung steht, trainieren sie ersatzweise auf Basis der entsprechenden gymnastischen Übungen und können so ihren Leistungsstand einige Wochen aufrechterhalten.

Welcher Übungstyp ist der richtige für Sie?

Der Grundsatz ist recht einfach: Je erfahrener Sie im Umgang mit Geräten sind, desto anspruchsvoller sollten Sie Ihr Training gestalten. Umgekehrt empfehlen sich für Unerfahrene vorzugsweise einfache und gut kontrollierbare Geräte beziehungsweise Übungen.

➤ Für **Einsteiger** eignen sich vor allem Übungen an Kraftmaschinen, bei denen die Bewegungsbahnen gut geführt beziehungsweise begrenzt sind und bei denen die Ausgangsposition stabil unterstützt wird. Als sinnvolle Ergänzung sind gymnastische Übungen und Trainingsbänke empfehlenswert, vor allem für das Rumpfmuskeltraining. Hantel- und Kabelzuggeräte sollte man – je nach Trainingsfortschritt – erst nach und nach mit niedrigem Gewicht ins Programm einstreuen.

➤ **Fortgeschrittene** ergänzen das Maschinentraining zunehmend mit Hantel- und Kabelzugübungen, beziehungsweise ersetzen manche Maschinenübungen durch anspruchsvollere freie Übungen. Stehen keine derartigen Geräte zur Verfügung, dann sollte innerhalb der vorhandenen Maschinen systematisch gewechselt werden. Gymnastische Übungen und Übungen an den Trainingsbänken runden das Programm ab.

➤ **Erfahrene Fitnesssportler** nutzen die gesamte Bandbreite der Trainingsmittel. Die Kombination richtet sich meist danach aus, an welchen Geräten subjektiv die größten Trainingsreize gesetzt werden. Dies kann individuell recht unterschiedlich sein, auch spielt die jeweilige Trainingsphase eine Rolle. Soll die Leistungsfähigkeit in einer bestimmten Sportart verbessert werden, kommen die Geräte zum Einsatz, die die in dieser Sportart besonders geforderten Muskeln am ähnlichsten stimulieren.

Für alle Körperbereiche: Training mit Tubings, einer Variante des Latexbandes, ist jederzeit und überall möglich.

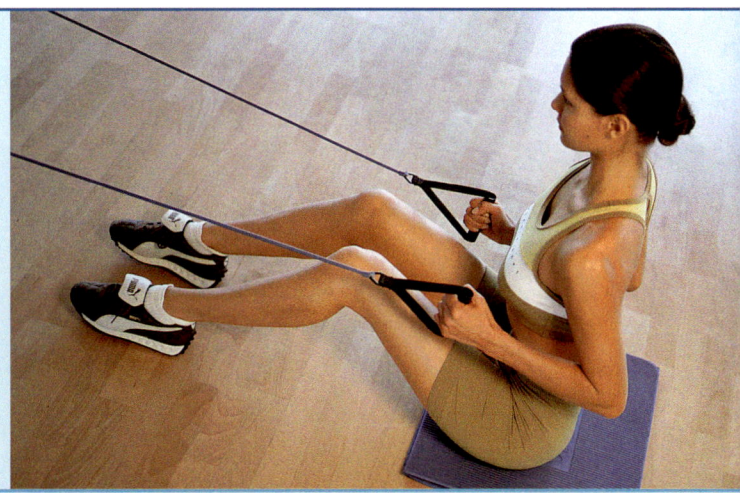

Ernährung für
Fitnesssportler

Das braucht der Körper

Eine gute, ausgewogene Ernährung unterstützt das Muskeltraining und hilft Ihnen auf dem Weg zum Trainingsziel. Während Sie Kohlenhydrate und Fette als Energiequelle beim Sport benötigen, liefert Eiweiß Ihnen die Voraussetzungen zum Aufbau und Erhalt der Muskelmasse. Proteine – so die Fachbezeichnung für die Eiweißstoffe – sind die Grundbausteine unseres Lebens und daher im Rahmen eines gezielten Trainings von besonderer Bedeutung.

Positive Eiweißbilanz

Der Eiweißbedarf lässt sich in der Regel über die normale Ernährung decken. So geht man davon aus, dass Erwachsene täglich 0,8 bis 1 Gramm pro Kilogramm Körpergewicht an Eiweiß zu sich nehmen sollten, um den Tagesbedarf zu decken. Für Sportler können sich die Empfehlungen erhöhen. Dies gilt insbesondere für das Krafttraining, in dessen Folge die Muskelkraft gesteigert und meist auch Muskelmasse aufgebaut werden soll. Hier liegen die Empfehlungen zwischen 1 und 1,5 Gramm – je nach Zielsetzung und Trainingsphase. Diese Dosierung lässt sich ebenfalls durch eine gezielte Auswahl und Zusammenstellung der gängigen Nahrungsmittel erreichen. Spezielle Eiweißdrinks und Proteinriegel können helfen, sind jedoch nicht unbedingt notwendig.

DER RICHTIGE AMINOSÄURENMIX

Wenn wir von Eiweiß sprechen, geht es dem Körper um die Bausteine des Proteins: die Aminosäuren. Mit der Verdauung werden die Nahrungsproteine in Aminosäuren umgewandelt und anschließend wieder zu körpereigenem Eiweiß aufgebaut. Besonders wichtig sind die essentiellen Aminosäuren, die mit der Nahrung zugeführt werden müssen. Als günstig hat sich eine gemischte Kost aus pflanzlichem und tierischem Eiweiß erwiesen. Die unterschiedlichen Eiweißlieferanten ergänzen sich in ihrer Aminosäurenzusammensetzung optimal. Beim Frühstück bietet sich eine Kombination aus Getreide- und Milchprodukten an, beim Mittag- und Abendessen empfehlen sich Menüs mit Kartoffeln, Hülsenfrüchten und magerem Fisch, Geflügel oder Fleisch.

AUF »SCHLANKE PROTEINE« ACHTEN

Neben der Eiweißmenge und dem Aminosäurenmix spielt auch die Qualität der eiweißhaltigen Lebensmittel eine wichtige Rolle. Figurbewusste sollten besonders auf das Protein-Fett-Verhältnis achten, um mit der Aufnahme der Proteine nicht unerwünschte Nebeneffekte zu haben. So besitzen beispielsweise Käse und Wurst zwar einen recht hohen Eiweißanteil, dieser ist allerdings meist mit einem ebenfalls hohen oder sogar sehr hohen Fettanteil erkauft. Als wesentlich günstiger erweisen sich unter

---

➤ Tipp Abnehmen, eine Frage des Systems

Als unschlagbares Rezept zum erfolgreichen Abnehmen hat sich folgende Dreier-Kombination erwiesen:

1. Individuell dosiertes Ausdauertraining mit mittleren Pulsfrequenzen zur Steigerung des Fettstoffwechsels: Hier lernt der Organismus, den Fettstoffwechsel besser einzusetzen. Sowohl in Ruhe als auch unter Belastung erhöht sich der Anteil der Fett- gegenüber der Kohlenhydratverbrennung; man verbrennt mehr Fett, rund um die Uhr. Gut Ausdauertrainierte können auch intensiver Krafttraining betreiben, da ihr Stoffwechsel höhere Belastungen toleriert.

2. Gezieltes Muskelaufbautraining: Je mehr Muskulatur zur Verfügung steht, desto höher ist der Energiegesamtverbrauch. So erhöht sich der Grundumsatz an Energie mit jedem Kilogramm an Extramuskulatur.

3. Kohlenhydratbetonte, fettbewusste und eiweißhochwertige Ernährung, gegebenenfalls mit leicht reduzierter Gesamtkalorienmenge: Dadurch versorgen Sie den Körper mit den notwendigen Nährstoffen, um Leistung bringen zu können und erzeugen – in der Kombination mit dem Bewegungstraining – das zum Abnehmen erforderliche Kaloriendefizit.

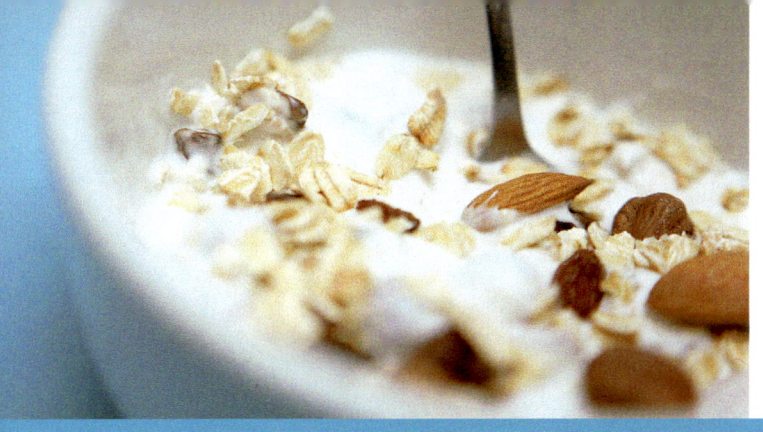

Ideale Fitnessmahlzeit: Ein Milchmüsli bietet reichlich Proteine und Kohlenhydrate.

Sportler müssen unbedingt auf eine positive Flüssigkeitsbilanz achten, denn sie haben einen erhöhten Trinkbedarf.

diesem Aspekt eiweißreiche Produkte wie Magerquark, Geflügel, Fischfilet oder auch mageres Fleisch, deren Fettanteil deutlich niedriger ist.

Kohlenhydrate – optimaler Treibstoff fürs Krafttraining

Damit Muskeln aufgebaut werden können, braucht der Körper genügend »Sprit«, den der Organismus beim Krafttraining in erster Linie aus Kohlenhydraten – reichlich enthalten in Vollkornbrot, Vollkornnudeln und Kartoffeln – gewinnt. Besteht hier ein akuter Mangel, dann werden zunehmend die körpereigenen Proteine angegriffen. Statt zu einem Muskelaufbau kommt es zum Muskelabbau. Deshalb ist es generell falsch, mit hungrig-nüchternem Magen zu trainieren.

Den Flüssigkeitshaushalt hüten

Ganz wichtig ist auch eine ausreichende Flüssigkeitsversorgung beim Training. Gleichen Sie den durch Schwitzen entstandenen Flüssigkeitsverlust möglichst rasch wieder aus! Bei einer erhöhten Proteinzufuhr kommt hinzu, dass die Nieren gründlich gespült werden müssen. In diesem Fall können Sie gut und gerne einen halben oder einen ganzen Liter mehr Flüssigkeit – zusätzlich zum trainingsbedingt ohnehin erhöhten Trinkbedarf – einplanen, je nachdem, wie viel die Mehrdosis an Eiweiß aktuell bei Ihnen beträgt. Optimal sind Getränke wie Apfelschorle in einem Mischungsverhältnis von 1/3 Apfelsaft und 2/3 Mineralwasser.

Abnehmen durch Krafttraining

Unsere Muskeln sind die Brennöfen des Organismus. Je mehr wir davon besitzen und je öfter wir sie gebrauchen, desto mehr Energie wird verbrannt. Aus diesem Grund haben es gut trainierte Menschen leicht, ihr Körpergewicht zu kontrollieren. Die mit der Nahrung zugeführten Energiemengen werden regelmäßig – unter Belastung

und auch in Ruhe (!) – verbrannt und sind nicht als überschüssige Kalorien in den Fettdepots speicherbar.

EIN KALORIENDEFIZIT ERZEUGEN

Wer abnehmen will, muss grundsätzlich ein Kaloriendefizit erzeugen, damit er seine Fettdepots anzapfen und diese abbauen kann. Dieses Kaloriendefizit erzielen Sie,
➤ indem Sie dem Körper weniger Kalorien zuführen,
➤ indem Sie durch Bewegung mehr Energie verbrennen,
➤ indem Sie beides kombinieren.
Reine Diäten haben sich in keiner Weise bewährt. Denn beim Abnehmen verliert der Körper nicht nur Fett, sondern auch einen großen Teil an Muskelmasse. Außerdem lernt der Organismus rasch zu sparen, kommt auf Dauer mit weniger Kalorien aus und speichert sofort überschüssige Kalorien in seinen Depots. Das Resultat: der berühmt-berüchtigte Jo-Jo-Effekt.

DOSIERUNG DES KRAFTTRAININGS

Wer Diät hält, sollte die Mahlzeiten so planen, dass während des Trainings nicht der Magen knurrt. Um den Körper nicht unnötig zu belasten, empfiehlt es sich, beim Training nur mittel-intensive Anstrengungen zu wählen. Der unmittelbare Kalorienverbrauch fällt beim Krafttraining im Vergleich zu anderen Sportarten, zum Beispiel zum Ausdauersport, relativ gering aus. Die entscheidenden Benefits ergeben sich vielmehr später, indem die Fettverbrennung über mehrere Stunden stimuliert wird, sowie durch die Erhöhung des Muskelanteils, der dauerhaft zu einem größeren Energieumsatz führt.

ERWÜNSCHT: LANGZEITEFFEKTE

Abnehmen muss also nicht zur Qual werden, sondern ist eher eine Frage des Systems. Die Bedeutung des Krafttrainings wurde dabei lange Zeit verkannt – gerade unter dem Aspekt von Langzeiteffekten sollte es jedoch in keiner Abnehmstrategie fehlen. Das Krafttraining erhält die Muskelmasse, erhöht den Grundumsatz an Energie und führt auf Dauer zu einer positiven Veränderung des Körpers hin zur gewünschten Figur.

Safety First

Voraussetzungen für sicheres Trainieren

Das Krafttraining fordert den gesamten Organismus, den Bewegungsapparat ebenso wie das Herz-Kreislauf-System. Je näher man an seine Leistungsgrenze kommt, desto höher ist die Überlastungsgefahr. Aus diesem Grund ist es wichtig, das Training auf eine sichere Basis zu stellen und es individuell richtig zu dosieren.

Belastung mit Geduld

Das schwächste Glied in der Kette des Bewegungsapparats sind die wenig durchbluteten Gewebe wie Sehnen, Knorpel oder Bänder. Sie brauchen im Gegensatz zu den gut durchbluteten Muskeln länger, bis sie sich auf ungewohnte und höhere Belastungen einstellen und reagieren daher gerade in der Anfangszeit sensibel und überlastungsanfällig. Einsteiger sollten deshalb in den ersten Wochen vorzugsweise mit leichten bis mittleren Widerständen beziehungsweise Gewichten trainieren. Diese Empfehlung gilt auch für Fortgeschrittene, die neue Geräte oder Übungen ausprobieren.

Das Warm-up

Aufwärmen ist wichtig, nicht nur für den Bewegungsapparat, sondern auch für das Herz-Kreislauf-System, wie folgendes im Fitnessbereich recht typisches Beispiel verdeutlicht: Der Trainierende kommt abends gestresst von der Arbeit ins Studio. Da er wenig Zeit mitbringt, hält er sich nicht lange mit dem Aufwärmen auf, sondern legt sich direkt unter die nächste freie Hantelstange. Auch hier bleibt keine Zeit für ein langsames Herantasten an die passende Belastung. Ohne Vorbereitung packt er direkt ein hohes Gewicht auf die Stange, das er mit maximaler Anstrengung zwölfmal liftet. Für das Herz-Kreislauf-System bedeutet dies Stress pur, da es quasi von null auf hundert belastet wird. Kommen zusätzlich noch Fehler bei der Atmung hinzu (Seite 23), ergeben sich kurzzeitig enorm hohe Blutdruckwerte, die bei einer Vorschädigung des Herzens fatal sein können.

Für das Krafttraining gilt deshalb: Jede Belastung muss sorgfältig vorbereitet sein. Je intensiver Sie trainieren und je älter Sie sind, desto wichtiger ist dieser Grundsatz. Ein konsequentes Aufwärmen vor jeder Trainingseinheit ist für jeden Pflicht!

AUFWÄRMEN UND DEHNEN

Das Warm-up beginnen Sie am besten, indem Sie das Herz-Kreislauf-System in Schwung bringen, zum Beispiel durch fünf bis zehn Minuten auf dem Ergometer oder dem Crosstrainer mit leichter bis mittlerer Anstrengung. Dann werden die großen Muskelgruppen sanft gedehnt, um sie gezielt auf die Belastungen vorzubereiten.

➤ Stabilisationstest

Bevor Sie mit dem Training beginnen, führen Sie noch folgenden Schnelltest durch, am besten mithilfe eines Partners. Der Test zeigt, wie gut Sie Ihre Haltung über die Kontrolle des Beckens stabilisieren können. Das Ergebnis ist wichtig für die Auswahl von Übungen, bei denen der Körper aktiv stabilisiert werden muss. Dies sind insbesondere Übungen im Stehen mit freien Hanteln oder an Kabelzügen.

So wird der Test gemacht:

Gehen Sie in den Vierfüßlerstand (Bankstellung, Seite 90) und balancieren Sie den Körper gleichmäßig aus. Heben Sie dann beide Knie parallel zwei bis drei Zentimeter (nicht höher!) an. Achten Sie auf eine stabile Position, indem Sie aktiv die Rumpfmuskeln anspannen. Der Partner beobachtet jeweils die Position des Rückens und des Beckens, die neutral bleiben und keine Ausweichbewegungen zeigen sollten.

➤ **Aufgabe 1:** Lösen Sie ein Bein vom Boden und strecken Sie es in Verlängerung des Rückens nach hinten.

➤ **Aufgabe 2:** Strecken Sie zusätzlich zum Bein den Arm der entgegengesetzten Seite gerade nach vorn, also beispielsweise den rechten Arm und das linke Bein.

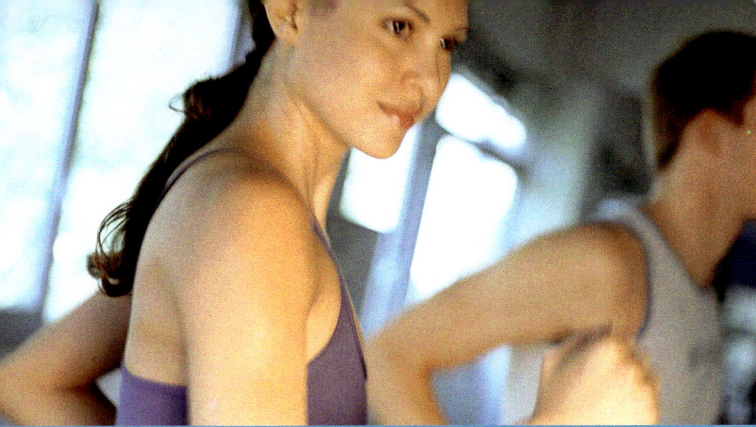

Gutes Aufwärmen auf dem Crosstrainer erhöht die Leistungsfähigkeit der Muskeln und reduziert das Verletzungsrisiko.

Medizinischer Check bringt Sicherheit

Als weitere Grundregel für sicheres Krafttraining gilt: Das Training muss in jeder Phase dem individuellen Leistungsvermögen und dem gesundheitlichen Zustand angepasst sein. Um auf Nummer sicher zu gehen, sollten alle Fitnesssportler ab dem 35. Lebensjahr regelmäßig einen sportmedizinischen Fitnesscheck absolvieren, der vor allem die Belastbarkeit des Herzens prüft. Auf diese Weise können verborgene Risiken aufgedeckt und meist auch beseitigt werden, bevor es zu ernsten Problemen infolge einer Überlastung kommt. Ähnliches gilt für den Bewegungsapparat, vor allem, wenn Schwachpunkte im Bereich des Rückens oder der großen Gelenke bekannt sind. Auch hier sollte man den Arzt befragen, ob möglicherweise Einwände gegen ein Krafttraining bestehen oder ob besondere Spielregeln einzuhalten sind.

Wann trainieren, wann aussetzen?

Training soll dem Körper nutzen, nicht schaden! Da der Organismus dabei immer über sein Normalniveau hinaus belastet wird, darf man ihm dies nur unter günstigen Bedingungen zumuten.

➤ Ist der Körper zum Beispiel infolge einer starken **Erkältung** oder gar eines grippalen Infekts geschwächt, braucht er alle Energie, um mit diesem Problem so schnell wie möglich fertig zu werden. Ein intensives Training würde hier nur zusätzlichen Stress bedeuten und könnte im schlimmsten Fall sogar sehr gefährlich werden. Unter diesen Bedingungen gilt: aussetzen bis die Hauptsymptome, insbesondere Fieber, abgeklungen sind.

➤ Auch in Sachen **Bewegungsapparat** sollten Sie bei Problemen wie zum Beispiel leichten Schmerzen vorsichtig sein und das jeweilige Gelenk beziehungsweise das betroffene Körperareal schonen. Meist müssen Sie deshalb nicht auf das gesamte Krafttraining verzichten, sondern es reicht aus, die entsprechenden Übungen zu streichen oder sie durch andere zu ersetzen. Gute Trainer können hierzu wertvolle Tipps geben. Generell gilt: niemals in den Schmerz hinein trainieren!

➤ Passen Sie das Training auch Ihrer **Tagesform** an. Wenn Sie sich an einem Trainingstag weniger fit und leistungsbereit fühlen, sollten Sie auch die Trainingsbelastung zurückfahren. Das zahlt sich auf Dauer mehr aus als ein starres Festhalten an den Vorgaben des Trainingsplans. Denn: Training soll fordern, jedoch nicht in Stress ausarten. Eine angenehme Müdigkeit nach dem Training ist völlig in Ordnung, nicht jedoch ein Gefühl der Unruhe oder gar des Unwohlseins.

Testauswertung:

➤ **Stufe A:** Die Ausgangsstellung kann nicht sicher ausbalanciert werden, sobald ein Bein angehoben wird.

Was ist zu tun: Sie haben noch Defizite im Bereich der Körperstabilisation. Auf Übungen im Stehen, mit freien Hanteln oder an Zugapparaten zunächst verzichten oder diese nur mit geringen Gewichten durchführen. Die Stabilisation am besten durch Übungen mit dem eigenen Körpergewicht verbessern.

➤ **Stufe B:** Die Ausgangsstellung kann mit angehobenem Bein sicher ausbalanciert werden.

Was ist zu tun: Ihre Körperstabilisation ist recht gut entwickelt. Je nach Leistungsstand können Sie auch Übungen ohne Absicherung durch Geräte (Freihantelübungen und Kabelzugübungen) ins Programm einbauen.

➤ **Stufe C:** Die Ausgangsstellung kann mit angehobenem Bein und angehobenem Arm ausbalanciert werden.

Was ist zu tun: Sie besitzen eine exzellente Fähigkeit, den Körper zu stabilisieren. Nutzen Sie diesen Vorteil und setzen Sie vermehrt auch komplexe Übungen ein. Ihnen steht das gesamte Übungsrepertoire zur Verfügung.

Muskeltraining im Überblick

Die zehn wichtigsten Benefits von Krafttraining

Ein individuell angepasstes Krafttraining ist jedem in jeder Lebensphase – von den Jugendjahren bis ins hohe Alter – zu empfehlen. Denn das Muskeltraining gilt als wichtigster Faktor zur Verbesserung von Leistungsfähigkeit und Lebensqualität und sorgt für eine attraktive Figur.

1. Verbesserung der Muskelkraft

Zunächst verbessert das Training das Zusammenspiel der Muskeln (intermuskuläre Koordination). Mit fortschreitender Trainingsintensität lernen die Muskeln außerdem, immer mehr ihrer Muskelfasern einzusetzen (intramuskuläre Koordination). Optisch sichtbar sind eine Straffung des Gewebes und vor allem eine Zunahme an Muskelmasse. Das Ausmaß des Muskelwachstums hängt stark von muskelbildenden Hormonen, zum Beispiel Testosteron (Hormon der männlichen Keimdrüsen), ab; deshalb fällt der Muskelzuwachs bei Männern in der Regel deutlich höher aus als bei Frauen.

2. Erhöhter Kalorienumsatz

Je höher der Anteil der Muskulatur, desto größer auch die Anzahl der »Öfen«, die Energie verbrennen. So erhöht sich der Kalorienverbrauch bei jedem Extrakilo an Muskelmasse deutlich – rund um die Uhr! Trainierten fällt es deshalb leichter, das Körpergewicht zu kontrollieren. Zu beachten: Wer über einen hohen Muskelanteil verfügt, wiegt auch relativ viel, da Muskeln im Vergleich zu Körperfett viel schwerer sind. Mit Übergewicht hat dies nichts zu tun.

3. Muskeln verleihen Haltung

Schlaffe Muskeln lassen auch den Körper schlaff erscheinen, einseitig ausgebildete Muskeln ergeben eine unharmonische Haltung. Umgekehrt schafft ein symmetrisch entwickeltes Muskelkorsett optimale Voraussetzungen für eine attraktive Figur.

4. Verletzungsprophylaxe

Gut entwickelte Muskeln umgeben den Körper wie ein Panzer. Sie schützen ihn gegen Stöße oder Stürze. Der Rücken und die großen Gelenke erhalten zusätzlichen Schutz, indem die Muskeln für ein harmonisches Gelenkspiel sorgen und Überlastungsgefahren entgegenwirken.

5. Anti-Aging-Effekte

Ohne gezieltes Krafttraining nimmt die Muskelmasse ab dem 30. Lebensjahr kontinuierlich ab. Dieser Abbau ist nicht primär eine Frage des Alterns, sondern überwiegend eine Frage mangelnden Trainings. Deshalb können trainierte alte Menschen fitter und kräftiger sein als untrainierte junge. Ein richtig

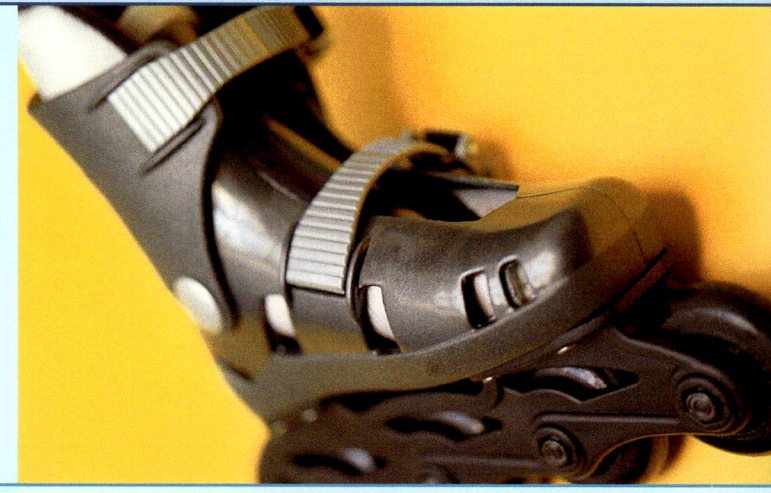

Gut trainierte Muskeln schützen den Körper bei Sportarten mit hohem Verletzungsrisiko wie Inline-Skating.

dosiertes Krafttraining ist daher tatsächlich ein optimales Anti-Aging-Rezept – bis ins hohe Alter.

6. Stabile Knochen

Osteoporose, also unzureichende Bildung oder Schwund der Knochenmasse, wird mehr und mehr zur Zivilisationskrankheit, nicht nur bei Frauen, sondern auch bei Männern. Aktuelle Forschungsergebnisse zeigen, dass der Faktor Bewegung entscheidend ist bei der Frage, wie gut sich die Knochensubstanz aufbaut und erhalten lässt. Besonders die ersten drei Lebensjahrzehnte sind bedeutsam: Je besser in dieser Zeit die Spitzenknochenmasse (Spitzenwert der Knochendichte) aufgebaut wird, desto höher der Schutz für die kommenden Lebensphasen. Krafttraining hilft jedoch nicht nur präventiv, sondern auch rehabilitativ, indem es den Knochenabbau verlangsamen und reduzieren kann. Außerdem schützen kräftige Muskeln die Gelenke.

7. Positive Effekte bei Diabetes

Durch Krafttraining lässt sich – ähnlich wie durch Ausdauertraining – eine Verbesserung der Insulinempfindlichkeit erzielen. Dies ist eine wesentliche Voraussetzung für die geregelte Verwertung des Blutzuckers und damit eine wichtige Botschaft im Kampf gegen die Stoffwechselkrankheit Diabetes.

8. Bessere Körperwahrnehmung

Die intensive Beschäftigung mit dem eigenen Körper schult auch die Körperwahrnehmung. Beim Krafttraining hat man die Chance, die Signale des Körpers zu erkennen und sie richtig umzusetzen. Dies gilt vor allem für Belastungsempfinden und Bewegungskontrolle.

9. Pluspunkte für Herzpatienten

Durch eine Steigerung der Maximalkraft fallen allgemein die Belastungen des Alltags ebenso wie die des Sports leichter. Für Herzpatienten ist dies insofern bedeutsam, als sie – gut trainiert – später an ihre Belastungsgrenzen stoßen. Dieser Puffer kann als wichtiger Schutzfaktor vor einer Überlastung des Herz-Kreislauf-Systems wirken.

10. Allgemeine Leistungsfähigkeit

Wer schon einmal ein gutes Krafttraining durchgeführt hat, kennt das Gefühl nach dem Workout: Der ganze Körper fühlt sich angenehm durchblutet an, man ist relaxt und gleichzeitig voll da. Die Figur wirkt attraktiver, der Gang aufrechter. Je kontinuierlicher Sie trainieren, desto mehr werden solche Kurzzeitempfindungen zum Dauereffekt. Diese positiven Auswirkungen werden Sie nicht mehr missen wollen.

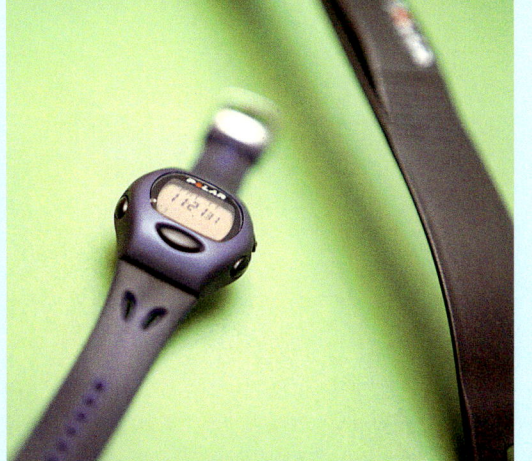
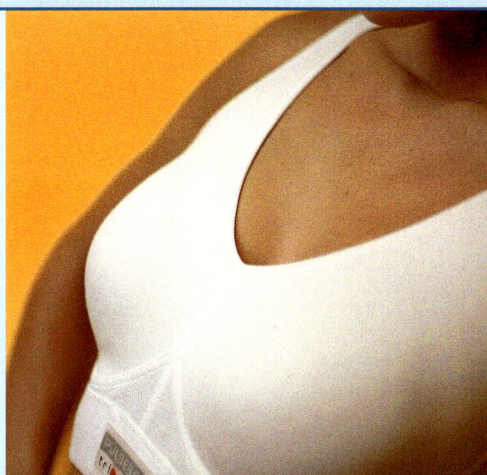

Die Pulsuhr (links) – ein wertvolles Utensil nicht nur für sportliche Herzpatienten.

Eine gute Figur ist stets auch Sache einer guten Körperhaltung (rechts).

Zehn typische Fehler und wie Sie sie vermeiden

Wenn Sie sich im Fitnessstudio gezielt umschauen, werden Sie bestimmt eine Reihe typischer Fehler wieder erkennen. Die folgende Checkliste hilft Ihnen, es besser zu machen und alle Übungen möglichst fehlerlos durchzuführen. Dabei gilt stets der Leitsatz: Qualität vor Quantität!

1. Zu hohes Trainingsgewicht

Der Kardinalfehler im Fitnesssport: Aus übertriebenem Ehrgeiz packt man sich zu viel Gewicht auf Hantelstange oder Maschinenblock. Der »Trainingseffekt« lässt sich dort zwar ablesen, eine entsprechende Kräftigung findet objektiv jedoch nicht statt. Im Gegenteil: In aller Regel geht das auf Kosten von Bändern, Sehnen und Gelenken. Gegenmaßnahme: Lieber mit etwas geringerem Gewicht, dafür aber technisch präzise trainieren.

2. Unharmonische Bewegungen

Nichts wirkt sich aus biomechanischer Sicht ungünstiger aus als Beschleunigungsbelastungen. Wenn Sie die Bewegung schwunghaft beschleunigen oder abbremsen, treten deutlich erhöhte Kräfte auf, die die Gelenke auf Dauer nicht tolerieren. Dadurch mögen Sie vielleicht höhere Gewichte bewältigen, einen höheren Trainingseffekt werden Sie auf diese Weise aber nicht erreichen.

Gegenmaßnahme: Einen harmonischen, runden Bewegungsablauf als Standardmethode wählen.

3. Falsche Achseneinstellung

Wenn beispielsweise an der Beinstrecker- oder Beinbeugermaschine (Seite 42 und 44) die Rolle am Unterschenkel wandert, stimmt die Positionierung zwischen Gelenk- und Geräteachse nicht. Gegenmaßnahme: Den Drehpunkt am Gerät suchen und in Deckung mit dem Gelenk bringen. Lassen Sie sich vom Trainer helfen!

4. Mangelnde Haltungskontrolle

Nicht selten wird zwar die Bewegung – isoliert betrachtet – richtig ausgeführt, die gesamte Haltung ist jedoch alles andere als korrekt. Gegenmaßnahme: Immer auch bewusst an der Körperhaltung arbeiten und den Körper aktiv stabilisieren. Den Kopf in Verlängerung der Wirbelsäule halten, die Blickrichtung steuert Haltung und Bewegung.

5. Falsche Bewegungsweiten

Die Bewegungsweite soll bei den meisten Übungen zwar in vollem Ausmaß genutzt werden. Als Variante kann es aber durchaus manchmal sinnvoll sein, bestimmte Bewegungs-

Bewusste Haltungs- und Bewegungskontrolle vorm Spiegel hilft, typische Fehler zu vermeiden.

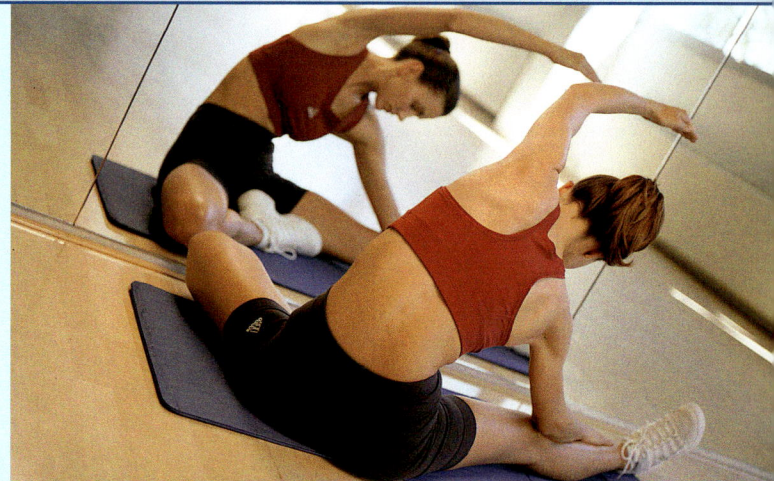

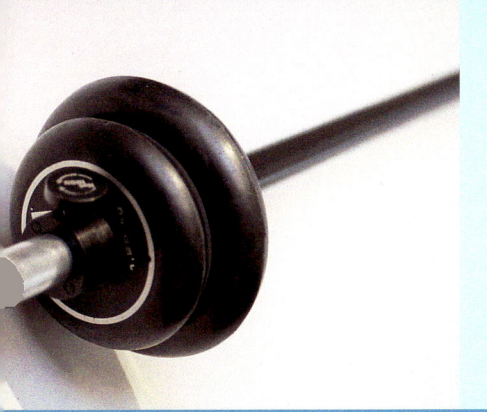
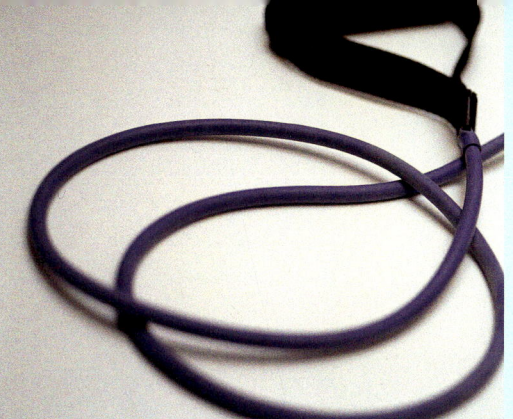

Bei der Wahl des Gewichtes gilt: Weniger ist oft mehr! Kleine Geräte wie etwa Tubings unterstützen das Training zu Hause.

segmente zu betonen. So eignen sich Endkontraktionen, also mehrfache Wiederholungen im letzten Bewegungsdrittel, um den Muskel in der Phase seiner stärksten Verkürzung zusätzlich zu stimulieren. Aber Vorsicht: Nicht die restlichen Bewegungsbereiche vernachlässigen! Andererseits ist es bei manchen Übungen absolut sinnvoll, die Endpunkte der Bewegung auszuklammern, um Überlastungen an Sehnen, Bändern und Gelenken zu vermeiden.

6. Unregelmäßiges Training

Wer in der einen Woche intensiv trainiert, um dann in der nächsten und übernächsten Woche zu pausieren, wird wenig Erfolg haben, auch wenn er in der vierten Woche bemüht ist, das versäumte Trainingspensum nachzuholen. Der Schlüssel zum Erfolg liegt in der Kontinuität, nicht in sporadischem Fitnessstrohfeuer.

7. Monotones Training

Die Muskulatur benötigt so genannte überschwellige Reize, um sich immer neu anzupassen. Das heißt: Wird das Training nicht systematisch gesteigert oder variiert, erkennt der Muskel eines Tages die Trainingsbelastung nicht mehr als Reiz an und reagiert nicht mehr mit einer Kraftverbesserung. Dies bedeutet allerdings nicht, dass man permanent mehr Gewicht auflegen soll. Vielmehr kommt dem Wechsel der Übungen und ihren Varianten besondere Bedeutung zu.

8. Falsches Timing

Die große Mehrzahl der Trainierenden betont die Phase des Gewichtanhebens und vernachlässigt die Absenkphase, indem sie das Gewicht zu schnell und weniger kontrolliert zurückführt. Auf diese Weise wird die exzentrische Funktion der Muskeln zu wenig gefördert. Gegenmaßnahme: Bewusstes Verlängern der Rückkehrphase auf drei bis vier Sekunden.

9. Kaltstart

Genau wie jeder Motor benötigt auch der Organismus eine Anlaufphase, um sich auf Belastungen einstellen zu können. Je intensiver das Training ist, umso konsequenter sollten Sie das Warm-up (Seite 30) einhalten.

10. Abruptes Ende

Es ist wichtig, dem Körper eine Chance zum »Ausrollen« zu geben (Cool-down). Auf diese Weise verbessern sich die Voraussetzungen für die Regeneration, die letztlich über den Trainingserfolg entscheidet: Denn nicht während der Belastung passt sich der Körper an, sondern in den Erholungsphasen.

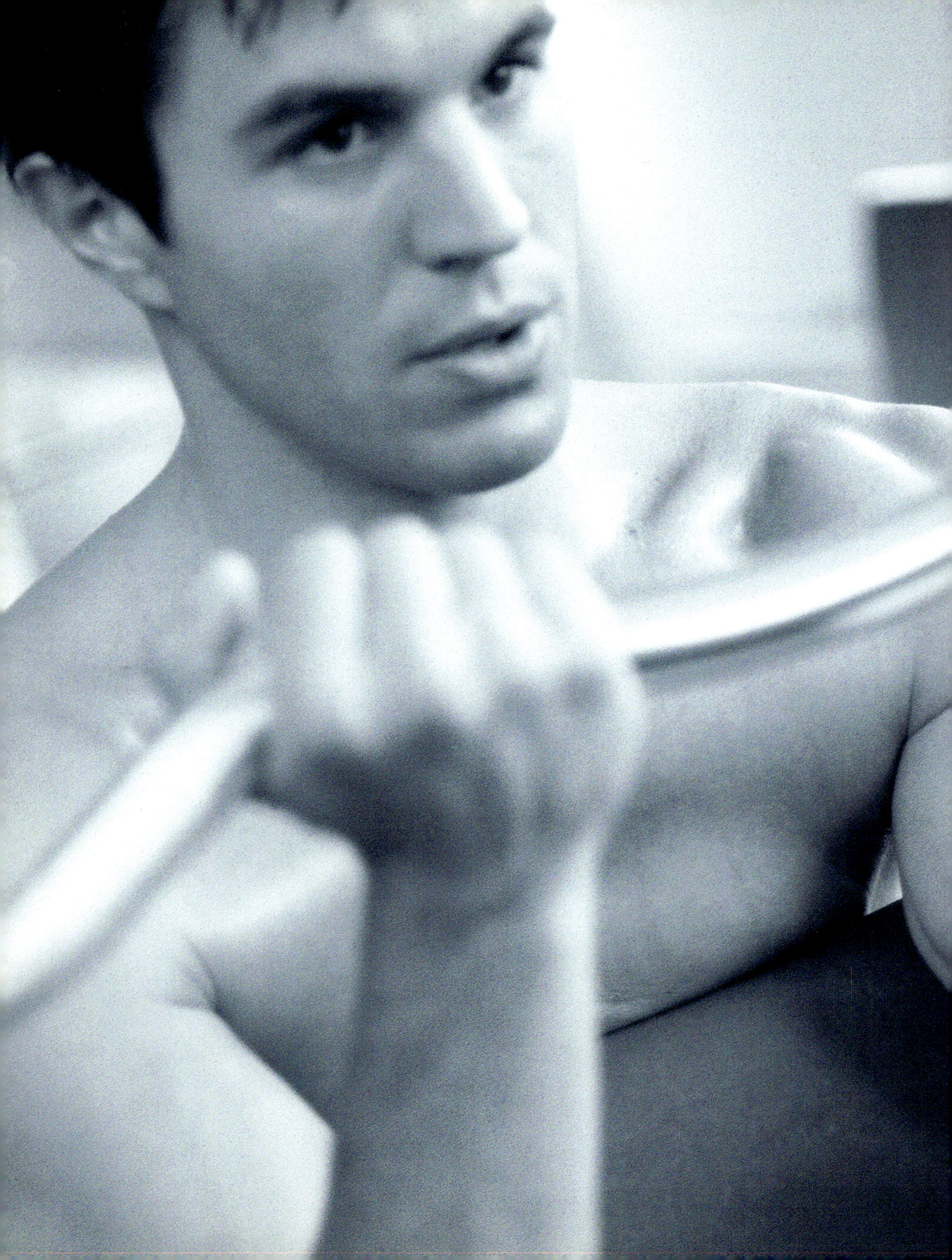

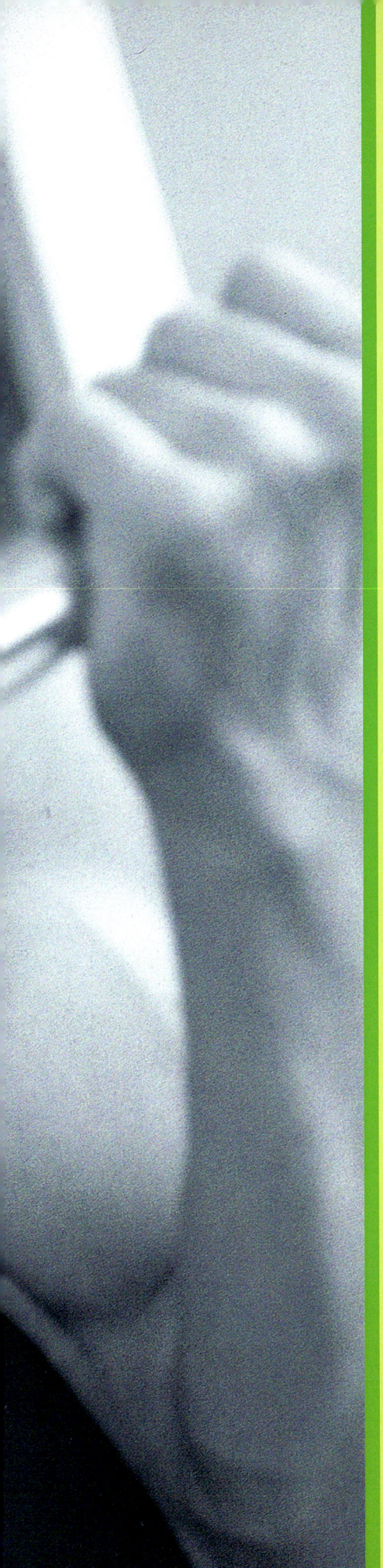

Die
Übungen

Hier finden Sie die effektivsten Übungen für alle wichtigen Muskelgruppen, untergliedert in sieben große Körperbereiche. Detaillierte Fotos, kombiniert mit anatomischen Illustrationen, zeigen genau, welche Übung welchen Muskel anspricht – ob an Maschine, mit Hanteln, Kabelzügen, an speziellen Trainingsbänken oder ohne Hilfsmittel ausgeführt. Die exakte Beschreibung von Ausgangsposition und Bewegung, Übungsvarianten und häufigen Fehlern hilft dabei, jede Übung korrekt zu machen.

Aufbau des Übungspools

Die Beschreibungskriterien im Überblick

Alle Übungen sind nach einem einheitlichen, durchgängigen System genau beschrieben.

Haupt- und unterstützende Muskulatur

Bei der Benennung der Muskeln finden Sie bei den meisten Übungen die Hauptmuskulatur von der unterstützenden Muskulatur unterschieden. Daraus ist zu ersehen, welche Muskeln in erster Linie die Bewegung führen und welche Muskeln als so genannte Synergisten unterstützend, auch stabilisierend beteiligt sind. Die Grenzen können allerdings fließend sein. Auch gibt es Übungen (etwa die Beinstreckermaschine, Seite 42), bei denen keine unterstützenden Muskeln genannt sind, da sich die Bewegung hier ausschließlich auf die Hauptmuskelgruppen konzentriert.

Einige Muskelgruppen finden sich der besseren Übersichtlichkeit halber zusammengefasst: So sind zum Beispiel unter dem Sammelbegriff »Fixierende Muskeln des Schulterblatts« fünf verschiedene Muskeln geführt (Seite 119). Bei den meisten Hantel- und Kabelzugübungen des Oberkörpers wird zudem auf die Detailbenennung der einzelnen Unterarmmuskeln verzichtet.

Wichtig: Wir haben uns bemüht, Haupt- und unterstützende Muskulatur bei jeder Übung vollständig darzustellen. Manchmal ist dies jedoch illustratorisch nicht machbar, da etwa tiefer liegende Muskeln durch oberflächliche verdeckt sein können, da beanspruchte Muskeln auf der anderen Körperseite liegen usw. Bitte schlagen Sie Muskeln, die Sie in der Übersicht, nicht aber in der Illustration finden, auf den den Körperbereichen jeweils vorangestellten Seiten nach (Beine Seite 39, Hüfte und Gesäß Seite 55, Bauch Seite 73, Rücken Seite 91, Brust Seite 107, Schultern Seite 119, Arme Seite 139).

Bewertung

Alle Übungen sind mithilfe eines fünfstufigen Bewertungsschemas beurteilt, um Ihnen die Einschätzung zu erleichtern. Ein Punkt repräsentiert den niedrigsten, fünf Punkte den höchsten Wert.

➤ **Koordinative Ansprüche:** Sie charakterisieren den technischen Schwierigkeitsgrad der jeweiligen Übung. Je komplexer die Bewegung ausfällt, je weniger diese durch das Gerät geführt und abgesichert ist, desto höher der Wert in dieser Rubrik. Trainierende mit geringer Bewegungserfahrung sollten anfangs vorzugsweise koordinativ weniger anspruchsvolle Übungen auswählen.

➤ **Trainingseffizienz:** Hierunter wird gemessen, wie stark die Muskeln bei einer Übung aktiviert werden, was wiederum unmittelbare Auswirkungen auf den Trainingseffekt hat.

➤ **Überlastungsgefahr:** Die Bewertung der Überlastungsgefahr soll auf spezifische Gefahren bei der Übung aufmerksam machen.

Ausgangsposition und Bewegung

Alle Übungen sind detailliert durch ihre Ausgangsposition und die Bewegungsausführung beschrieben. Bezüglich der Winkelangaben des Körpers gilt die »Neutral-Null-Methode«: Als Bezugsgröße dient der normale, aufrechte Stand, bei dem alle Winkelbereiche in Null-Grad-Stellung definiert sind. Wird aus dieser Position beispielsweise der Arm bis zur Horizontalen angehoben, entsteht im Schultergelenk ein Winkel von 90 Grad. Ein Kniewinkel von 80 Grad (als empfohlene Sitzposition) bedeutet, dass die Kniegelenke etwas weniger als rechtwinklig gebeugt werden.

Variationen, wichtige Hinweise

Unter dem Punkt »Variationen der Übung« finden Sie Hinweise, wie Sie die Übung leicht abwandeln und variieren können und welche Konsequenzen dies für den Muskeleinsatz mit sich bringt. In der Rubrik »Wichtige Hinweise« wird abschließend auf besondere Details und auf typische Fehler hingewiesen.

Beine

Mit den folgenden Übungen trainieren Sie gezielt die Muskeln im Ober- und Unterschenkelbereich, die insbesondere für Bewegung und Stabilisierung des Knie- und des Fußgelenks verantwortlich sind.

DIE OBERSCHENKEL

Der größte Muskel auf der Oberschenkelvorderseite ist der vierköpfige Schenkelmuskel *(Quadriceps femoris)*. Seine vier Einzelmuskeln ermöglichen eine Streckung im Kniegelenk. Besonders wichtig ist der innere Muskelanteil, weil er wesentlich zur Gelenkstabilisierung beiträgt. Auf der Rückseite des Oberschenkels liegt die *Ischiocrurale Muskulatur*, die vom zweiköpfigen Schenkelmuskel *(Biceps femoris)*, dem Halbsehnenmuskel *(Semitendinosus)* und dem Plattsehnenmuskel *(Semimembranosus)* gebildet wird. Alle drei Muskeln wirken sowohl als Hüftstrecker als auch als Kniebeuger.

DIE UNTERSCHENKEL

Im Bereich des Unterschenkels finden Sie vorzugsweise Übungen für die Wadenmuskulatur. Diese besteht aus dem dreiköpfigen Wadenmuskel *(Triceps surae)*, der sich in den Zwillingswadenmuskel *(Gastrocnemius)* und den Schollenmuskel *(Soleus)* untergliedert. Der *Gastrocnemius* umspannt das obere Sprunggelenk und das Kniegelenk. Er wirkt als kräftiger Beuger im Sprunggelenk und hat eine stabilisierende Wirkung auf das Kniegelenk.

Die Muskeln im Bereich der Ober- und Unterschenkel, gesehen von vorn und von hinten.

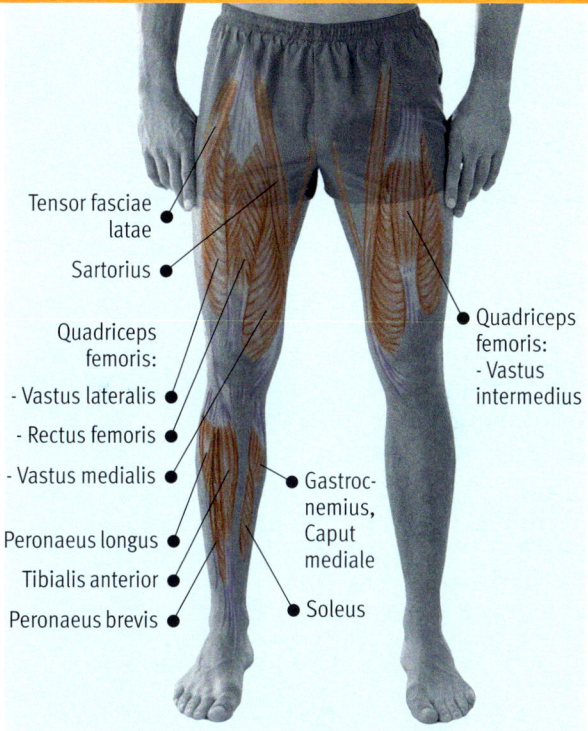

Tensor fasciae latae
Sartorius
Quadriceps femoris:
- Vastus lateralis
- Rectus femoris
- Vastus medialis
Peronaeus longus
Tibialis anterior
Peronaeus brevis
Quadriceps femoris:
- Vastus intermedius
Gastrocnemius, Caput mediale
Soleus

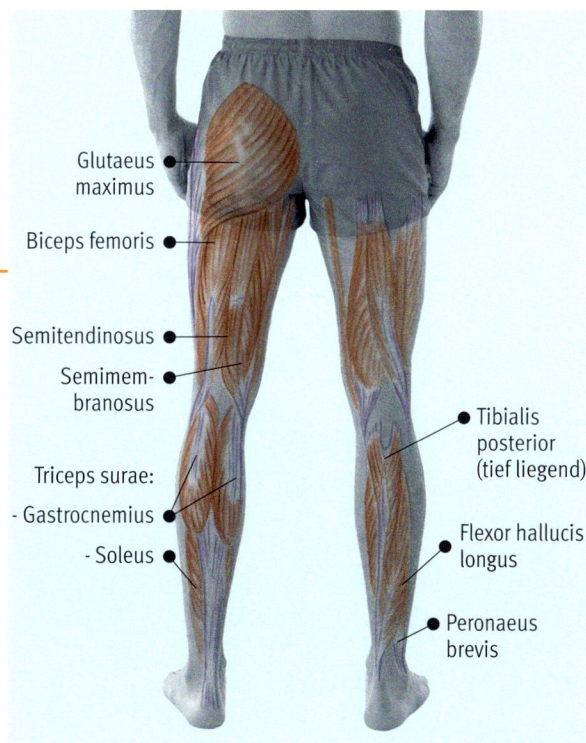

Glutaeus maximus
Biceps femoris
Semitendinosus
Semimembranosus
Triceps surae:
- Gastrocnemius
- Soleus
Tibialis posterior (tief liegend)
Flexor hallucis longus
Peronaeus brevis

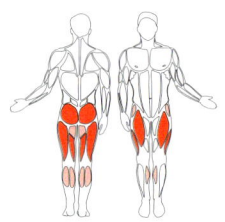

Beinstemme sitzend

HAUPTMUSKULATUR:
Vierköpfiger/zweiköpfiger Oberschenkelmuskel
(*Quadriceps/Biceps femoris*), großer Gesäßmuskel (*Glutaeus maximus*), Platt-/Halbsehnen-
muskel (*Semimembranosus/-tendinosus*)

UNTERSTÜTZENDE MUSKULATUR:
Schenkelanzieher *(Adduktorengruppe)*,
Schenkelbindenspanner *(Tensor fasciae latae)*,
zweiköpfiger Wadenmuskel *(Gastrocnemius)*,
Schollenmuskel *(Soleus)*

1. Ausgangsposition

Setzen Sie die Füße etwa hüftbreit,
mit parallel stehenden oder leicht
nach außen gedrehten Füßen auf
der Platte auf. Stabilisieren Sie
den Körper, indem Sie die Rumpfmuskulatur anspannen und an
den Haltegriffen ziehen. Der
gesamte Rücken hat Kontakt
mit der Lehne.

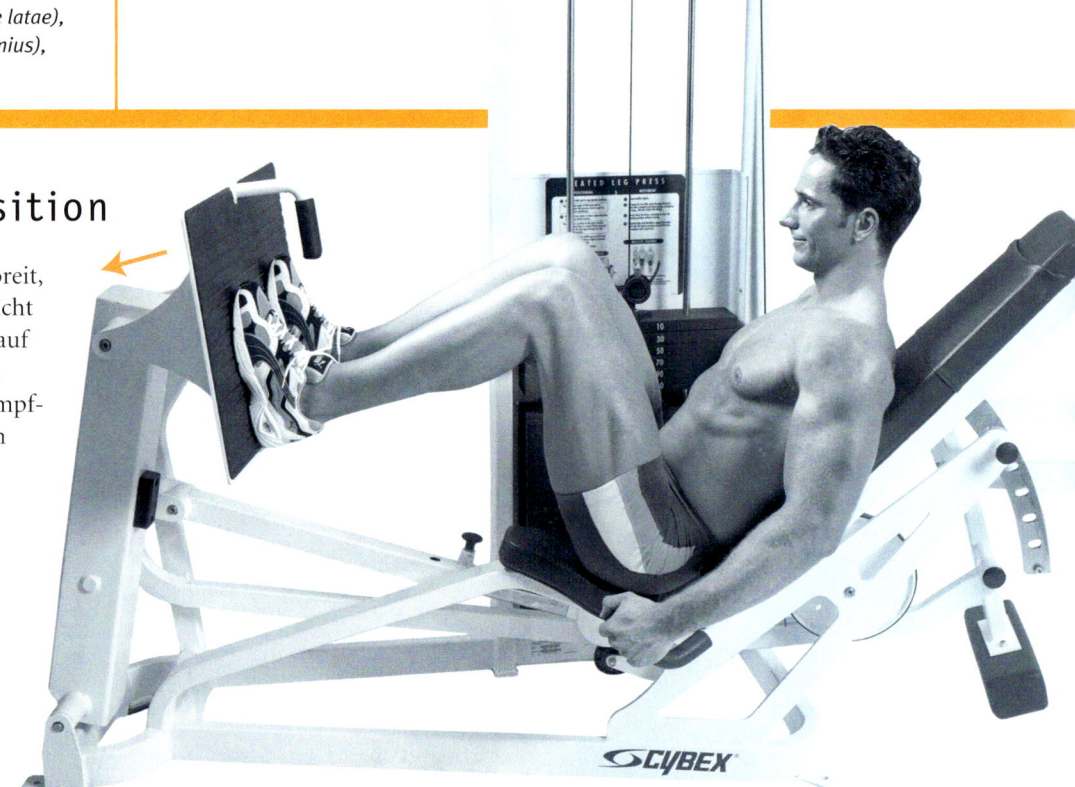

Variationen der Übung:

➤ Je steiler Sie die Rückenlehne einstellen, desto größer ist die Aktivität der Gesäßmuskulatur und
entsprechend kleiner ist die Beanspruchung des *Quadriceps*. Den höchsten Trainingseffekt des
Quadriceps erreichen Sie an der liegenden Beinstemme.

➤ Vergleichbare Akzente ergeben sich über die Position der Füße auf der Trittfläche: Je weiter oben
Sie die Füße aufsetzen, desto größer ist der Hüftwinkel und desto stärker werden die Gesäßmuskeln
gefordert. Je tiefer Sie die Füße platzieren, umso kleiner ist der Hüftwinkel und entsprechend
stärker der Einsatz des *Quadriceps*.

Bewertung:

Die Übung aktiviert eine Vielzahl von Muskeln, vor allem den *Quadriceps* und die Gesäßmuskulatur. Da die Muskeln im Zusammenspiel gekräftigt werden, ist das Training an der Beinstemme sehr wirksam. Gleichzeitig setzt es eine gute Bewegungskoordination voraus, zumal oft mit hohen Gewichten geübt wird.

Eignung:

Bei exakter Technik und angepasstem Gewicht ist dies eine Standardübung für alle Zielgruppen.

KOORDINATIVE ANSPRÜCHE:
● ● ● ◑ ○

TRAININGSEFFIZIENZ:
● ● ● ● ●

ÜBERLASTUNGSGEFAHR:
● ● ● ◑ ○

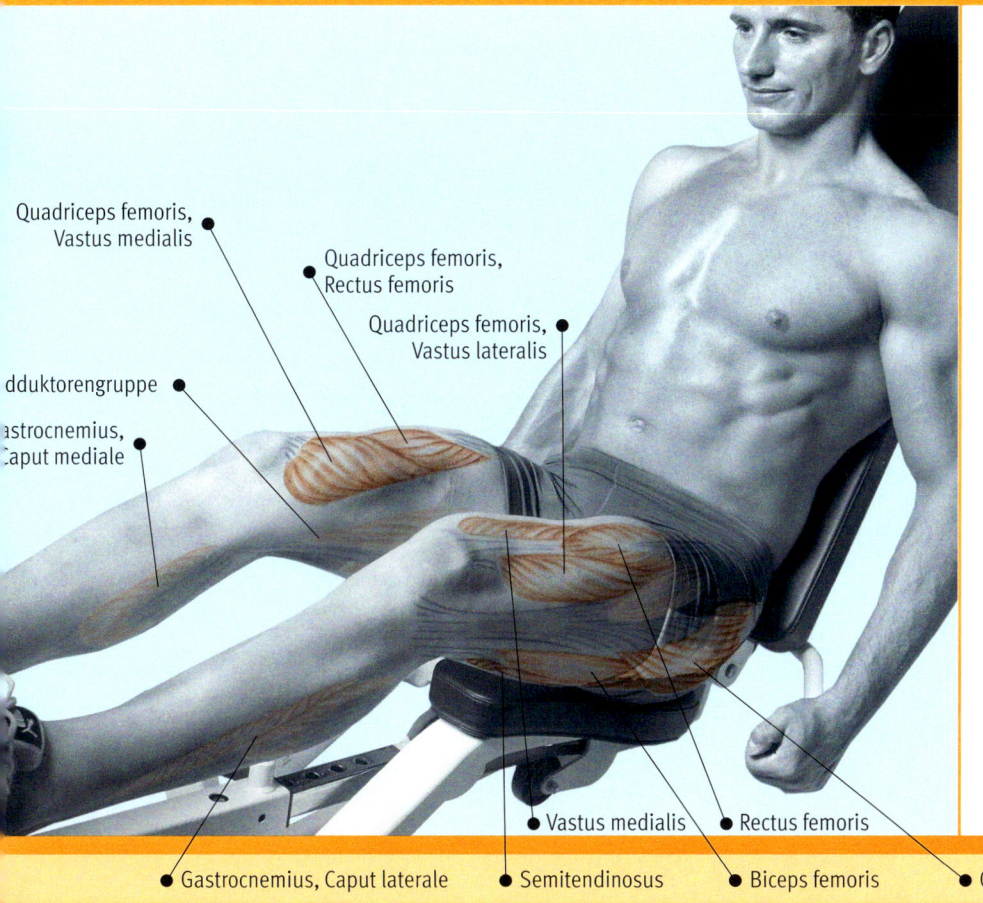

Quadriceps femoris, Vastus medialis

Quadriceps femoris, Rectus femoris

Quadriceps femoris, Vastus lateralis

dduktorengruppe

astrocnemius, Caput mediale

Gastrocnemius, Caput laterale

Semitendinosus

Vastus medialis

Rectus femoris

Biceps femoris

Glutaeus maximus

2. Bewegung

Führen Sie beide Beine gleichmäßig bis zur annähernden Streckung (keine vollständige Streckung oder gar Überstreckung!). Dann die Beine gegen den Widerstand des Geräts langsam beugen, bis die Kniegelenke einen rechten Winkel bilden. Die gesamten Streck- und Beugebewegungen erfolgen in einer Linie. Die Knie werden – aus Sicht des Trainierenden – stets in Verlängerung der Füße geführt. Den Abstand der Knie zueinander dabei immer konstant halten.

Wichtige Hinweise:

➤ Den Oberkörper während der gesamten Bewegung gerade halten.
➤ Keinesfalls die Schultern nach vorn ziehen oder den Rücken runden.

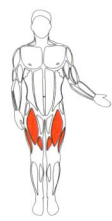

HAUPTMUSKULATUR:
Vierköpfiger Oberschenkelmuskel *(Quadriceps femoris)*: gerader, innerer, äußerer und mittlerer Oberschenkelmuskel *(Rectus femoris, Vastus medialis, lateralis* und *intermedius)*

UNTERSTÜTZENDE MUSKULATUR: keine

Beinstrecker sitzend

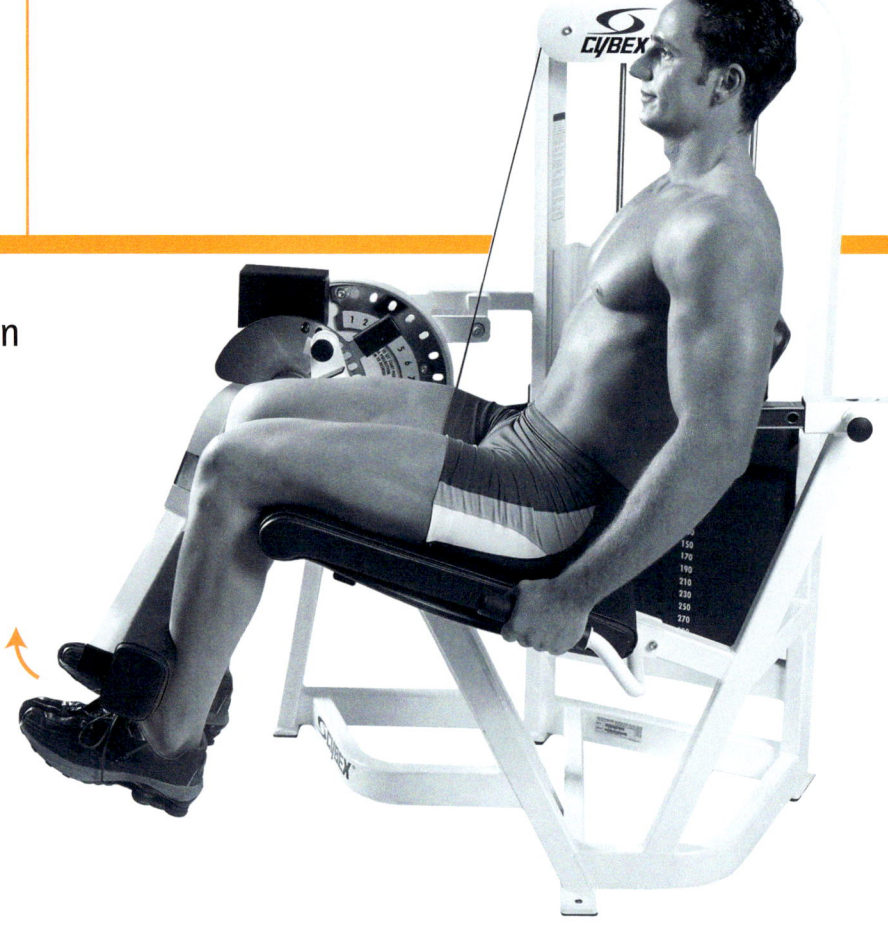

1. Ausgangsposition

Wählen Sie eine Sitzposition, in der die Drehachse Ihrer Kniegelenke in Verlängerung der Geräteachse liegt. Passen Sie die Rückenlehne an, sodass der gesamte Rücken gleichmäßig abgestützt wird. Stabilisieren Sie Ihre Ausgangsposition, indem Sie leicht an den seitlichen Haltegriffen ziehen. Dann richten Sie den Oberkörper aktiv auf.

Variationen der Übung:

➤ Sie können die Übung auch einbeinig machen. Der Vorteil: Mögliche Leistungsunterschiede zwischen rechtem und linkem Bein werden sichtbar und können gezielt ausgeglichen werden.

➤ Eine Veränderung der Position der Rückenlehne bewirkt, dass mit zunehmendem Neigungswinkel die Aktivierung des geraden Oberschenkelmuskels *(Rectus femoris)* verstärkt wird. Gleichzeitig erhöht sich jedoch auch die Gefahr, ins Hohlkreuz zu fallen.

Bewertung:

Es handelt sich um ein Gerät, das speziell den *Quadriceps* in seiner eingelenkigen Funktion anspricht – neben der Kniestreckung unterstützt diese Muskelgruppe sonst auch die Hüftbeugung.

Eignung:

Aufgrund der guten Bewegungsführung ist die Übung relativ einfach. Sie entspricht allerdings nicht der Alltagsmotorik und ist daher allen Trainierenden auf Dauer nur als Ergänzungsübung zu anderen mehrgelenkigen Übungen zu empfehlen.

KOORDINATIVE ANSPRÜCHE:
● ○ ○ ○ ○

TRAININGSEFFIZIENZ:
● ● ● ◖ ○

ÜBERLASTUNGSGEFAHR:
● ● ● ● ○

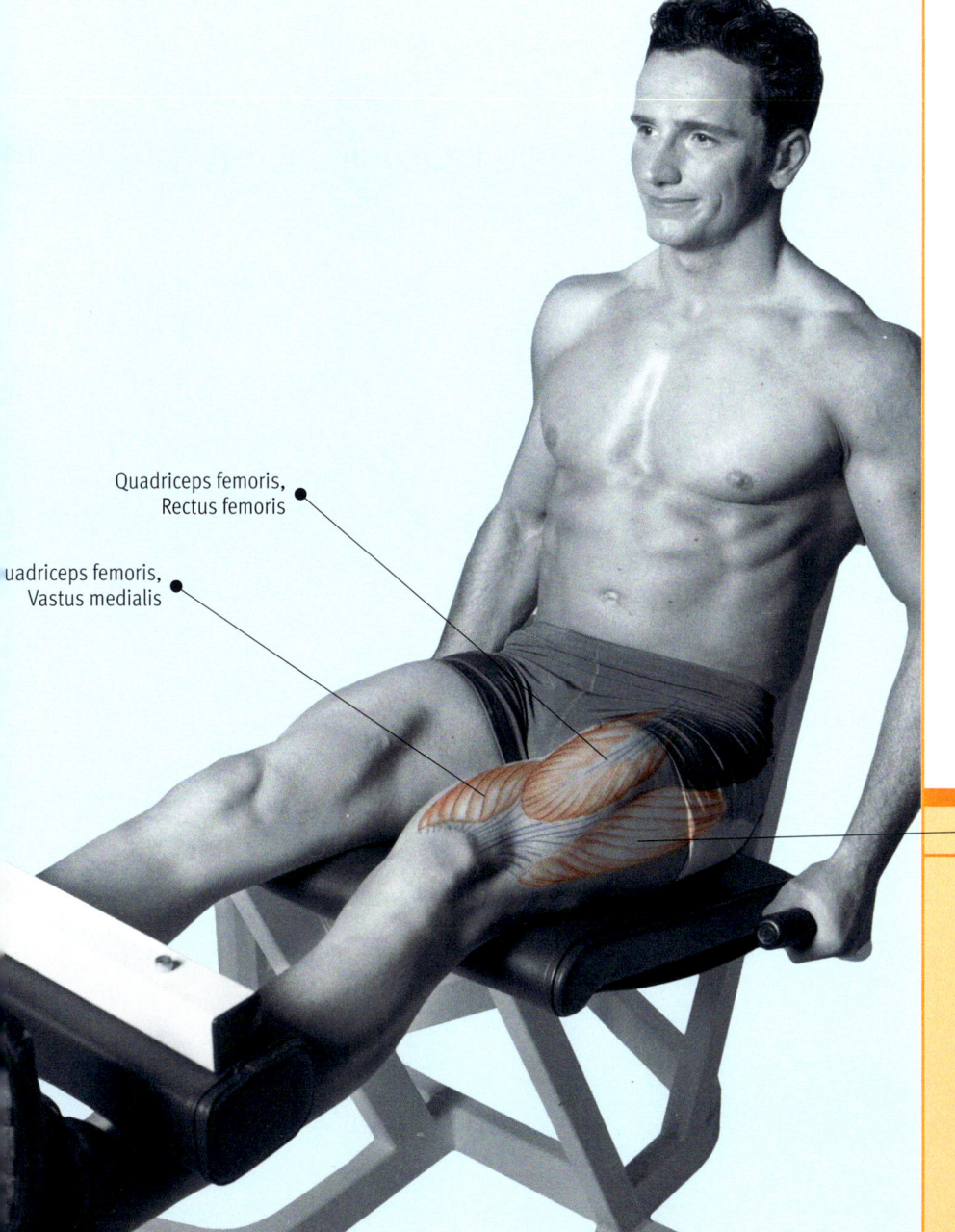

Quadriceps femoris, Rectus femoris

uadriceps femoris, Vastus medialis

Quadriceps femoris, Vastus lateralis

2. Bewegung

Heben Sie beide Beine in einer gleichmäßigen Bewegung bis maximal zur Streckung der Kniegelenke an (keine Überstreckung!). Führen Sie die Beine dann so weit wieder zurück, bis ein rechter Winkel in den Kniegelenken entsteht, nicht weiter.

Wichtige Hinweise:

➤ Es kann zu ungünstigen Belastungen im Kniegelenk, etwa zu einem verstärkten Gleiten der Gelenkflächen kommen.

➤ Achten Sie darauf, Ausweichbewegungen im Rücken und im Schulterbereich zu vermeiden.

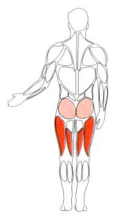

Beincurler sitzend

HAUPTMUSKULATUR:
Zweiköpfiger Oberschenkelmuskel *(Biceps femoris)*, Halbsehnenmuskel *(Semitendinosus)*, Plattsehnenmuskel *(Semimembranosus)*

UNTERSTÜTZENDE MUSKULATUR:
Schneidermuskel *(Sartorius)*, schlanker Schenkelanzieher *(Gracilis)*, großer Gesäßmuskel *(Glutaeus maximus)*

1. Ausgangsposition

Stellen Sie die Sitzfläche bzw. die Rückenlehne so ein, dass die Drehachse des Kniegelenks in Verlängerung der Geräteachse liegt. Der gesamte Rücken soll mit der Lehne Kontakt haben. Die Oberschenkel werden von oben mit dem Polster fixiert. Zur Stabilisierung des Oberkörpers spannen Sie die Rumpfmuskeln an. Dann richten Sie den Oberkörper durch dosierten Zug an den Haltegriffen auf.

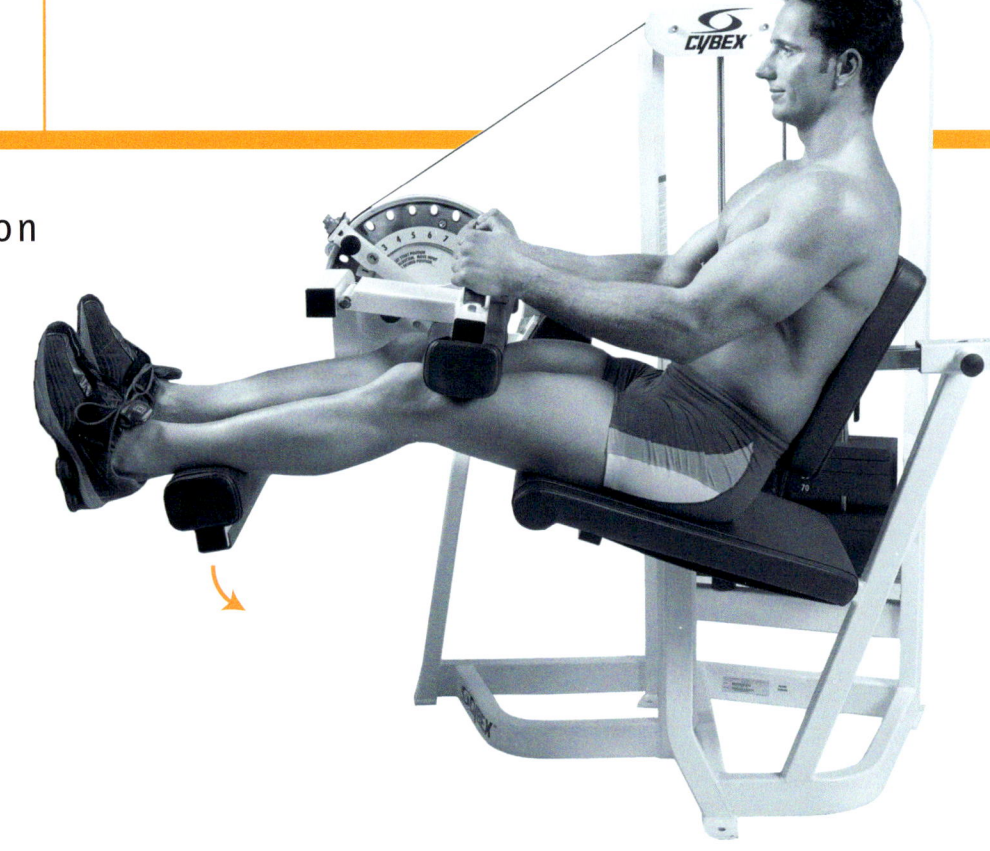

Variationen der Übung:

➤ Je nach Fußstellung sind Akzentuierungen der angesprochenen Muskulatur möglich:
Eine leichte Einwärtsdrehung (Innenrotation) betont die Aktivität des Plattsehnen- *(Semimembranosus)* und des Halbsehnenmuskels *(Semitendinosus)*, während eine Außenrotation vermehrt den zweiköpfigen Oberschenkelmuskel *(Biceps femoris)* fordert.

➤ Die Übung kann auch einbeinig ausgeführt werden.

Bewertung:

Eine einfache, apparativ geführte Übung zur gezielten Kräftigung der Beinbeugemuskulatur. Der Nachteil dieser sitzenden Übungskonstruktion liegt darin, dass man ausgerechnet auf den Muskeln sitzt, die man gezielt trainieren möchte. Doch diese müssen sich beim Kontrahieren ausdehnen und sollten daher nicht eingeengt werden.

Eignung:

Der sitzende Beincurler ist für alle Zielgruppen geeignet, auf Dauer allerdings nur als Ergänzung zu Übungen im Stehen bzw. Liegen, bei denen sich die Muskulatur frei entfalten kann.

KOORDINATIVE ANSPRÜCHE:
● ○ ○ ○ ○

TRAININGSEFFIZIENZ:
● ● ● ◐ ○

ÜBERLASTUNGSGEFAHR:
● ◐ ○ ○ ○

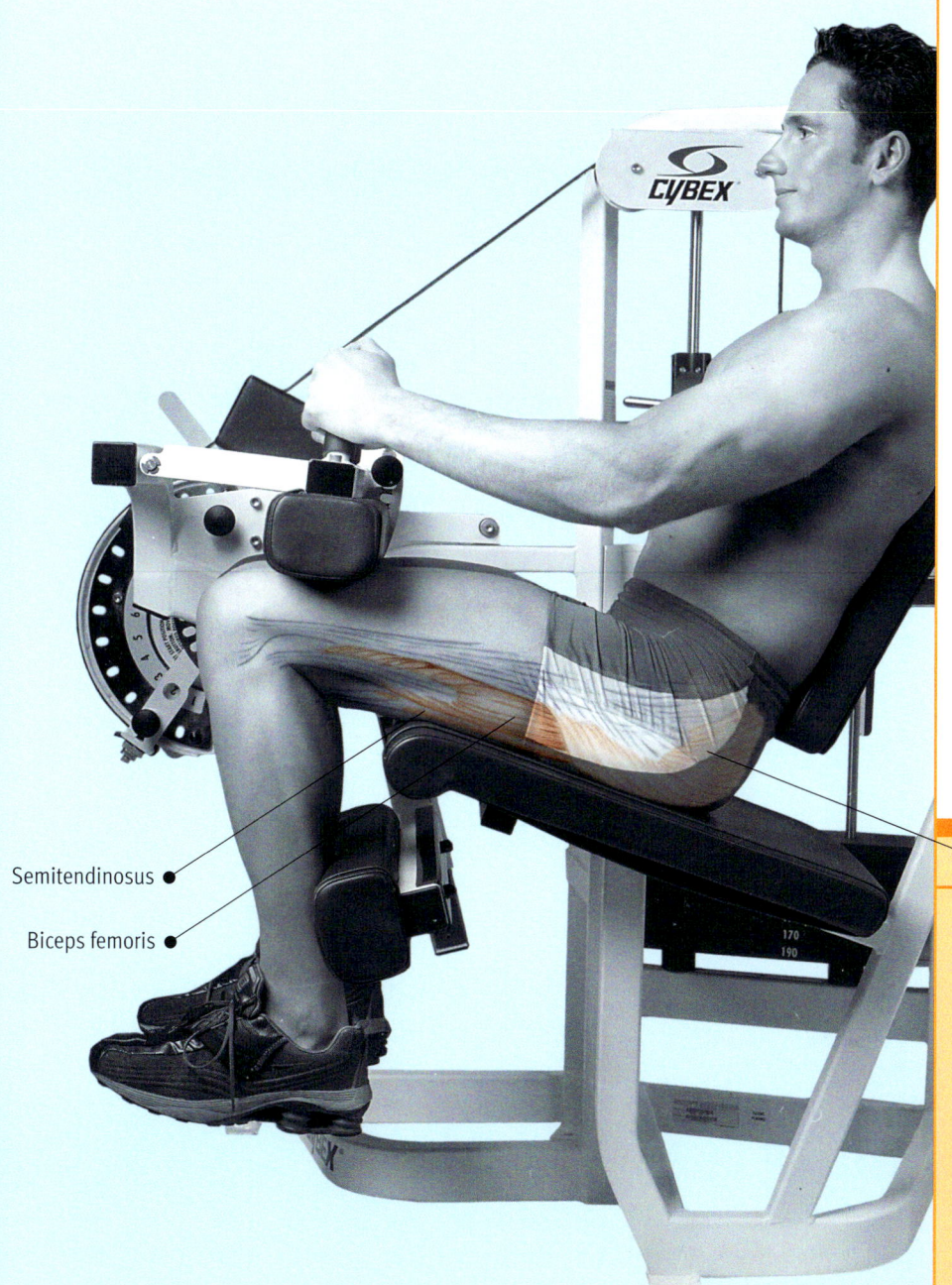

Semitendinosus

Biceps femoris

Glutaeus maximus

2. Bewegung

Ziehen Sie beide Unterschenkel ohne Schwung in einer gleichmäßigen Bewegung mit der Ferse voran nach hinten in Richtung Gesäß. Im Umkehrpunkt kurz inne halten und dann langsam – gegen den Druck des Geräts – in die Ausgangsposition zurückführen. Die Bewegung endet kurz vor der Streckung der Kniegelenke.

Wichtige Hinweise:

➤ Halten Sie den Rumpf stets stabil und aufrecht, also weder den Rücken runden, noch in Richtung Hohlkreuz fallen.

➤ Um einen Krampf der Wadenmuskeln zu vermeiden, können Sie die Zehen leicht anziehen.

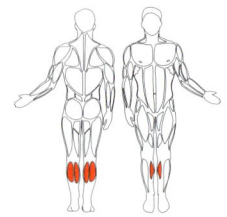

Wadentrainer sitzend

HAUPTMUSKULATUR:
Zweiköpfiger Wadenmuskel *(Gastrocnemius)*, Schollenmuskel *(Soleus)*

UNTERSTÜTZENDE MUSKULATUR:
Hinterer Schienbeinmuskel *(Tibialis posterior)*, langer und kurzer Wadenbeinmuskel *(Peronaeus longus* und *brevis)*, langer Großzehenbeuger *(Flexor hallucis longus)*, langer Zehenbeuger *(Flexor digitorum longus)*

1. Ausgangsposition

Platzieren Sie die Fußballen parallel, in hüftbreitem Abstand auf der Trittfläche. Stellen Sie die Entfernung des Sitzes so ein, dass die Beine leicht gebeugt sind, die Knie nicht durchgedrückt! Fassen Sie seitlich die Haltegriffe und richten Sie den Rücken betont auf, indem Sie die Rumpfmuskulatur anspannen.

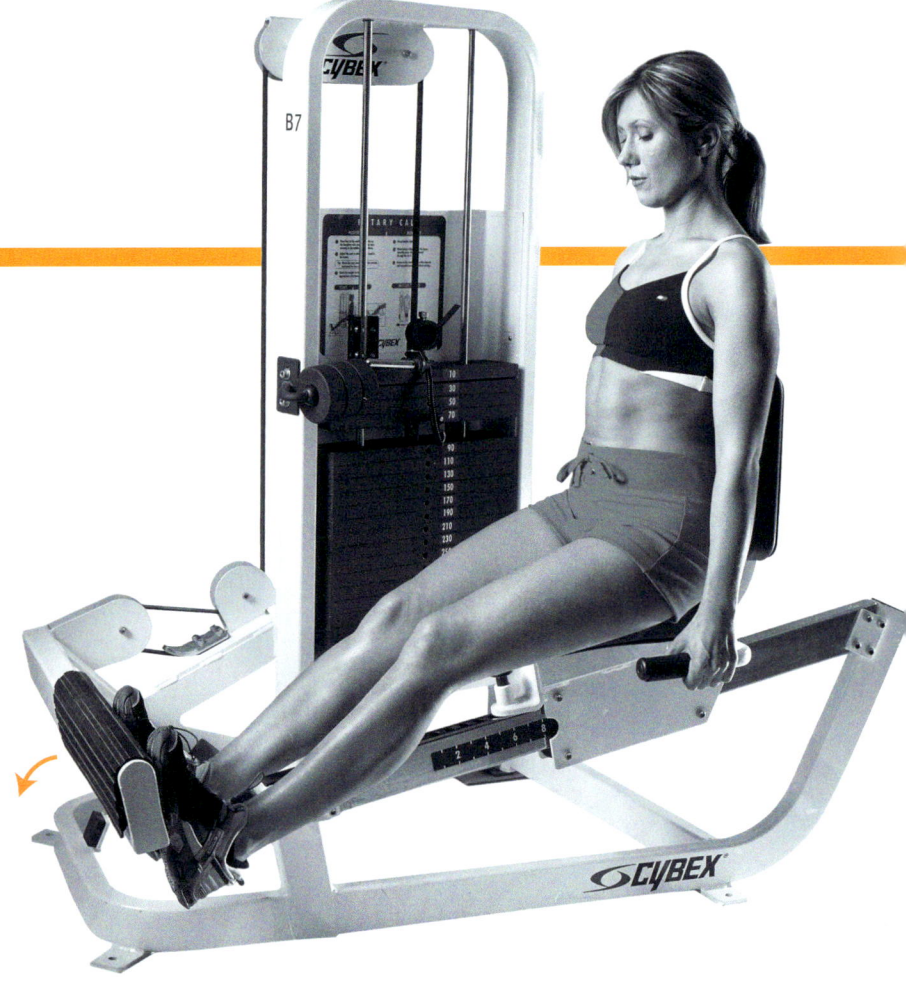

Variationen der Übung:

➤ Zur Intensivierung kann die Übung auch mit Vordehnung der Wadenmuskulatur durchgeführt werden. Dazu beginnen Sie die Bewegung aus einer Position mit angezogenen Füßen.

➤ Als Alternative empfiehlt sich die einbeinige Ausführung.

Bewertung:

Eine Spezialübung für das isolierte Training der Wadenmuskulatur. Sie ist sehr einfach, erfordert jedoch aufgrund des kleinen Bewegungswegs entsprechende Konzentration.

Eignung:

Für alle Zielgruppen geeignet.

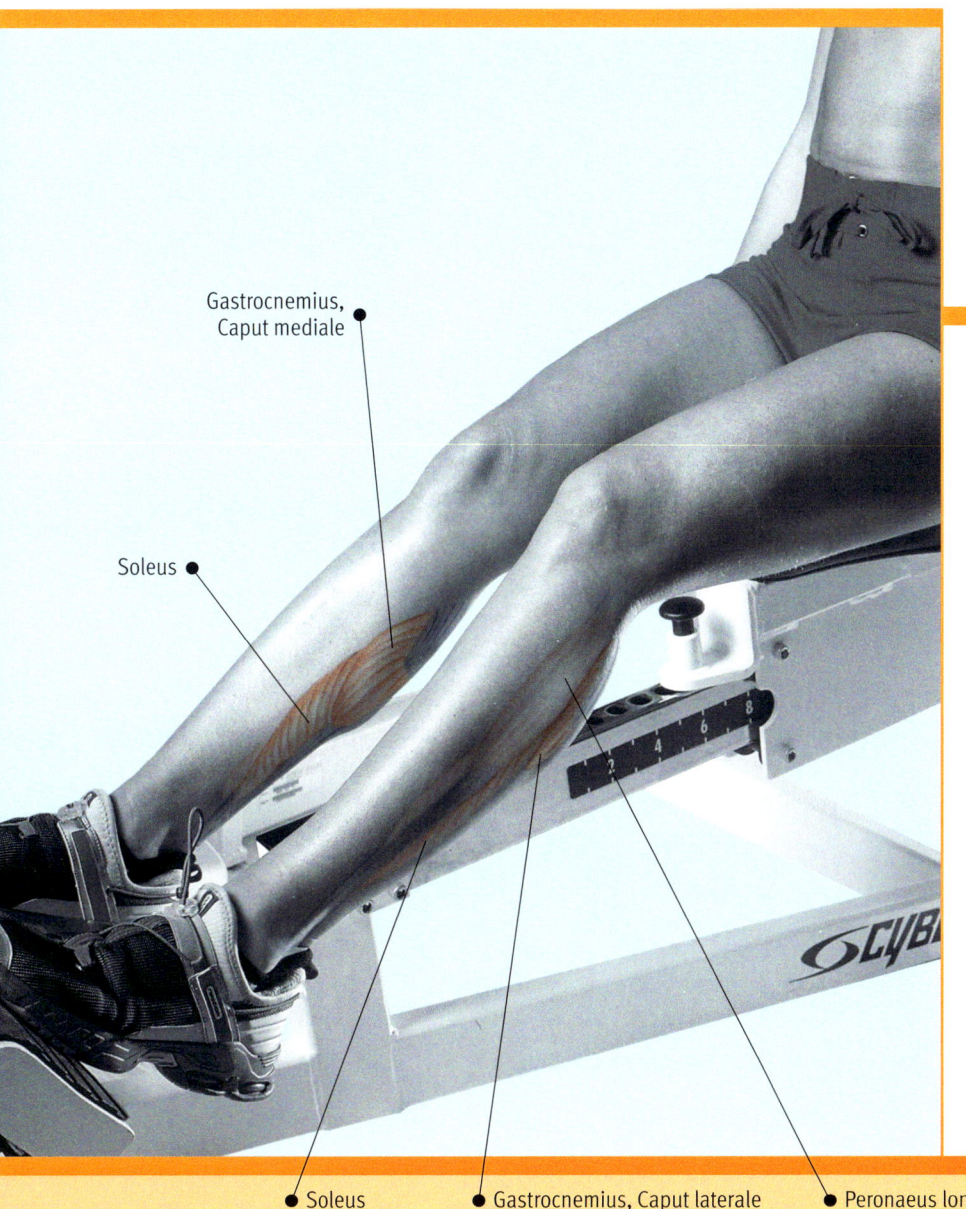

Gastrocnemius, Caput mediale

Soleus

Soleus   Gastrocnemius, Caput laterale   Peronaeus longus

KOORDINATIVE ANSPRÜCHE:
● ○ ○ ○ ○

TRAININGSEFFIZIENZ:
● ● ● ● ○

ÜBERLASTUNGSGEFAHR:
● ● ○ ○ ○

2. Bewegung

Drücken Sie langsam die Tritt-fläche mit der Kraft der Waden-muskeln nach vorn-unten. Achten Sie dabei auf den gleichmäßigen Druck beider Füße. Im Umkehr-punkt kurz verharren und dann betont langsam in die Ausgangs-position zurückkehren, ohne dass dabei das Gewicht aufsetzt. Die Beine bleiben während der gesam-ten Bewegung in einer neutralen Position mit leicht gebeugten Kniegelenken.

Wichtige Hinweise:

➤ Achten Sie besonders auf eine symmetrische Positionierung der Füße. Die Füße werden parallel oder leicht nach außen gedreht aufgesetzt.

➤ Kombinieren Sie das Training an diesem Gerät möglichst mit Dehnübungen für die Wadenmuskulatur.

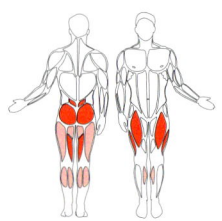

Squat mit Langhantel

HAUPTMUSKULATUR:
Vierköpfiger Oberschenkelmuskel *(Quadriceps femoris)*, großer Gesäßmuskel *(Glutaeus maximus)*, Rückenstrecker *(Erector spinae)*, Platt-/Halbsehnenmuskel *(Semimembranosus/-tendinosus)*

UNTERSTÜTZENDE MUSKULATUR:
Zweiköpfiger Oberschenkelmuskel *(Biceps femoris)*, Schenkelanzieher *(Adduktorengruppe)*, zweiköpfiger Wadenmuskel *(Gastrocnemius)*, Schollenmuskel *(Soleus)*

1. Ausgangsposition

Nehmen Sie einen stabilen, etwas überhüftbreiten Stand ein und drehen Sie die Füße nach außen (Außenrotation im Hüftgelenk). Der Oberkörper ist leicht nach vorn gekippt, der Rücken ist gerade und zeigt seine natürliche Schwingung im Bereich der Lendenwirbelsäule. Den Kopf in Verlängerung des Rückens halten, das Brustbein wird ein Stück herausgeschoben. Fixieren Sie die Hantelstange symmetrisch auf beiden Schultern.

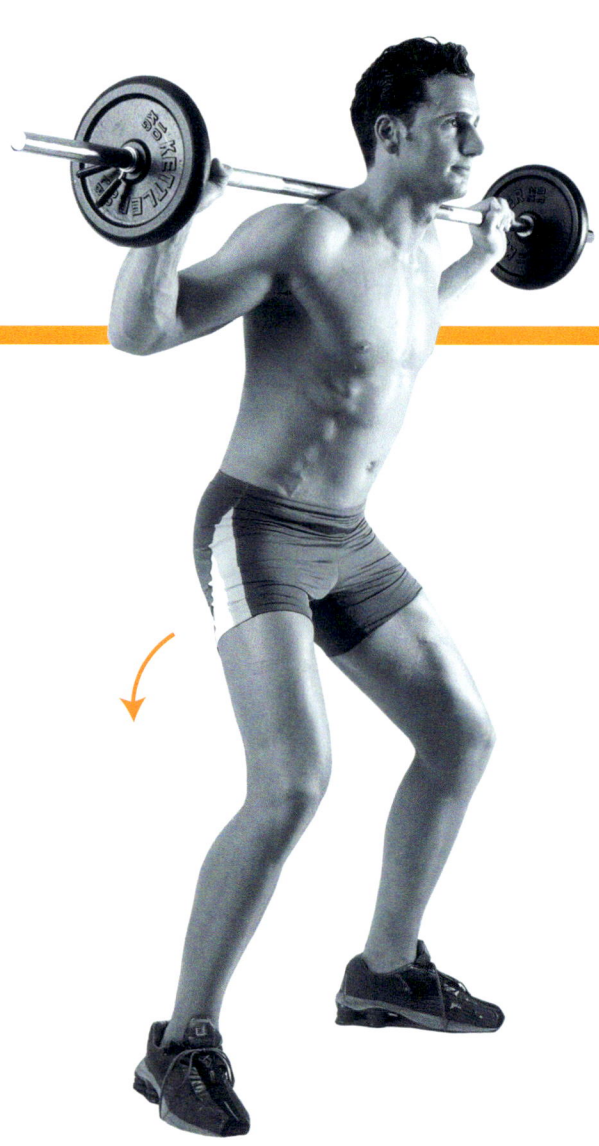

Variation der Übung:
➤ Erfahrene Sportler können die Kniebeuge auch tiefer durchführen. Die Knie sind dann so weit gebeugt, dass die Oberschenkel in etwa waagerecht stehen. Dies führt zu einer vermehrten Aktivität des *Quadriceps*, allerdings auch zu einer erhöhten Beanspruchung der Kniegelenke.

Bewertung:

Der Squat ist die wohl effektivste Komplexübung (= eine Übung, bei der zahlreiche Muskelgruppen im Zusammenspiel gefordert sind) für die Waden-, Oberschenkel-, Gesäß- und Rückenmuskulatur (Streckschlinge). Ein wirkungsvolles, sicheres Training setzt jedoch eine saubere Bewegungstechnik voraus, die zunächst ohne Fremdgewicht erlernt werden sollte.

Eignung:

Einsteigern ist die Übung nur unter fachlicher Anleitung zu empfehlen.

KOORDINATIVE ANSPRÜCHE:
● ● ● ● ○

TRAININGSEFFIZIENZ:
● ● ● ● ●

ÜBERLASTUNGSGEFAHR:
● ● ● ● ○

2. Bewegung

Beginnen Sie die Bewegung mit gebeugten Beinen, als würden Sie auf einem hohen Hocker sitzen. Lassen Sie nun langsam und kontrolliert das Gesäß nach hinten unten sinken, bis die Knie ungefähr rechtwinklig gebeugt sind. Die gesamte Bewegung erfolgt in einer Linie, indem sich die Knie – aus Sicht des Trainierenden – stets in Verlängerung der Füße bewegen (Knie-Fuß-Einstellung).

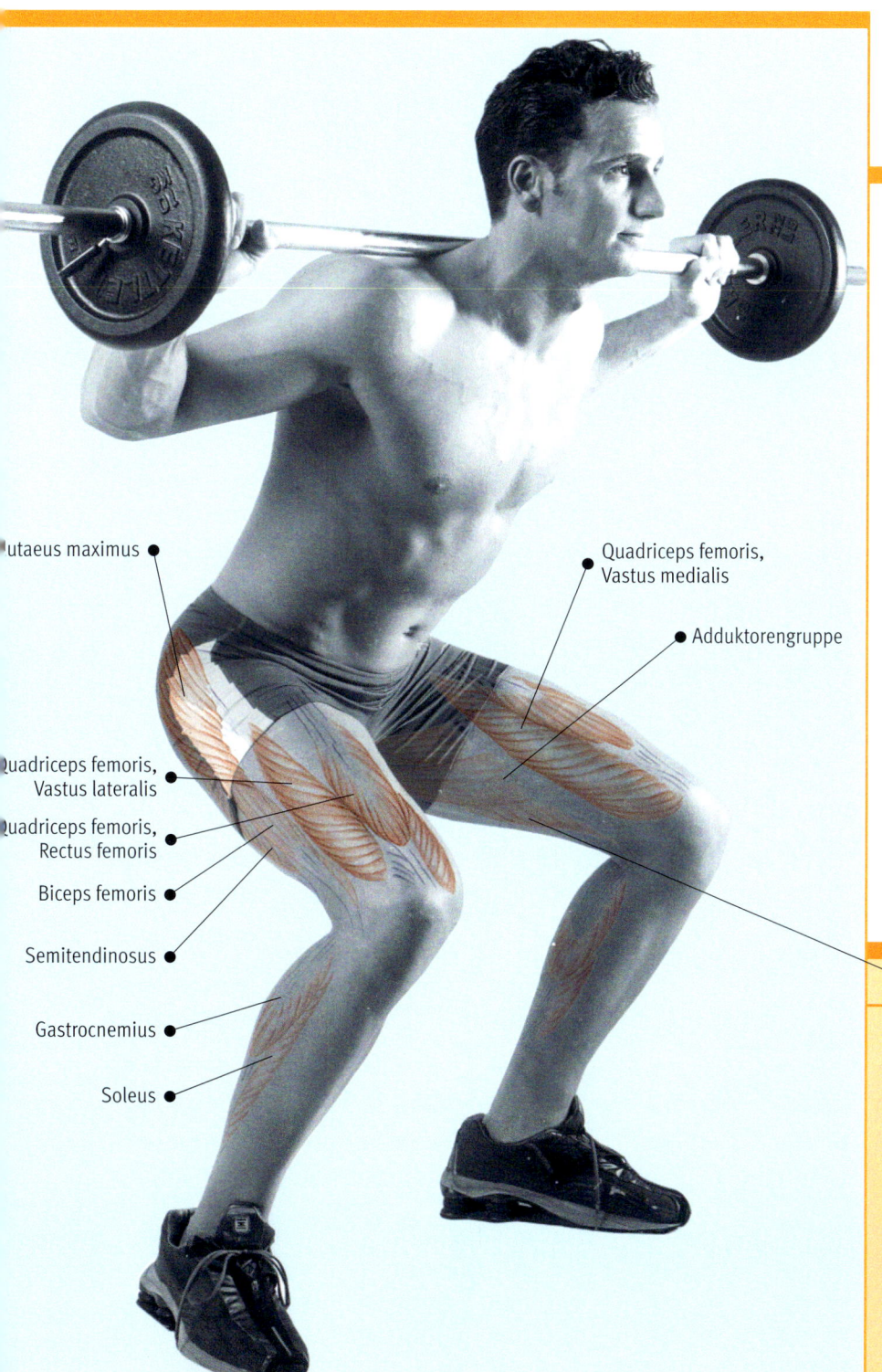

Glutaeus maximus

Quadriceps femoris, Vastus lateralis

Quadriceps femoris, Rectus femoris

Biceps femoris

Semitendinosus

Gastrocnemius

Soleus

Quadriceps femoris, Vastus medialis

Adduktorengruppe

Semimembranosus

Wichtige Hinweise:

➤ Der Rücken muss während der gesamten Bewegung gerade und stabil gehalten werden.

➤ Keinesfalls die Schultern nach vorn ziehen oder den Rücken runden! Wenn Sie dies beachten, wird der Squat auch zu einer sehr guten Kräftigungsübung für den Rücken.

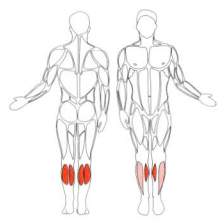

HAUPTMUSKULATUR:
Zweiköpfiger Wadenmuskel *(Gastrocnemius)*, Schollenmuskel *(Soleus)*

UNTERSTÜTZENDE MUSKULATUR:
Hinterer Schienbeinmuskel *(Tibialis posterior)*, langer und kurzer Wadenbeinmuskel *(Peronaeus longus* und *brevis)*, langer Großzehenbeuger *(Flexor hallucis longus)*, langer Zehenbeuger *(Flexor digitorum longus)*

Wadenheben mit Kurzhanteln

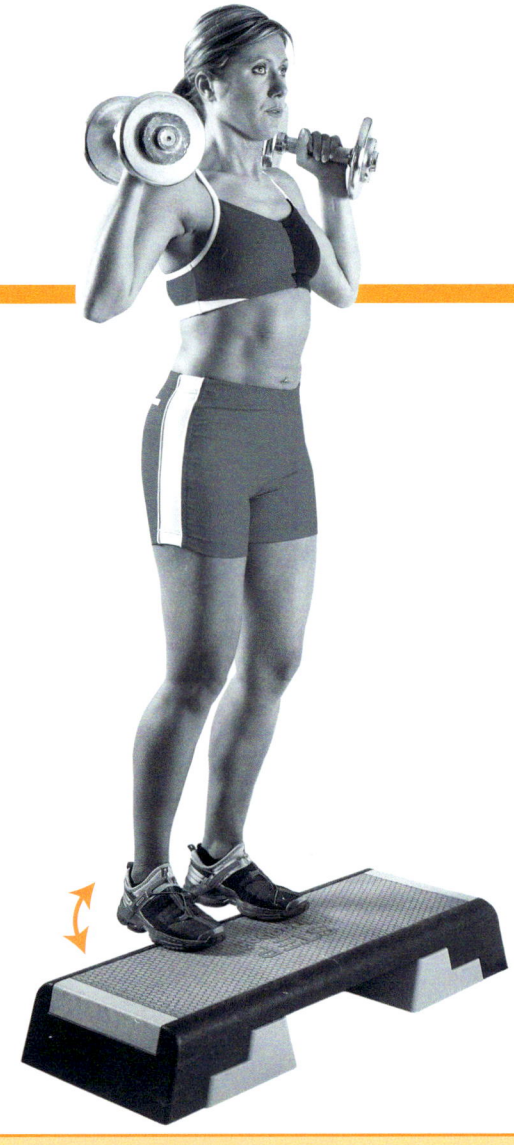

1. Ausgangsposition

Stellen Sie sich auf einen Step oder eine vergleichbare Erhöhung. Positionieren Sie die Fußballen hüftbreit in ihrer neutralen Stellung auf der Trittfläche des Step. Die Füße zeigen nach vorn oder werden leicht nach außen gedreht. Stabilisieren Sie die aufrechte Körperhaltung, indem Sie die Rumpfmuskulatur aktiv anspannen. Wählen Sie die Hanteln entsprechend Ihrem Leistungsstand aus und halten Sie diese stabil auf Schulterhöhe neben dem Körper. Spannen Sie bewusst die Muskeln im Schulterbereich an.

Variationen der Übung:

➤ Die Übung kann auch einbeinig ausgeführt werden. Hierzu müssen Sie das Gewicht der Hanteln entsprechend reduzieren. Sie können sogar ganz auf ein Fremdgewicht verzichten und nur das eigene Körpergewicht liften.

➤ Um den Bewegungsradius zu vergrößern und zum gezielten Training aus einer vorgedehnten Stellung (dies ist für zahlreiche Sportarten relevant, die mit Sprungbewegungen verbunden sind), können die Fersen in der Ausgangsstellung vorsichtig nach unten abgesenkt werden.

Bewertung:

Die Übung wird in einem sehr kleinen Bewegungsradius durchgeführt (Heben und Senken der Ferse). Entsprechend langsam und konzentriert muss sie gemacht werden.

Eignung:

Mit jeweils angepasstem Gewicht ist die Übung für Trainierende aller Leistungsstufen geeignet.

KOORDINATIVE ANSPRÜCHE:
● ● ○ ○ ○

TRAININGSEFFIZIENZ:
● ● ● ● ○

ÜBERLASTUNGSGEFAHR:
● ● ◐ ○ ○

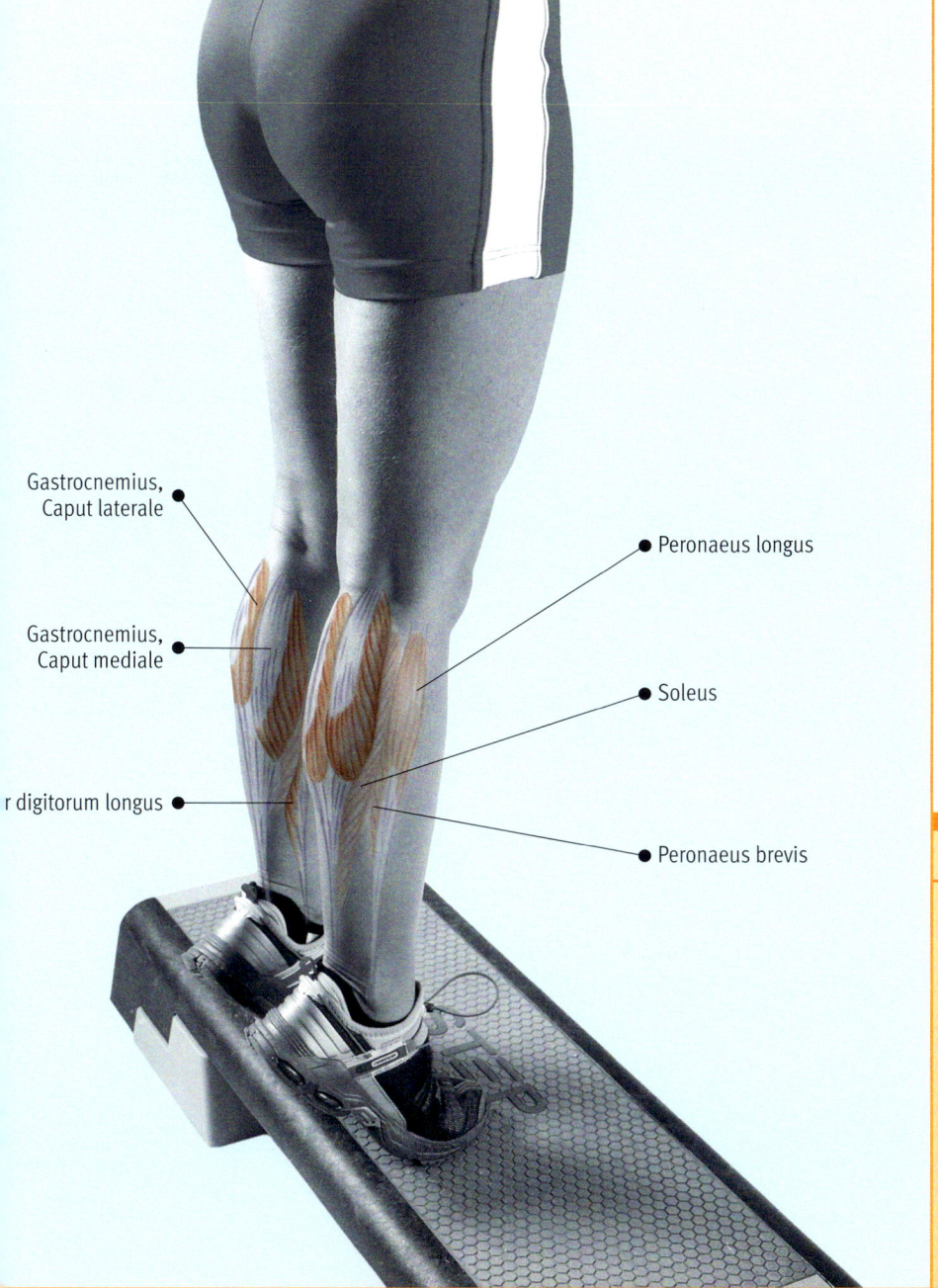

Gastrocnemius, Caput laterale

Gastrocnemius, Caput mediale

r digitorum longus

Peronaeus longus

Soleus

Peronaeus brevis

2. Bewegung

Drücken Sie sich von den Fußballen ohne Schwung so weit wie möglich nach oben. Verharren Sie kurz im höchsten Punkt und senken Sie anschließend die Fersen betont langsam zurück in die Ausgangsposition.

Wichtige Hinweise:

➤ Bei dieser Übung ist es besonders wichtig, die Muskulatur zuvor gut aufzuwärmen.

➤ Beginnen Sie mit geringem Gewicht und steigern Sie sich langsam.

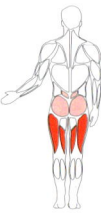

HAUPTMUSKULATUR:
Zweiköpfiger Oberschenkelmuskel *(Biceps femoris)*, Halbsehnenmuskel *(Semitendinosus)*, Plattsehnenmuskel *(Semimembranosus)*

UNTERSTÜTZENDE MUSKULATUR:
Rückenstrecker *(Erector spinae)* im Bereich der Lendenwirbelsäule, Schneidermuskel *(Sartorius)*, schlanker Schenkelanzieher *(Gracilis)*, großer Gesäßmuskel *(Glutaeus maximus)*

Beincurler in Bauchlage

1. Ausgangsposition

Befestigen Sie die Manschette unmittelbar oberhalb des Knöchels und legen Sie sich auf den Bauch in Längsrichtung vor die tiefe Rolle des Kabelzugs. Der Kopf ruht bequem in Verlängerung des Rückens auf den verschränkten Armen. Unterstützen Sie das Becken mit einem zusammengerollten Handtuch, um ein Hohlkreuz zu vermeiden. Die Fußspitze zeigt in Richtung Rolle, die Ferse in Richtung Gesäß. Spannen Sie zur Stabilisierung des Beckens aktiv die Rumpfmuskulatur an.

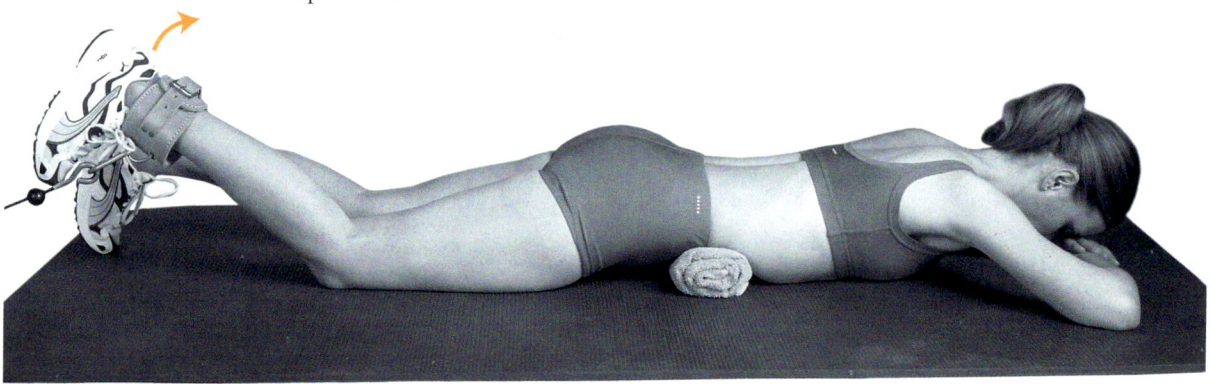

Variation der Übung:

➤ Eine geringe Einwärtsdrehung (Innenrotation) des Unterschenkels betont die Aktivität des *Semimembranosus* und des *Semitendinosus*, während eine leichte Außenrotation vermehrt den *Biceps femoris* fordert. Setzen Sie diese Varianten jedoch nur kurzzeitig oder sporadisch ein, da es dabei zu unsymmetrischen Gelenkbelastungen kommen kann.

Bewertung:

Eine intensive, technisch anspruchsvolle Übung für das Training der rückseitigen Beinmuskeln (Kniebeugefunktion). Sie sollte unter fachlicher Anleitung und Spiegelkontrolle eingeübt werden.

Eignung:

Der Beincurler ist eher für erfahrene Fitnesssportler geeignet.

KOORDINATIVE ANSPRÜCHE:
● ● ● ● ○

TRAININGSEFFIZIENZ:
● ● ● ● ○

ÜBERLASTUNGSGEFAHR:
● ● ● ◐ ○

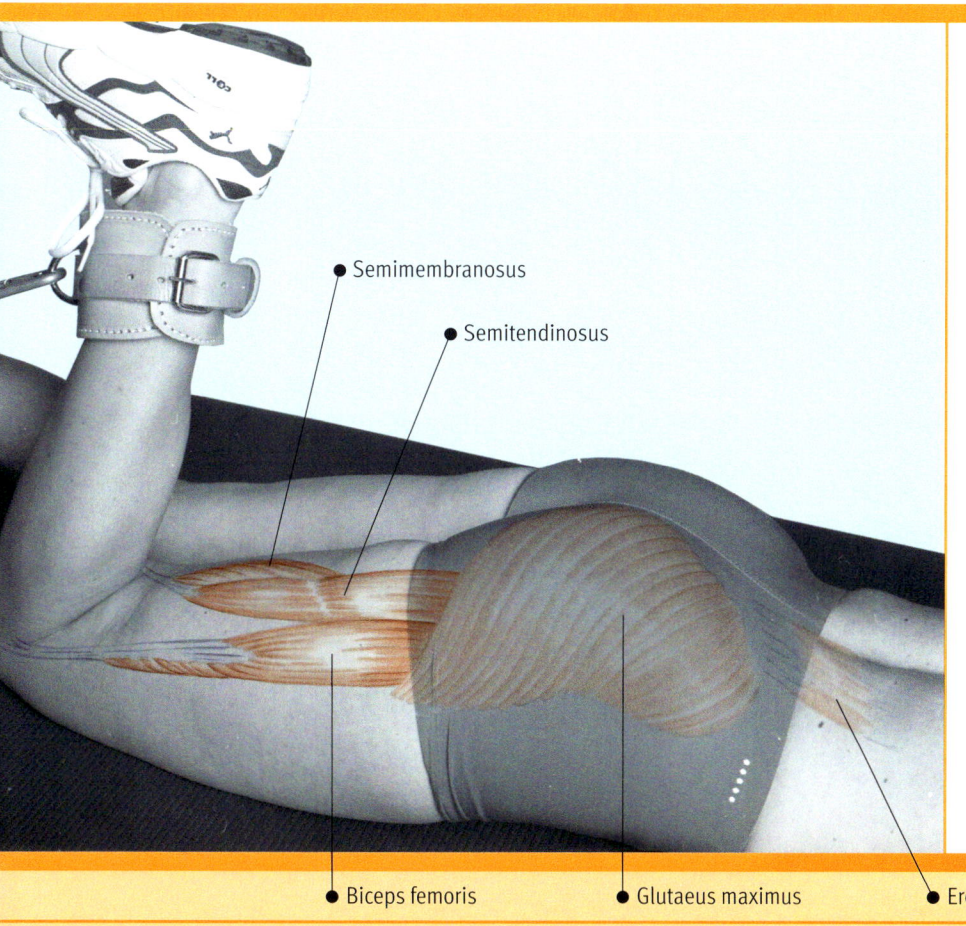

Semimembranosus

Semitendinosus

Biceps femoris

Glutaeus maximus

Erector spinae

2. Bewegung

Ziehen Sie die Zehenspitzen etwas an und beugen Sie das Bein mit der Ferse voran in einer harmonischen Bewegung. Die Beugung im Kniegelenk sollte mindestens 90 Grad betragen. Verharren Sie kurz in der Endstellung und führen Sie dann das Bein gegen die Zugkraft des Geräts zurück in die Ausgangsposition. Dabei wird das Kniegelenk nicht ganz gestreckt. Anschließend Seitenwechsel.

Wichtige Hinweise:

➤ Achten Sie besonders auf eine geradlinige Bewegung. Sie verläuft stets parallel zum am Boden liegenden Bein. Die Ferse bewegt sich in Verlängerung der Beinrückseite.

➤ Vermeiden Sie es, bei gestrecktem Kniegelenk zu ziehen, da hier der Zugwinkel für die Ansatzsehnen der Muskeln ungünstig ist und die Gefahr von Ansatzreizungen besteht.

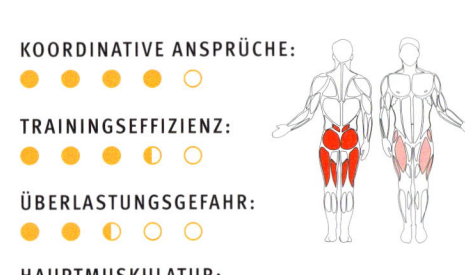

HAUPTMUSKULATUR:
Zweiköpfiger Oberschenkelmuskel *(Biceps femoris)*, großer Gesäßmuskel *(Glutaeus maximus)*, Rückenstrecker *(Erector spinae)* im LWS-Bereich, Halbsehnenmuskel *(Semitendinosus)*, Plattsehnenmuskel *(Semimembranosus)*

UNTERSTÜTZENDE MUSKULATUR:
Vierköpfiger Oberschenkelmuskel *(Quadriceps femoris)*, Schenkelbindenspanner *(Tensor fasciae latae)*

Beckenlift in Rückenlage

Bewertung:

Eine technisch anspruchsvolle und intensive Kräftigungsübung, bei der das eigene Körpergewicht genutzt wird. Sie erfordert eine gute Stabilisationsfähigkeit des Rumpfes und des Beckens.

Eignung:

Aus genannten Gründen vorzugsweise für Fortgeschrittene.

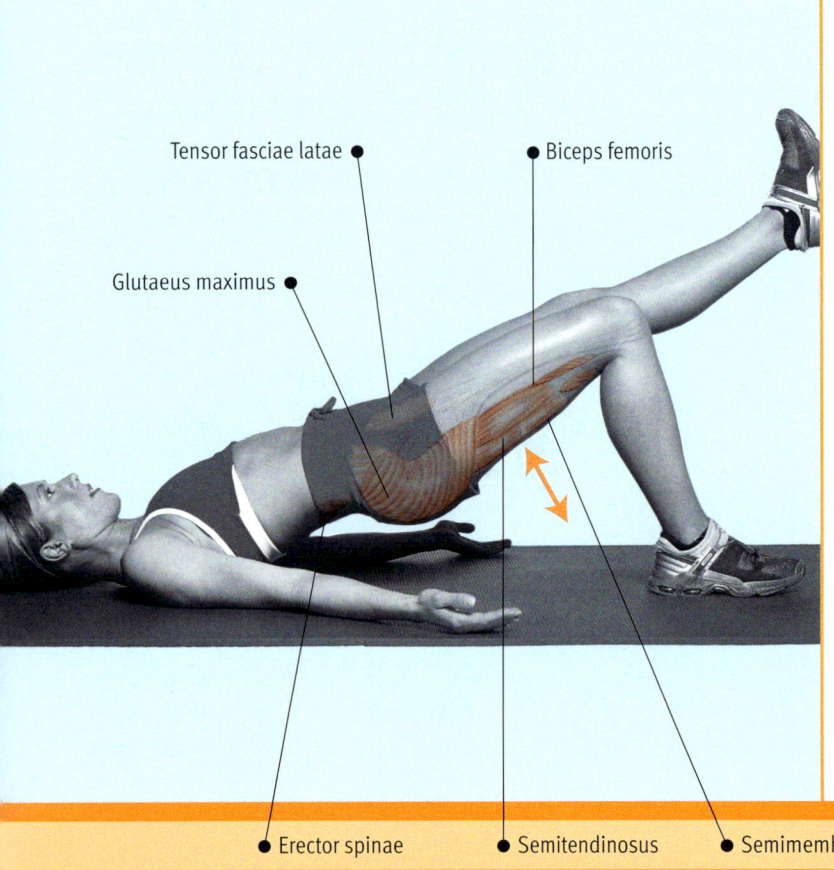

Tensor fasciae latae

Biceps femoris

Glutaeus maximus

Erector spinae

Semitendinosus

Semimembranosus

Ausgangsposition und Bewegung

Legen Sie sich in Rückenlage auf eine Matte. Winkeln Sie ein Bein etwa rechtwinklig an und verlagern Sie das Gewicht auf die Fußsohle. Heben Sie das andere Bein gestreckt und mit leicht angezogenem Fuß ein Stück an. Die Arme und Hände stabilisieren seitlich neben dem Körper.

Heben und senken Sie das Becken mit der Kraft des angewinkelten Beins. Dabei wird das Becken so weit angehoben, dass Bein, Hüfte und Oberkörper eine Linie bilden. Senken Sie nun das Becken wieder, bis das gestreckte Bein noch knapp über dem Boden gehalten wird. Die Muskelanspannung muss die ganze Zeit aufrechterhalten werden. Anschließend Seitenwechsel.

Variation der Übung:

➤ Diese Übung kann auch komplett statisch, ohne vertikale Beckenbewegung, durchgeführt werden. Die Endposition mit erhobenem Becken wird dann über einige Sekunden gehalten.

Wichtige Hinweise:

➤ Spannen Sie zur Unterstützung des Beckens (Hohlkreuz vermeiden!) aktiv die Bauchmuskulatur an.

➤ Da die Bewegung nur in kleinen Bewegungsradien ausgeführt wird, erfordert die Übung entsprechende Konzentration.

Hüfte und Gesäß

Das Hüftgelenk ermöglicht Bewegungen des Beins in allen Richtungen und Ebenen. Unterschieden werden Hüftbeugung *(Flexion)*, Hüftstreckung *(Extension)*, Abspreiz- *(Abduktion)*, Anzieh- *(Adduktion)* sowie Innen- und Außenrotationsbewegungen.

Während die Hüftbeuger *(Iliopsoas)* bei Bedarf mit trainiert werden können, empfiehlt es sich, die Hüftstrecker gezielt aufzutrainieren. Dies gilt vor allem für den großen Gesäßmuskel *(Glutaeus maximus)*, da er als wichtigster Beckenaufrichter starken Einfluss auf die Schwingung der Wirbelsäule hat.

ABDUKTOREN UND ADDUKTOREN

Die Abduktoren befinden sich an der Außenseite des Oberschenkels. Sie sind die Gegenspieler der Adduktoren und führen die Abspreizbewegungen der Schenkel aus. Die an der Innenseite des Oberschenkels liegende Adduktorengruppe ermöglichen das Anziehen des Oberschenkels zum Körper. Neben dem *Glutaeus maximus* gehören die Adduktoren zu den stärksten Muskeln des Körpers, da sie über das Becken auch den Rumpf stabilisieren und den aufrechten Gang sichern.

Um sämtliche Funktionen der Abduktoren und der Adduktoren zu trainieren, empfiehlt es sich, die Bewegungen auch mit Innen- und Außenrotationen des Beins zu kombinieren. Dies ist besonders gut bei Übungen am Zugapparat machbar.

Die Muskeln von Hüfte und Gesäß: Richtiges Training unterstützt die natürliche Schwingung der Wirbelsäule.

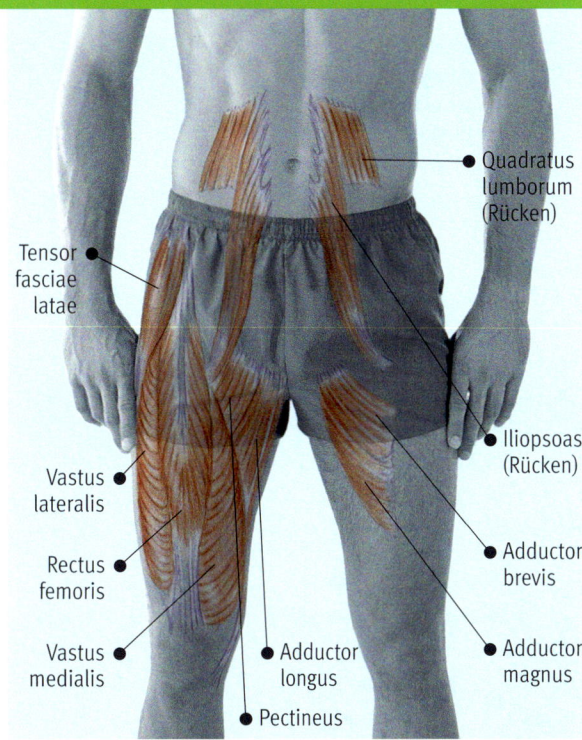

- Quadratus lumborum (Rücken)
- Tensor fasciae latae
- Vastus lateralis
- Rectus femoris
- Vastus medialis
- Adductor longus
- Pectineus
- Iliopsoas (Rücken)
- Adductor brevis
- Adductor magnus

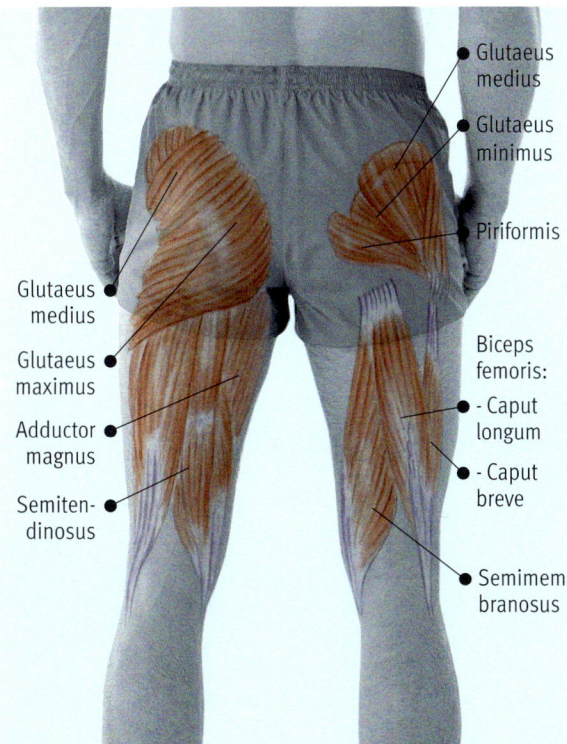

- Glutaeus medius
- Glutaeus minimus
- Piriformis
- Glutaeus medius
- Glutaeus maximus
- Adductor magnus
- Semitendinosus
- Biceps femoris:
  - Caput longum
  - Caput breve
- Semimembranosus

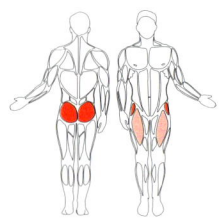

HAUPTMUSKULATUR:
Mittlerer und kleiner Gesäßmuskel *(Glutaeus medius* und *minimus)*, Schenkelbindenspanner *(Tensor fasciae latae)*, birnförmiger Muskel *(Piriformis)*

UNTERSTÜTZENDE MUSKULATUR:
Gerader Oberschenkelmuskel *(Rectus femoris)*, großer Gesäßmuskel *(Glutaeus maximus)*

Abduktorenmaschine sitzend

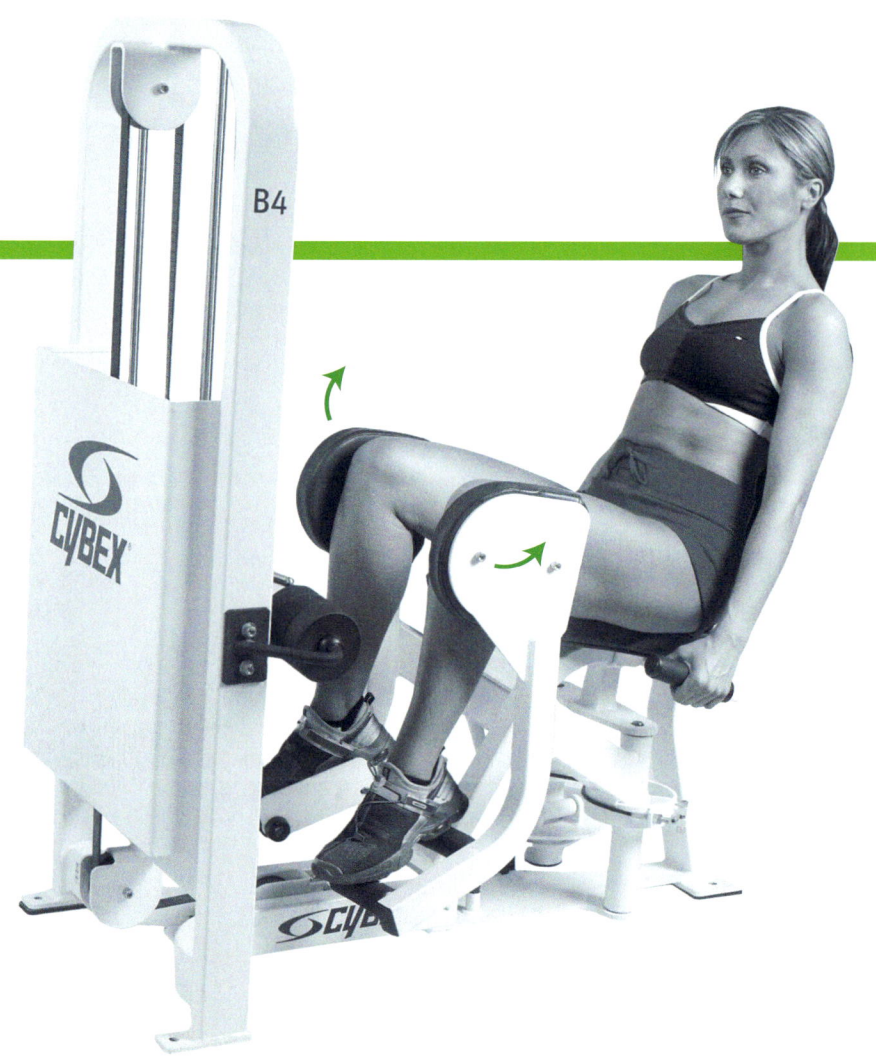

1. Ausgangsposition

Positionieren Sie sich auf dem Gerät so, dass die Drehachsen der Hüftgelenke mit den Geräteachsen übereinstimmen. Die Polster möglichst oberhalb der Kniegelenke ansetzen, der gesamte Rücken soll Kontakt mit der Lehne haben. Spannen Sie die Rumpfmuskulatur an (= Stabilisierung) und richten Sie den Oberkörper bei dosiertem Zug an den Haltegriffen auf.

Variation der Übung:

➤ Manche Geräte weisen zusätzlich Polster unterhalb des Kniegelenks auf. Durch betonten Druck der Unterschenkel gegen die Polster wird die Aktivität des *Tensor fasciae latae* (zweigelenkiger Abduktorenmuskel) verstärkt. Gleichzeitig kann es dabei aber auch zu Scherbelastungen im Kniegelenk kommen (ungleichmäßige Belastungen zwischen Ober- und Unterschenkel), was ungünstig für die Knorpelsubstanz ist. Trainieren Sie deshalb bei dieser Variante besonders kontrolliert und gegebenenfalls mit reduziertem Gewicht.

Bewertung:

Eine einfach durchzuführende, effektive Übung für die Abspreizmuskulatur (Abduktoren). Durch die Gerätekonstruktion sind die Bewegungsbahnen der Beine gut geführt. Dennoch kann es zu Ausweichbewegungen im Bereich der Lendenwirbelsäule kommen.

Eignung:

Die Übung ist gut geeignet für alle Zielgruppen, unabhängig vom Leistungsvermögen.

KOORDINATIVE ANSPRÜCHE:
● ◑ ○ ○ ○

TRAININGSEFFIZIENZ:
● ● ● ● ◑

ÜBERLASTUNGSGEFAHR:
● ◑ ○ ○ ○

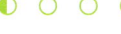

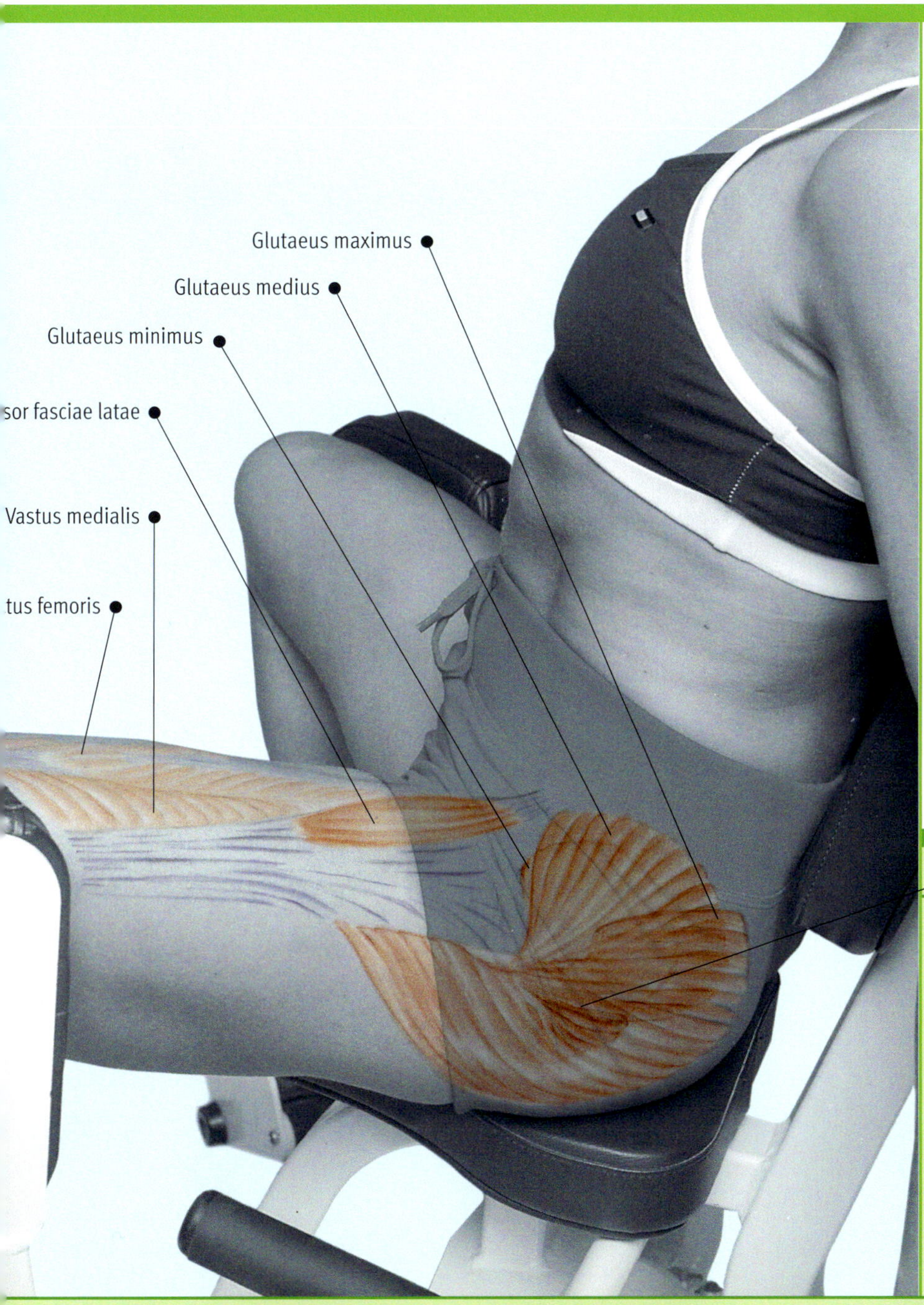

Glutaeus maximus ●

Glutaeus medius ●

Glutaeus minimus ●

...sor fasciae latae ●

Vastus medialis ●

...tus femoris ●

2. Bewegung

Spreizen Sie die Beine mit gleichmäßigem Druck der Oberschenkel so weit wie möglich ab. Im Umkehrpunkt kurz inne halten, dann die Beine gegen den Druck der Hebelarme langsam in die Ausgangsposition zurückführen. Die Rückbewegung darf nur so weit gehen, dass die Gewichte nicht aufsetzen und sich die Beine nicht berühren. Erhalten Sie die ganze Zeit die Muskelspannung aufrecht.

● Piriformis

Wichtige Hinweise:

➤ Die Übung immer ohne Schwung durchführen.

➤ Achten Sie bei den Abspreizbewegungen darauf, dass die Lendenwirbelsäule stets Kontakt mit der Rückenlehne hat.

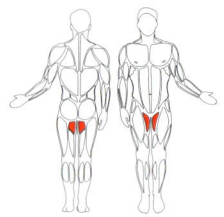

HAUPTMUSKULATUR:
Kurzer, langer und großer Schenkelanzieher
(Adductor brevis, longus und *magnus)*,
schlanker Schenkelanzieher *(Gracilis)*, Kammmuskel *(Pectineus)*

UNTERSTÜTZENDE MUSKULATUR: keine

Adduktorenmaschine sitzend

1. Ausgangsposition

Nutzen Sie, sofern vorhanden, die
Einstiegshilfe. Positionieren Sie
sich auf dem Gerät so, dass die
Drehachsen der Hüftgelenke mit
den Geräteachsen übereinstimmen. Die Polster sollten oberhalb
der Kniegelenke ansetzen, der
Rücken hat vollständigen Kontakt
mit der Lehne. Spannen Sie die
Rumpfmuskulatur an (= Stabilisierung) und richten Sie den Oberkörper mit dosiertem Zug an den
Haltegriffen auf.

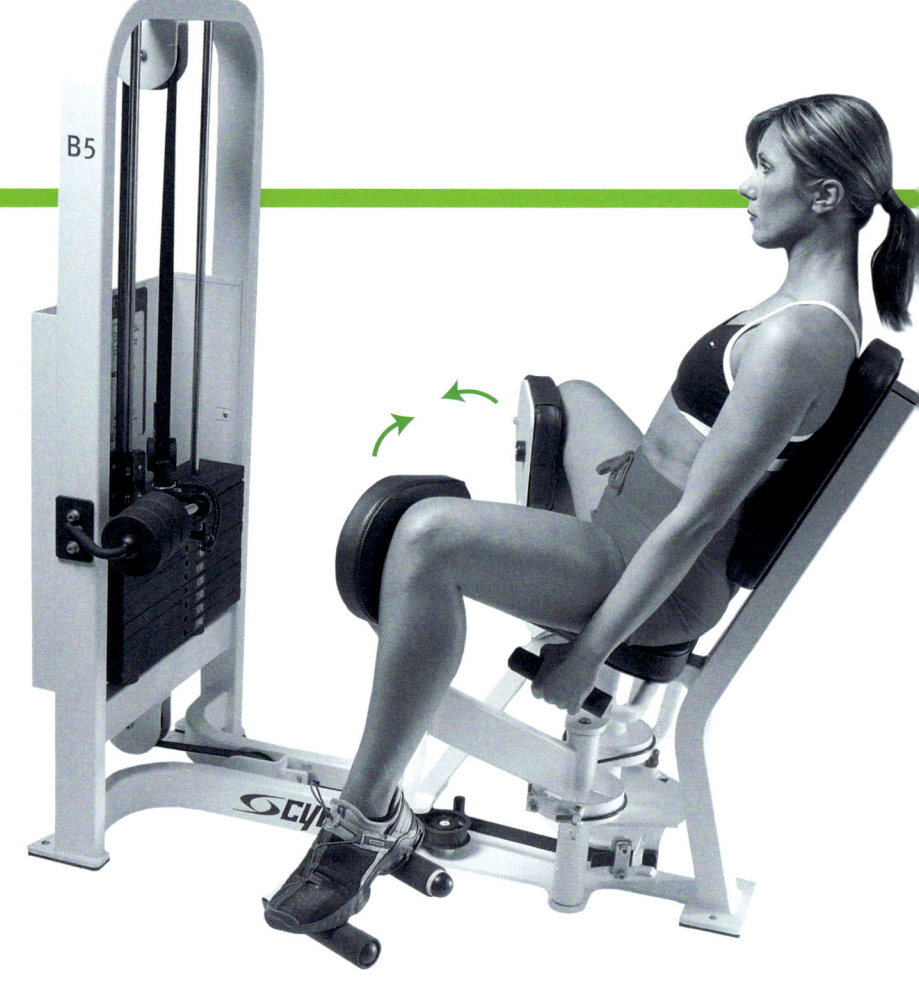

Variation der Übung:

➤ Manche Geräte weisen zusätzlich Polster unterhalb des Kniegelenks auf. Durch betonten Druck
der Unterschenkel gegen die Polster wird die Aktivität des *Gracilis* (zweigelenkiger Adduktoren-
muskel) verstärkt. Gleichzeitig kann es dabei aber auch zu Scherbelastungen im Kniegelenk
kommen. Trainieren Sie deshalb bei dieser Variante besonders kontrolliert und gegebenenfalls
mit reduziertem Gewicht.

Bewertung:

Eine einfache, effektive Übung für die Adduktoren. Durch die Gerätekonstruktion sind die Bewegungsbahnen der Beine gut geführt und es kann intensiv und gezielt trainiert werden.

Eignung:

Geeignet für alle, unabhängig vom Leistungsstand.

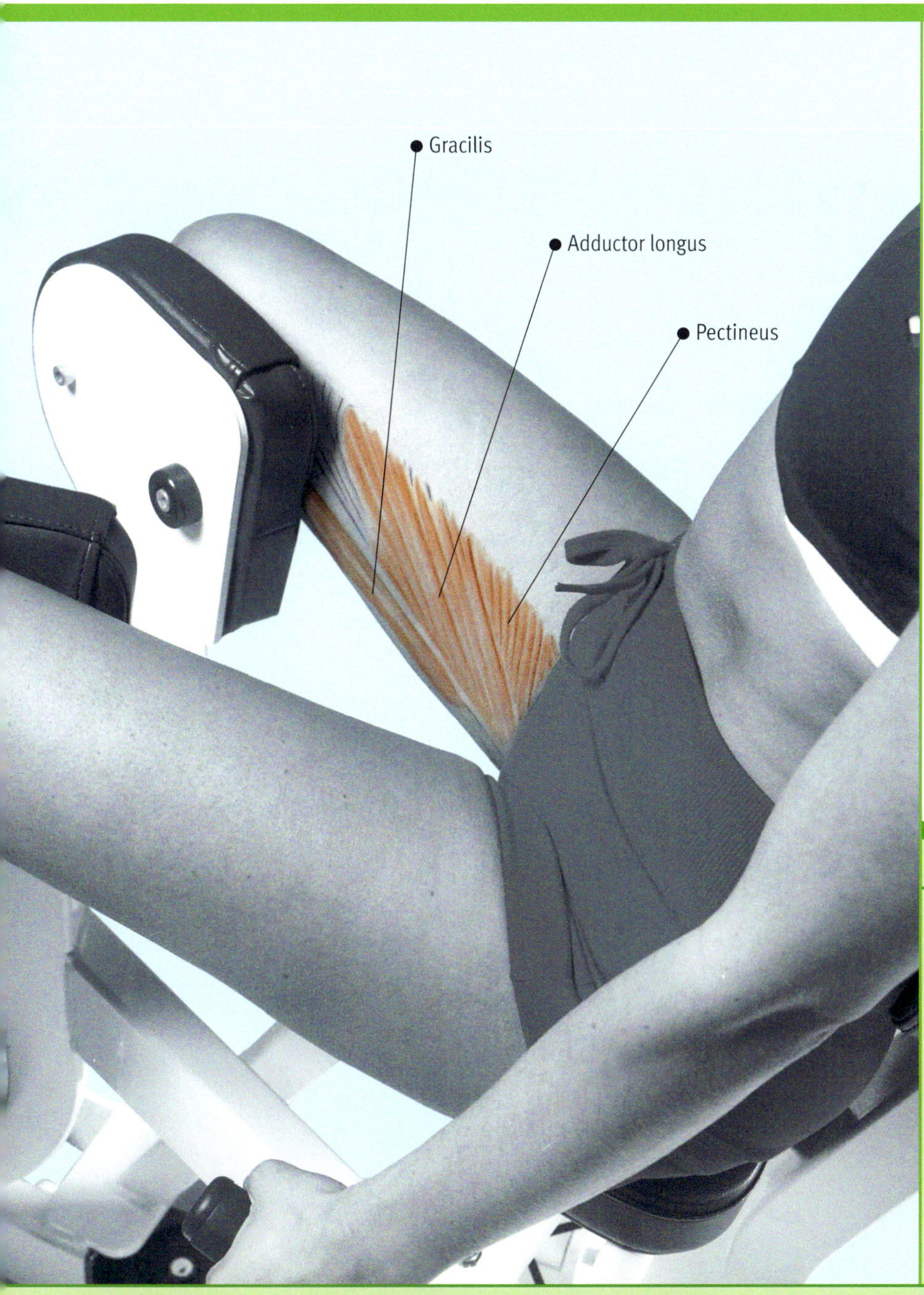

KOORDINATIVE ANSPRÜCHE:

TRAININGSEFFIZIENZ:
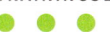

ÜBERLASTUNGSGEFAHR:

Gracilis

Adductor longus

Pectineus

2. Bewegung

Führen Sie die Beine mit gleichmäßigem Druck der Oberschenkel etwa hüftbreit zusammen, die Hebelarme dürfen sich nicht berühren. Dann beide Beine gleichmäßig bremsend gegen den Druck der Hebelarme nach außen bewegen. Die Beine können weit abgespreizt werden, sofern es zu keinen Ausweichbewegungen im Bereich des Beckens und des Rückens kommt. Im Umkehrpunkt kurz inne halten, dann die Beine wieder zur Mitte drücken. Die Muskelspannung muss die ganze Zeit aufrechterhalten bleiben.

Wichtige Hinweise:

➤ Führen Sie die Bewegungen immer ohne Schwung durch.

➤ Achten Sie bei den Abspreizbewegungen darauf, dass die Lendenwirbelsäule die ganze Zeit Kontakt mit der Rückenlehne hat.

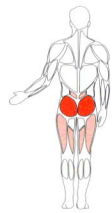

HAUPTMUSKULATUR:
Großer Gesäßmuskel *(Glutaeus maximus)*

UNTERSTÜTZENDE MUSKULATUR:
Mittlerer und kleiner Gesäßmuskel *(Glutaeus medius* und *minimus)*, zweiköpfiger Oberschenkelmuskel *(Biceps femoris)*, Plattsehnenmuskel *(Semimembranosus)*, Halbsehnenmuskel *(Semitendinosus)*, Rückenstrecker *(Erector spinae)* im Bereich der Lendenwirbelsäule

Hüftstrecker-maschine

1. Ausgangsposition

Stellen Sie das Stützpolster so ein, dass das Becken stabil aufliegt. Dann den Oberkörper auf den Unterarmpolstern abstützen und die Handgriffe umfassen. Der Rücken bildet eine Linie, den Kopf halten Sie in Verlängerung des Rückens mit Blickrichtung nach unten. Das stabilisierende Bein kniet auf dem dafür vorgesehenen Polster. Das andere Bein positionieren Sie mit der gesamten Fußsohle auf der Trittfläche. Vor Bewegungsbeginn aktiv die Rumpfmuskulatur anspannen.

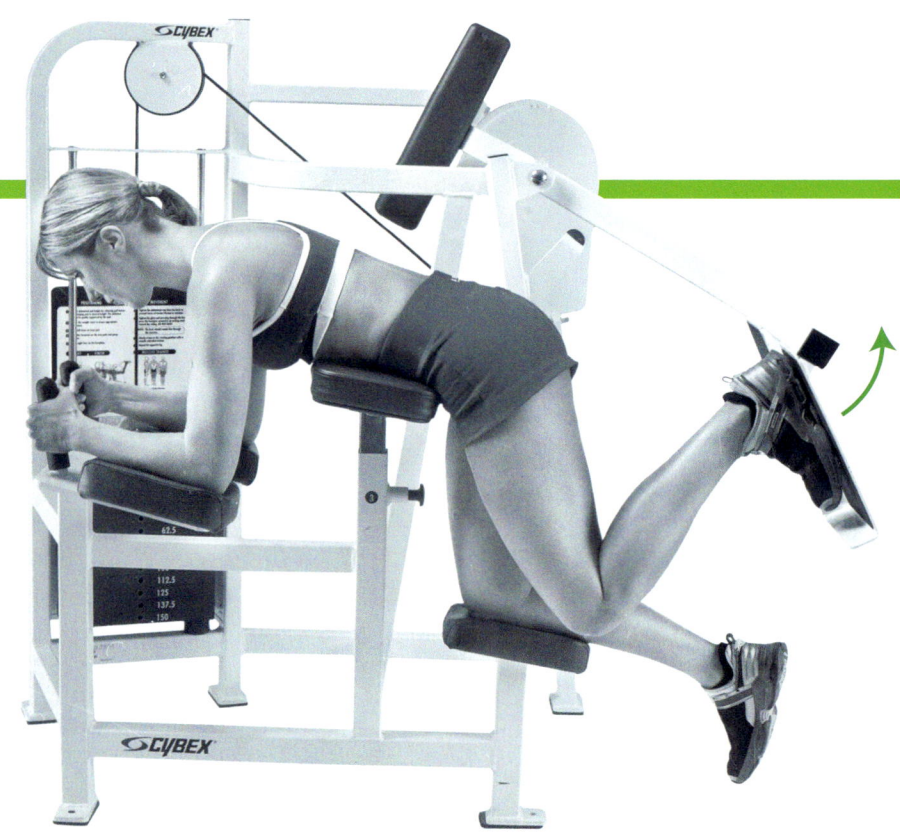

Variation der Übung:

➤ Wiederholen Sie die Bewegung mehrfach in kleinen Radien nur im Bereich der Endstellung (= Endkontraktionen).

Bewertung:

Eine sehr effektive und gut geführte Übung, vor allem für den Gesäßmuskel. Die Körperposition ist stabil und wirkt dadurch einer Überstreckung (Hohlkreuz) entgegen.

Eignung:

Gut geeignet für alle Zielgruppen, insbesondere im Rahmen eines gezielten Rückenprogramms.

KOORDINATIVE ANSPRÜCHE:
● ● ◐ ○ ○

TRAININGSEFFIZIENZ:
● ● ● ● ◐

ÜBERLASTUNGSGEFAHR:
● ● ◐ ○ ○

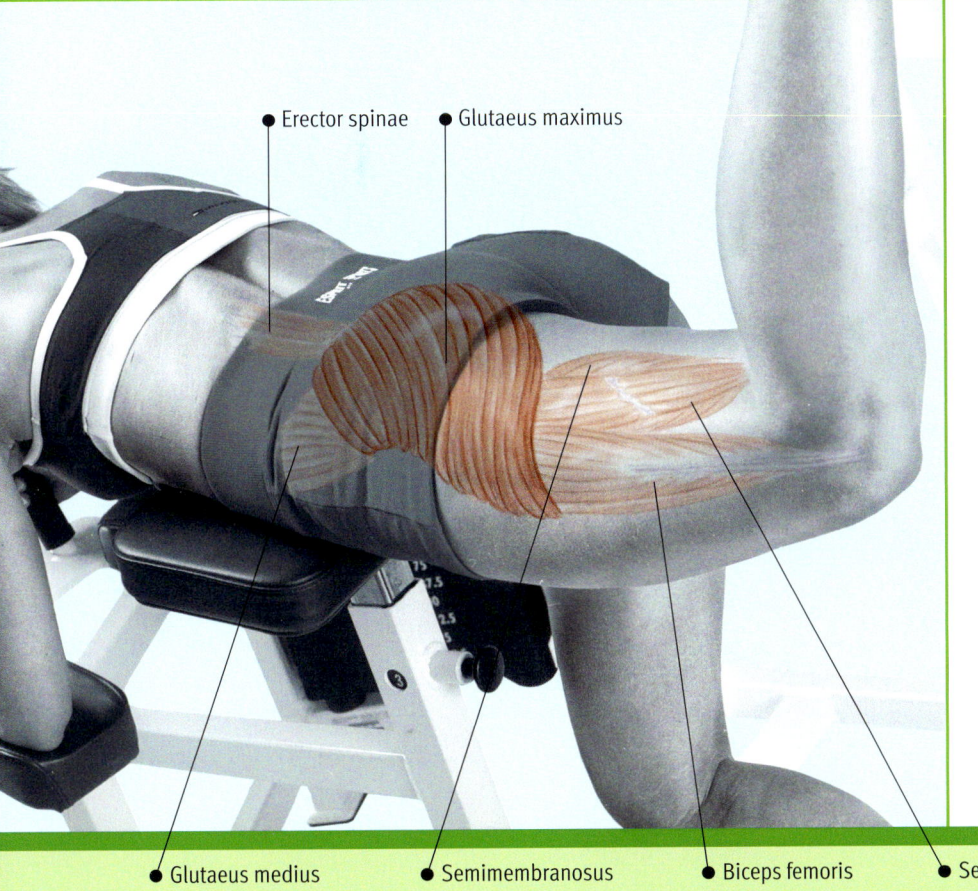

● Erector spinae   ● Glutaeus maximus

● Glutaeus medius   ● Semimembranosus   ● Biceps femoris   ● Semitendinosus

2. Bewegung

Verstärken Sie den Druck auf die Trittfläche und führen Sie das zu trainierende Bein kontrolliert nach oben, bis der Oberschenkel in Verlängerung des Rückens steht und der Rücken seine normale Schwingung im Bereich der Lendenwirbelsäule erreicht (Lordose). In dieser Position kurz verharren und dann das Bein bremsend gegen den Druck des Geräts wieder zurück in die Ausgangsposition herablassen. Setzen Sie dabei das Gewicht nicht ab und halten Sie die Muskulatur die ganze Zeit unter Spannung. Anschließend Seitenwechsel.

Wichtige Hinweise:

➤ Den Rücken gerade halten! Die Bewegung soll nicht zu hoch ausgeführt werden, da das Becken sonst ausweicht und der Rücken in eine Hohlkreuzposition kommen kann.

➤ Das Becken symmetrisch halten (kein seitliches Kippen oder Ausdrehen)!

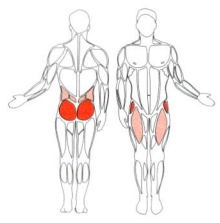

Abduktorentrainer mit Kabelzug

HAUPTMUSKULATUR:
Mittlerer und kleiner Gesäßmuskel *(Glutaeus medius* und *minimus)*, Schenkelbindenspanner *(Tensor fasciae latae)*, birnförmiger Muskel *(Piriformis)*

UNTERSTÜTZENDE MUSKULATUR:
Gerader Oberschenkelmuskel *(Rectus femoris)*, großer Gesäßmuskel *(Glutaeus maximus)*, Beinmuskulatur des Standbeins (statisch beansprucht)

1. Ausgangsposition

Positionieren Sie die Manschette direkt oberhalb des Knöchels oder – sofern die Rolle höhenverstellbar ist – unmittelbar oberhalb des Kniegelenks (siehe Variationen der Übung). Stellen Sie sich seitlich mit leicht gebeugtem Knie neben die tiefe Rolle des Kabelzuggeräts. Unterlagern Sie das Standbein bei Bedarf mit einem flachen Brett, damit das zu trainierende Bein frei (ohne Bodenkontakt) nach vorn ziehen kann. Stabilisieren Sie den Körper, indem Sie sich seitlich abstützen und die Rumpfmuskeln anspannen.

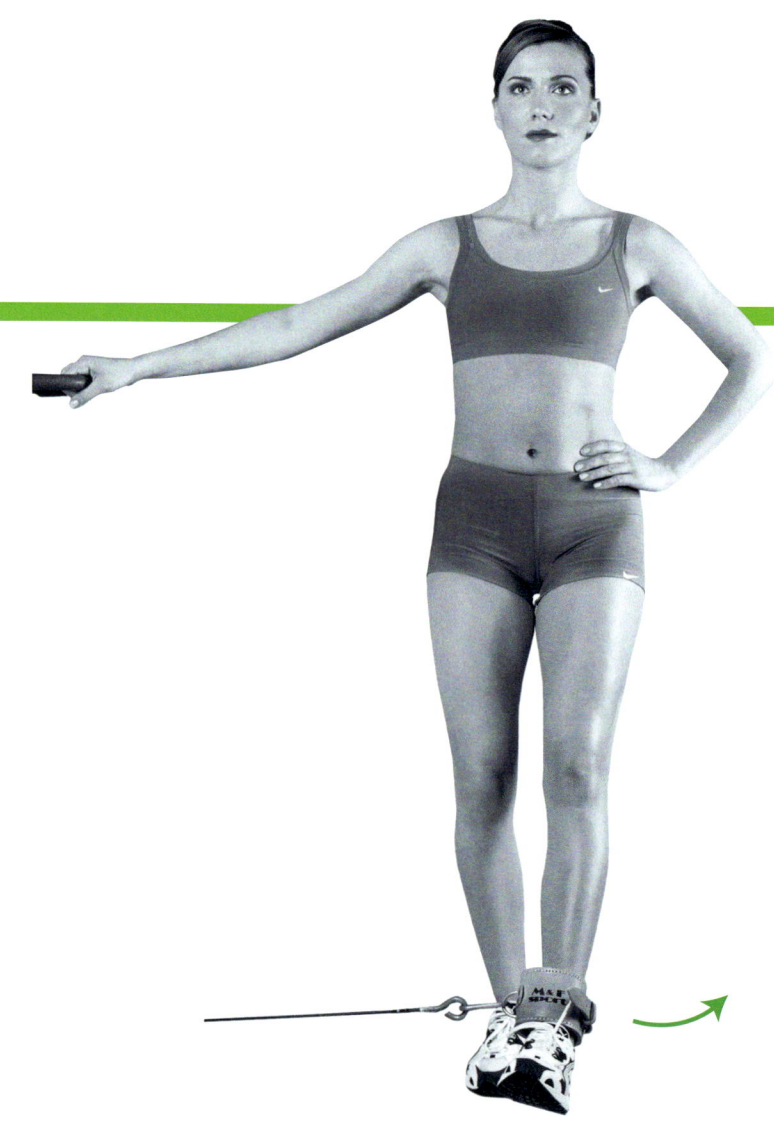

Variationen der Übung:

➤ Wenn Sie die Fußspitze leicht nach innen drehen (Innenrotation im Hüftgelenk), kommt es zu einer Betonung von *Glutaeus medius* und *Glutaeus minimus*.

➤ Beim dosierten Auswärtsdrehen wird der *Glutaeus maximus* akzentuiert. In der Regel sollten Sie jedoch mit neutraler Fußstellung trainieren.

➤ Steht ein höhenverstellbares Rollensystem zur Verfügung, empfiehlt es sich, die Manschette unmittelbar oberhalb des Kniegelenks zu befestigen. In dieser Position ist das Kniegelenk entlastet und man kann mit höheren Gewichten trainieren.

Bewertung:

Eine im Vergleich zur Abduktorenmaschine (Seite 56) anspruchsvollere Übung für das Training der abspreizenden Muskulatur (Abduktoren). Die Durchführung erfordert eine sehr gute Stabilisierung des Körpers. Zu beachten ist auch die relativ hohe Beanspruchung des Standbeins, das die gesamte Bewegung ausbalancieren muss.

Eignung:

Für Einsteiger weniger geeignete Übung.

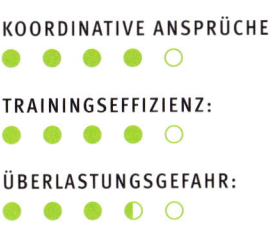

KOORDINATIVE ANSPRÜCHE:
● ● ● ● ○

TRAININGSEFFIZIENZ:
● ● ● ● ○

ÜBERLASTUNGSGEFAHR:
● ● ● ◐ ○

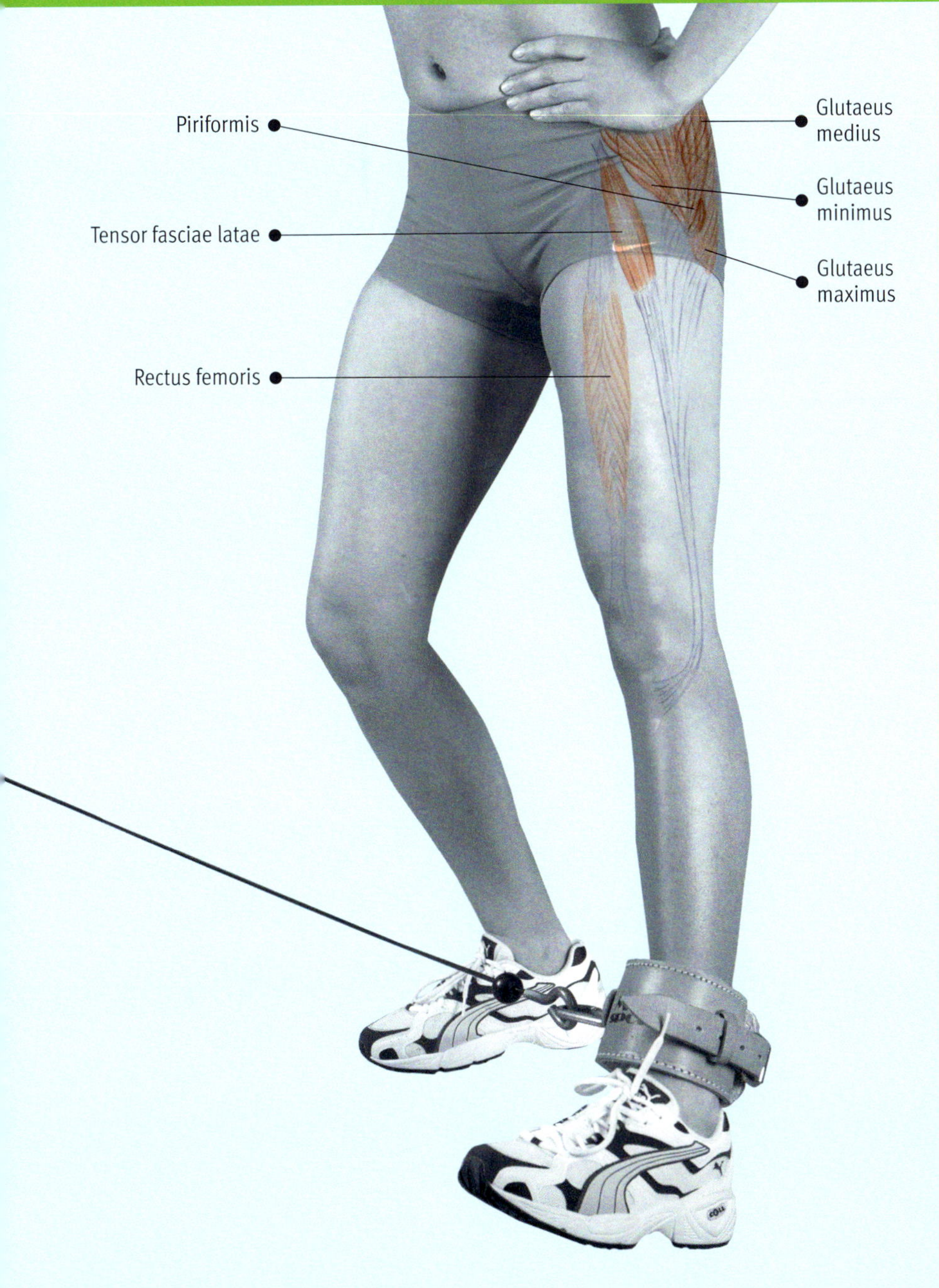

Piriformis

Tensor fasciae latae

Rectus femoris

Glutaeus medius

Glutaeus minimus

Glutaeus maximus

2. Bewegung

Führen Sie das zu trainierende Bein in einer geradlinigen Bewegung gleichmäßig so weit wie möglich nach außen. Die Fußspitze zeigt in der Grundübung stets nach vorn. Die Abspreizbewegung ist beendet, sobald die Hüfte ausweicht. Dann das Bein bremsend gegen den Zug des Kabels langsam wieder in die Ausgangsposition neben dem Standbein (oder zur Vordehnung der Muskeln ca. 10 Grad kreuzend) zurückführen. Anschließend Seitenwechsel.

Wichtige Hinweise:

➤ Bei dieser Übung wird oft die Belastung des Standbeins unterschätzt. Deshalb sollten Sie eher mit geringeren Wiederholungszahlen arbeiten.

➤ Auch das Gewicht nur so hoch wählen, dass keine Ausweichbewegungen in der Hüfte und im Rücken provoziert werden.

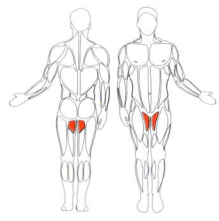

HAUPTMUSKULATUR:
Kurzer, langer und großer Schenkelanzieher
(*Adductor brevis, longus* und *magnus*),
schlanker Schenkelanzieher (*Gracilis*), Kammmuskel (*Pectineus*)

UNTERSTÜTZENDE MUSKULATUR:
Beinmuskulatur des Standbeins (statisch
beansprucht)

Adduktorentrainer mit Kabelzug

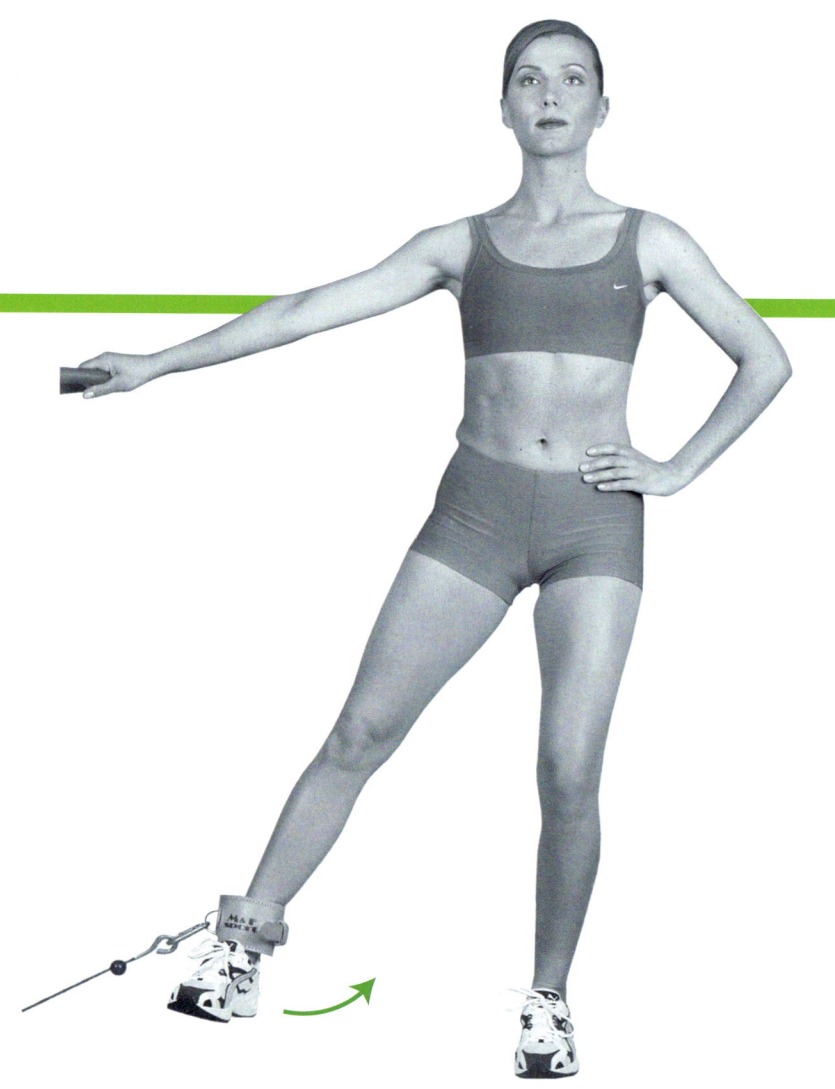

1. Ausgangsposition

Positionieren Sie die Manschette
direkt oberhalb des Knöchels oder
– sofern die Rolle höhenverstellbar
ist – unmittelbar oberhalb des
Kniegelenks (siehe Variationen der
Übung). Stellen Sie sich seitlich
mit leicht gebeugtem Knie neben
die tiefe Rolle des Kabelzuggeräts.
Unterlagern Sie das Standbein bei
Bedarf mit einem flachen Brett,
damit das zu trainierende Bein frei
(ohne Bodenkontakt) nach vorn
ziehen kann. Stabilisieren Sie den
Körper, indem Sie sich seitlich
abstützen und zusätzlich die
Rumpfmuskeln anspannen.

Variationen der Übung:

➤ Die Übung kann auch mit leicht nach außen gedrehtem Fuß (Außenrotation im Hüftgelenk) durchgeführt werden. In der Regel sollten Sie jedoch mit neutraler Fußstellung – die Fußspitze zeigt nach
vorn – trainieren.

➤ Steht ein höhenverstellbares Rollensystem zur Verfügung, empfiehlt es sich, die Manschette unmittelbar oberhalb des Kniegelenks zu befestigen. In dieser Position ist das Kniegelenk entlastet und man
kann mit höheren Gewichten trainieren.

Bewertung:

Eine im Vergleich zur Adduktorenmaschine (Seite 58) technisch anspruchsvollere Übung für das Training der Schenkelanzieher (Adduktoren). Die Durchführung erfordert eine sehr gute Stabilisierung des Körpers. Zu beachten ist auch die hohe Beanspruchung des Standbeins, das die gesamte Bewegung ausbalancieren muss.

Eignung:

Wegen dieser besonderen Anforderungen ist die Übung vorwiegend gut trainierten Personen zu empfehlen.

KOORDINATIVE ANSPRÜCHE:
● ● ● ● ○

TRAININGSEFFIZIENZ:
● ● ● ● ○

ÜBERLASTUNGSGEFAHR:
● ● ● ● ○

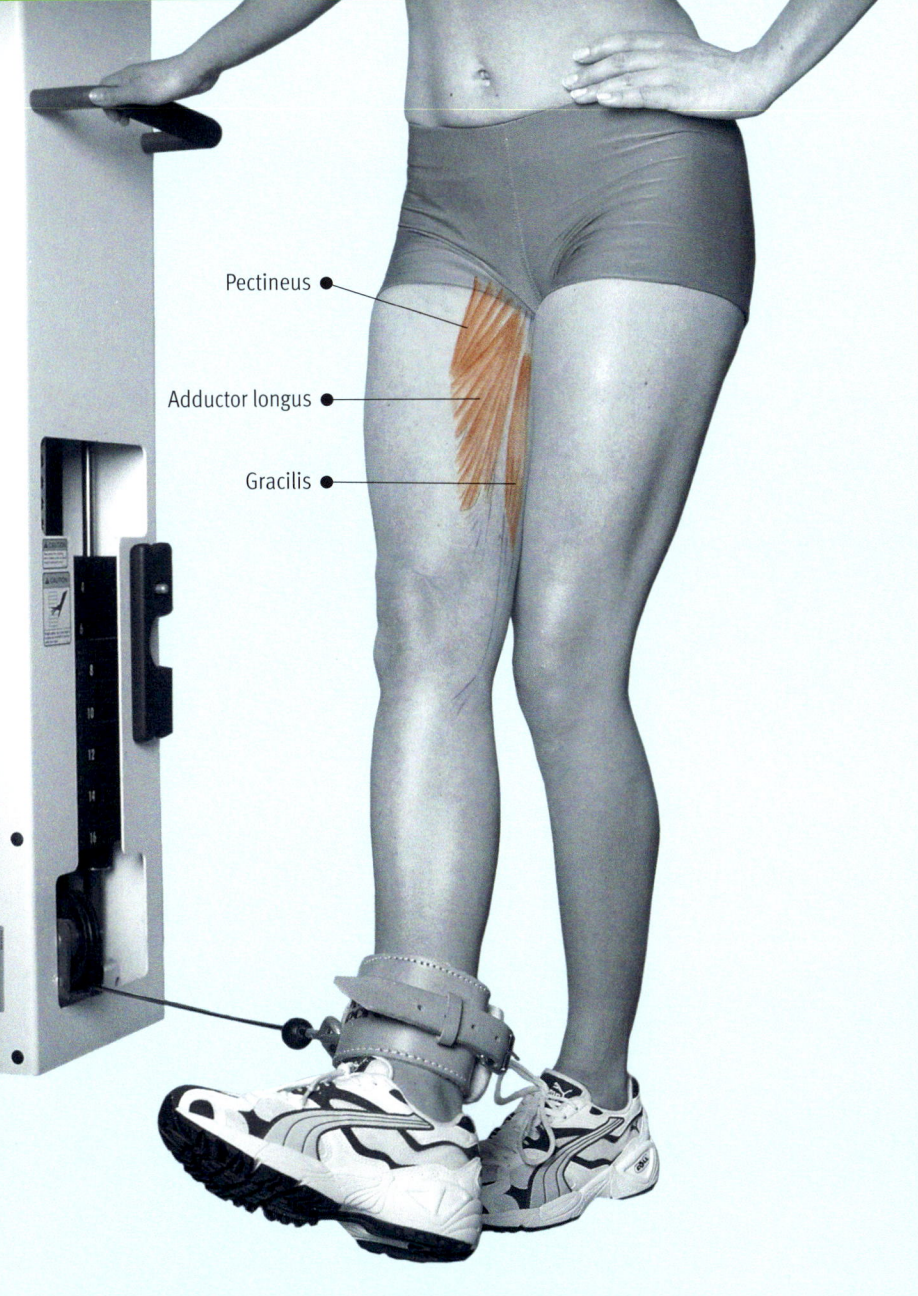

Pectineus ●

Adductor longus ●

Gracilis ●

2. Bewegung

Führen Sie nun das zu trainierende Bein von außen in einer geradlinigen Bewegung gleichmäßig zum Standbein, ohne dies zu berühren. Zur Erhöhung der Bewegungsweite kann das Standbein um ca. 10 Grad gekreuzt werden (siehe Foto). Dann das Bein bremsend gegen den Zug des Kabels langsam nach außen führen. Die Abspreizbewegung ist beendet, bevor die Hüfte ausweicht. Die Fußspitze zeigt in der Grundübung stets nach vorn. Anschließend Seitenwechsel.

Wichtige Hinweise:

➤ Bei dieser Übung wird oft die Belastung des Standbeins unterschätzt. Deshalb sollten Sie eher mit geringeren Wiederholungszahlen arbeiten.

➤ Auch das Gewicht nur so hoch wählen, dass keine Ausweichbewegungen in der Hüfte und im Rücken provoziert werden.

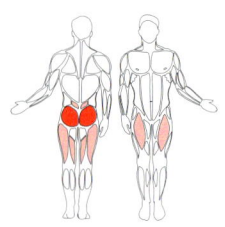

HAUPTMUSKULATUR:
Großer, mittlerer und kleiner Gesäßmuskel
(*Glutaeus maximus, medius* und *minimus*)

UNTERSTÜTZENDE MUSKULATUR:
Zweiköpfiger Oberschenkelmuskel (*Biceps femoris*), Halbsehnenmuskel (*Semitendinosus*), Plattsehnenmuskel (*Semimembranosus*), Rückenstrecker (*Erector spinae*) im Bereich der Lendenwirbelsäule, vierköpfiger Oberschenkelmuskel (*Quadriceps femoris*)

Hüftstrecken mit Kabelzug

1. Ausgangsposition

Befestigen Sie die Beinmanschette am Kabel der tiefen Rolle. Knien Sie sich frontal vor den Kabelzug und stützen Sie sich auf den Unterarmen ab. Der Rücken ist gerade auf allen Vieren stabilisiert. Spannen Sie zusätzlich die Rumpfmuskeln an und heben Sie das Knie des zu trainierenden Beins leicht an.

Variation der Übung:

➤ Die komplette Bewegung erfolgt mit stark unter dem Körper gebeugten Hüft- und Kniegelenken und geht dann bis zur Streckung des Beins. Als Variante kann dieser Weg verkürzt werden, indem man die Beugung reduziert. Das Knie zeigt zum Beispiel senkrecht nach unten statt schräg nach vorn.

Bewertung:

Eine komplexe Übung für das gezielte Training der Hüftstreckmuskulatur, insbesondere der Gesäßmuskulatur.

Eignung:

Die Übung ist eher für Fortgeschrittene geeignet, da eine gute Bewegungserfahrung von Vorteil ist.

KOORDINATIVE ANSPRÜCHE:
● ● ● ◐ ○

TRAININGSEFFIZIENZ:
● ● ● ◐ ○

ÜBERLASTUNGSGEFAHR:
● ● ◐ ○ ○

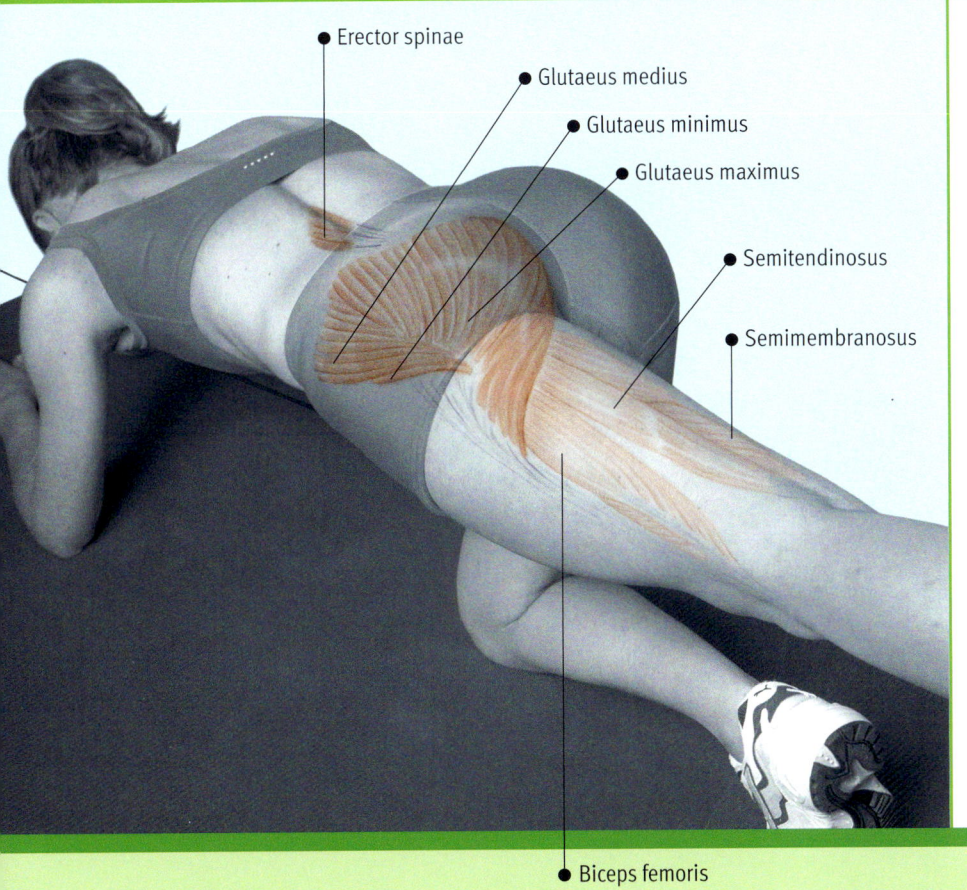

- Erector spinae
- Glutaeus medius
- Glutaeus minimus
- Glutaeus maximus
- Semitendinosus
- Semimembranosus
- Biceps femoris

2. Bewegung

Beginnen Sie die Übung, indem Sie das zu trainierende Bein stark anwinkeln und unter dem Körper zum Oberkörper führen. Aus dieser Position bewegen Sie das Bein mit der Fußsohle voran in Richtung Streckung, bis es in Verlängerung des Rückens angehoben ist und der Rücken seine normale Schwingung im Bereich der Lendenwirbelsäule (Lordose) aufweist. Das Kabel verläuft in einer Linie zwischen den Armen unterhalb des Rumpfes. Dann das Bein kontrolliert gegen den Zug des Kabels in die Ausgangsposition zurückführen. Anschließend Seitenwechsel.

Wichtige Hinweise:

➤ Achten Sie besonders auf eine geradlinige Streckbewegung des Beins.

➤ Betonen Sie die Phase der Endstreckung und verharren Sie kurz im Umkehrpunkt der Bewegung.

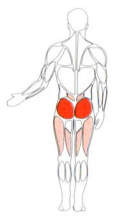

HAUPTMUSKULATUR:
Großer Gesäßmuskel *(Glutaeus maximus)*

UNTERSTÜTZENDE MUSKULATUR:
Zweiköpfiger Oberschenkelmuskel *(Biceps femoris)*, Halbsehnenmuskel *(Semitendinosus)*, Plattsehnenmuskel *(Semimembranosus)*, Rückenstrecker *(Erector spinae)* im Bereich der Lendenwirbelsäule

Beinrückheben mit Kabelzug

1. Ausgangsposition

Fixieren Sie die Fußmanschette knapp oberhalb des Knöchels und stellen Sie sich mit geradem, leicht nach vorn gekipptem Oberkörper frontal vor das Gerät. Spannen Sie die Rumpfmuskeln an und fixieren Sie den Oberkörper mit festem Griff an den Haltestangen. Das Standbein im Kniegelenk leicht anwinkeln (nicht überstrecken!).

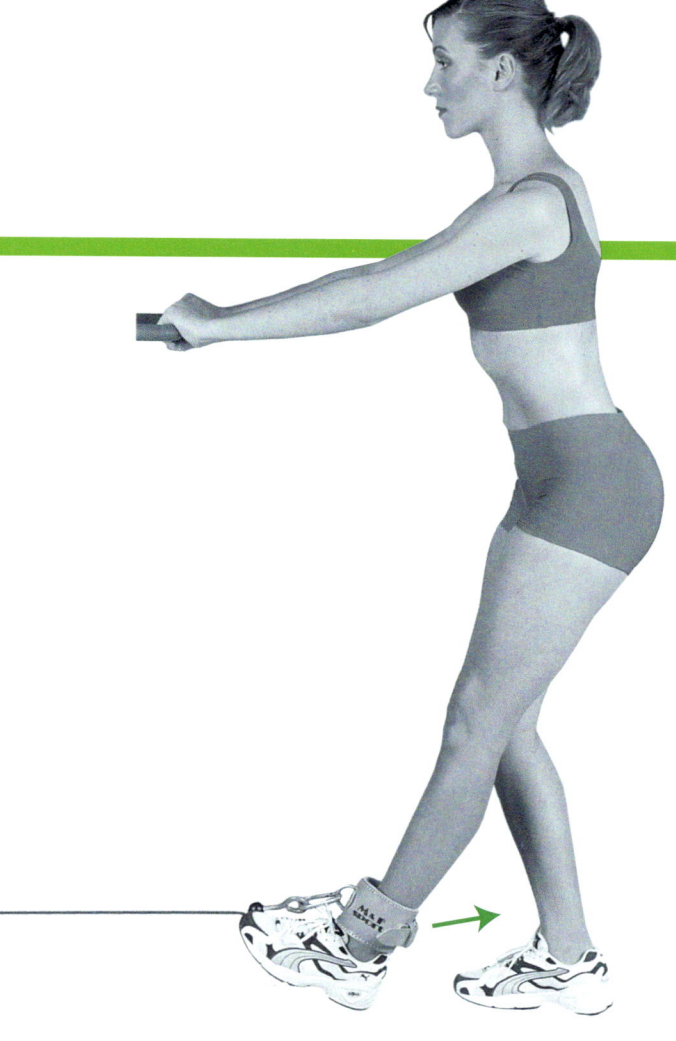

Variation der Übung:

➤ Die Manschette kann auch oberhalb des Kniegelenks angesetzt werden. Dazu positionieren Sie die Rolle am verstellbaren Kabelzug entsprechend höher. Diese eingelenkige Variante verhindert, dass das Kniegelenk belastet wird.

Bewertung:

Eine wirkungsvolle Übung für die Gesäßmuskulatur. Sie setzt allerdings eine sichere Stabilisierung des gesamten Körpers voraus.

Eignung:

Mit einer entsprechenden Kontrolle im Spiegel ist die Übung allen Zielgruppen zu empfehlen.

KOORDINATIVE ANSPRÜCHE:

● ● ● ○ ○

TRAININGSEFFIZIENZ:

● ● ● ◐ ○

ÜBERLASTUNGSGEFAHR:

● ● ● ○ ○

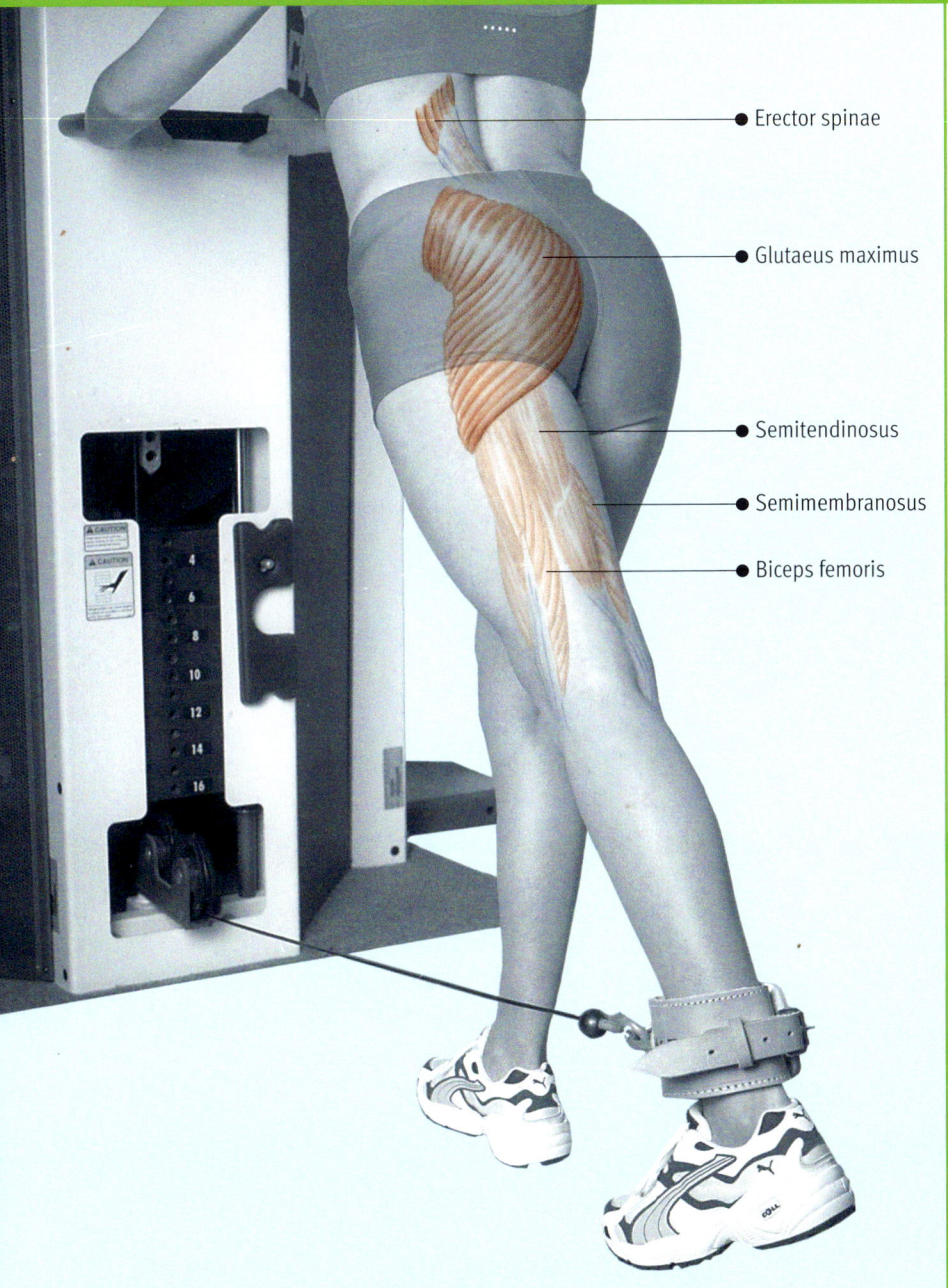

Erector spinae

Glutaeus maximus

Semitendinosus

Semimembranosus

Biceps femoris

2. Bewegung

Führen Sie das zu trainierende Bein mit der Ferse voran geradlinig am Standbein vorbei nach hinten. Die Bewegung kann so weit fortgesetzt werden, bis sich eine normale Schwingung im Bereich der Lendenwirbelsäule (Lordose) ergibt. Dann das Bein bremsend gegen den Zug des Kabels nach vorn bis kurz vor das Standbein zurückbewegen. Anschließend Seitenwechsel.

Wichtige Hinweise:

➤ Unterlagern Sie das Standbein möglichst mit einem flachen Brett, damit das zu trainierende Bein frei, das heißt ohne Bodenkontakt, nach hinten ziehen kann.

➤ Vermeiden Sie jede Schwung- und Ausweichbewegung.

KOORDINATIVE ANSPRÜCHE:
● ● ● ● ◐

TRAININGSEFFIZIENZ:
● ● ● ● ○

ÜBERLASTUNGSGEFAHR:
● ● ● ◐ ○

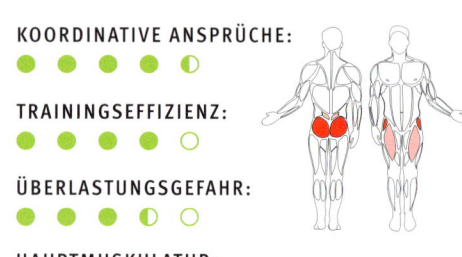

HAUPTMUSKULATUR:
Mittlerer und kleiner Gesäßmuskel (*Glutaeus medius* und *minimus*), Schenkelbindenspanner (*Tensor fasciae latae*), birnförmiger Muskel (*Piriformis*)

UNTERSTÜTZENDE MUSKULATUR:
Gerader Oberschenkelmuskel (*Rectus femoris*), großer Gesäßmuskel (*Glutaeus maximus*), viereckiger Lendenmuskel (*Quadratus lumborum*), Rückenstrecker (*Erector spinae*)

Abduktorenlift im Seitstütz

Bewertung:

Die Abspreizmuskeln (Abduktoren) beider Beine werden gleichzeitig gekräftigt. Während das obere Bein aktiv angehoben wird, muss das untere Bein die Bewegung statisch ausbalancieren.

Eignung:

Die Übung ist daher eher Fortgeschrittenen zu empfehlen.

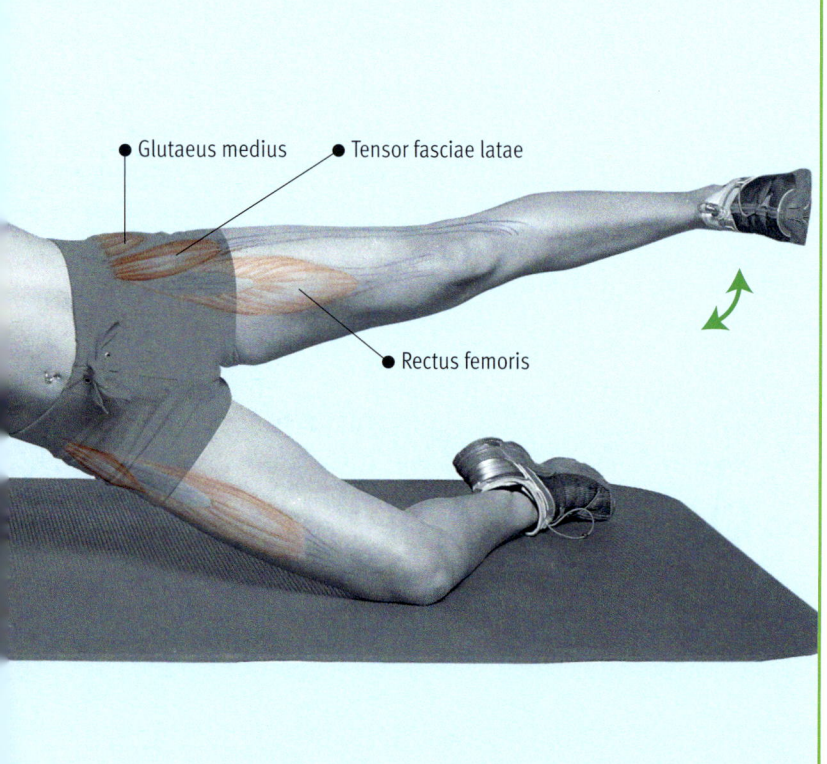

Glutaeus medius — Tensor fasciae latae

Rectus femoris

Ausgangsposition und Bewegung

Legen Sie sich in Seitlage auf eine Matte. Winkeln Sie das untere Bein etwa rechtwinklig nach hinten ab und stützen Sie den Oberkörper auf den Unterarm. Der Ellbogen befindet sich exakt in Verlängerung (unterhalb) der Schulter. Kopf, Rumpf und Beine bilden eine Linie. Zur Unterstützung der Haltung kann der obere Arm über den Kopf hinweg gestreckt werden.
Spreizen Sie nun das obere Bein so weit wie möglich nach oben ab. Es darf aber nicht zu Ausweichbewegungen im Bereich des Beckens oder des Rückens kommen! Führen Sie das Bein zurück in die Ausgangsposition, unmittelbar über dem stützenden Bein, jedoch ohne es zu berühren. Die Muskelspannung muss die ganze Zeit aufrecht erhalten bleiben. Anschließend Seitenwechsel.

Variation der Übung:

➤ Gut Trainierte können das untere Bein strecken und mit der Fußaußenkante aufsetzen (langer Hebel), statt es – wie dargestellt – anzuwinkeln (kurzer Hebel). Bei dieser Variante ist die Abspreizmuskulatur des stützenden Beins stärker gefordert. Allerdings bedeutet dies auch eine größere Belastung des Kniegelenks.

Wichtige Hinweise:

➤ Die Übung ist nur effektiv, wenn eine absolut stabile Ausgangsposition eingehalten wird, das Becken nicht absinkt oder rotiert.

Adduktorenlift in Seitlage

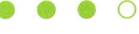

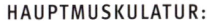

HAUPTMUSKULATUR:
Kurzer, langer und großer Schenkelanzieher (*Adductor brevis, longus* und *magnus*), schlanker Schenkelanzieher (*Gracilis*), Kammmuskel (*Pectineus*)

UNTERSTÜTZENDE MUSKULATUR:
keine

Bewertung:

Eine Übung, bei der die Schenkelanzieher (Adduktoren) im Bereich ihrer Endstellung trainiert werden. Da der Bewegungsweg sehr kurz ist, muss die Übung langsam und konzentriert ausgeführt werden.

Eignung:

Für alle Zielgruppen geeignet.

Ausgangsposition und Bewegung

Legen Sie sich in Seitlage auf eine Gymnastikmatte und winkeln Sie den unteren Arm an. Der Kopf ruht auf dem angewinkelten Arm und liegt damit in Verlängerung des Rückens. Beugen Sie das obere Bein etwa rechtwinklig und unterlagern Sie das Knie mit einer kleinen Rolle oder mit einem aufgerollten Handtuch, damit das Becken nicht verdreht. Das untere Bein liegt gestreckt mit angezogenem Fuß in Verlängerung des Rückens.

Heben und senken Sie nun das untere Bein in kleinen Radien. Der Fuß zeigt stets nach vorn. Im höchsten Punkt verharren Sie kurz. Das Bein soll nur so weit nach unten abgesenkt werden, dass es nicht auf der Unterlage aufliegt und somit die Muskelspannung erhalten bleibt. Anschließend Seitenwechsel.

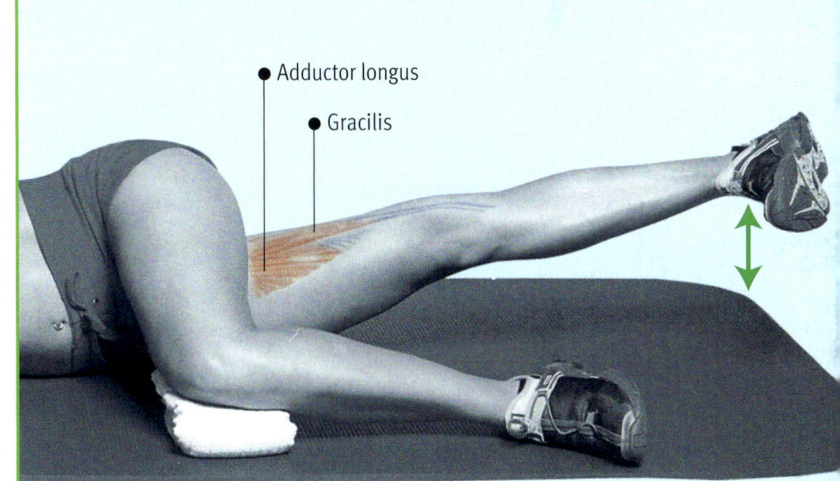

Adductor longus

Gracilis

Variation der Übung:

➤ Die Übung kann zur Abwechslung auch mit leicht nach außen und/oder nach innen gedrehter Fußspitze durchgeführt werden.

Wichtige Hinweise:

➤ Stabilisieren Sie das Becken und den Rumpf, indem Sie zusätzlich die Bauchmuskulatur anspannen.

➤ Ruckartige Bewegungen vermeiden!

KOORDINATIVE ANSPRÜCHE:
● ● ● ◐ ○

TRAININGSEFFIZIENZ:
● ● ● ○ ○

ÜBERLASTUNGSGEFAHR:
● ● ◐ ○ ○

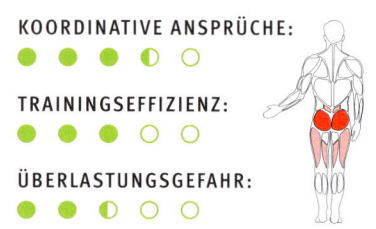

HAUPTMUSKULATUR:
Großer Gesäßmuskel *(Glutaeus maximus)*

UNTERSTÜTZENDE MUSKULATUR:
Zweiköpfiger Oberschenkelmuskel *(Biceps femoris)*, Halbsehnenmuskel *(Semitendinosus)*, Plattsehnenmuskel *(Semimembranosus)*, Rückenstrecker *(Erector spinae)* im Bereich der Lendenwirbelsäule

Hüftstrecken aus Bankstellung

Bewertung:
Diese Übung wirkt in einem sehr kleinen Radius. Entsprechend langsam und konzentriert muss sie durchgeführt werden, denn nur bei korrekter Bewegung ist sie wirksam.

Eignung:
Vorwiegend für Bewegungserfahrene.

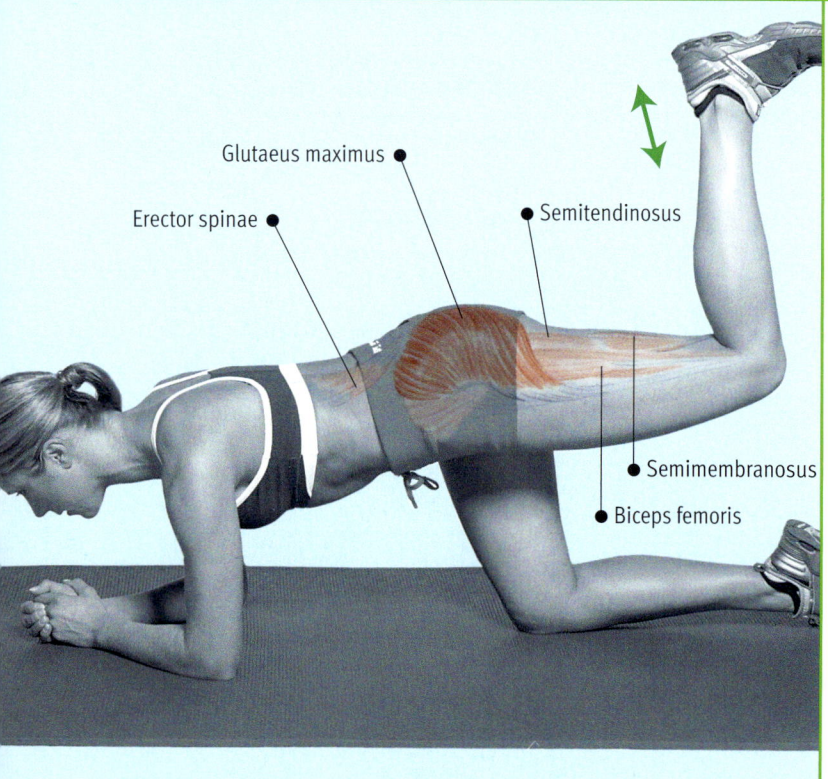

Glutaeus maximus

Erector spinae

Semitendinosus

Semimembranosus

Biceps femoris

Ausgangsposition und Bewegung

Stabilisieren Sie den Körper auf allen Vieren im Unterarmstütz. Die Hände zeigen nach vorn, die Fußspitzen nach hinten. Die Ellbogen befinden sich senkrecht unter den Schultern. Halten Sie den Oberkörper gerade und den Kopf in Verlängerung des Rückens. Der Blick geht nach unten. Becken und Schultergürtel sind parallel zum Boden. Beugen Sie ein Bein rechtwinklig und ziehen Sie den Fuß leicht an. Heben Sie das Bein bei unverändertem Kniewinkel mit der Fußsohle in Richtung Decke. Die Aufwärtsbewegung (Hüftstreckung) wird so weit durchgeführt, bis die natürliche Schwingung im Bereich der Lendenwirbelsäule (Lordose) erreicht ist. In dieser Position kurz verharren und dann das Bein um ca. 45 Grad absenken. Anschließend Seitenwechsel.

Variation der Übung:
➤ Das obere Bein wird mit dem angewinkelten Knie voran in Richtung Brust geführt und anschließend mit der Ferse voran nach hinten gestreckt. Es befindet sich dann exakt in Verlängerung des Rückens.

Wichtige Hinweise:
➤ Stabilisieren Sie den Rücken, indem Sie die Bauchmuskulatur anspannen.
➤ Schwunghafte Bewegungen vermeiden.

Bauch

Eine trainierte Bauchmuskulatur – bestehend aus vertikal, horizontal und diagonal verlaufenden Muskeln – richtet das Becken auf und sorgt so für eine gute Haltung. Zusammen mit den Rückenmuskeln bildet sie eine Art Rumpfmuskelkorsett, das dem Rücken Stabilität verleiht und ihn vor Überlastungen schützt. Die einzelnen Abschnitte des geraden Bauchmuskels bilden das bekannte Waschbrett, das für viele Fitnesssportler ein wichtiges ästhetisches Trainingsziel ist.

Umgekehrt bewirkt körperliche Inaktivität gerade bei den Bauchmuskeln eine deutlich sichtbare Erschlaffung, unter der Haltung, Leistungsfähigkeit und Figur leiden. Deshalb ist ein gezieltes Bauchmuskeltraining aus gesundheitlichen, sportlichen und ästhetischen Gründen besonders zu empfehlen.

ÜBUNGEN ZUM KOMBINIEREN

Im Folgenden finden Sie die wichtigsten Übungen, mit denen Sie die unterschiedlichen Bereiche und Funktionen der Bauchmuskeln optimal ansprechen. In diesem Kapitel werden besonders viele Übungen allein mit dem eigenen Körpergewicht, also ohne Fremdgewicht vorgestellt. Denn gerade bei der Bauchmuskulatur sind gymnastische Übungen den Geräteübungen gleichwertig, manchen sind sie sogar überlegen. In der Praxis hat sich eine Mischung der unterschiedlichen Übungstypen als am effektivsten erwiesen.

Die Muskulatur des Bauches – oben sind die an der Oberfläche, unten die tiefer liegenden Muskeln zu sehen.

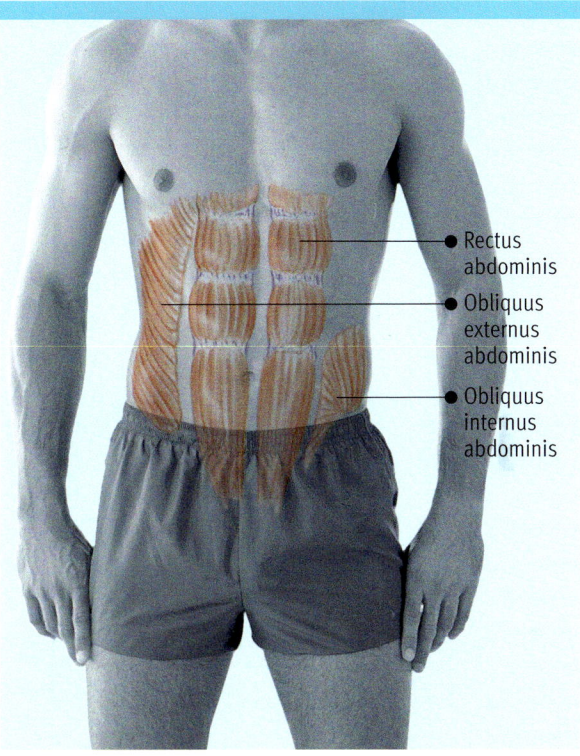

Rectus abdominis

Obliquus externus abdominis

Obliquus internus abdominis

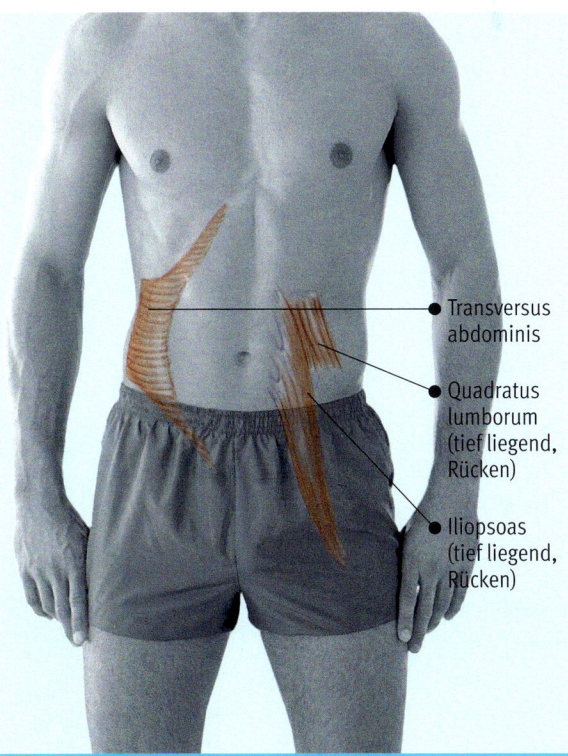

Transversus abdominis

Quadratus lumborum (tief liegend, Rücken)

Iliopsoas (tief liegend, Rücken)

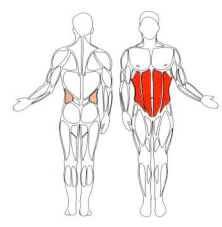

HAUPTMUSKULATUR:
Gerader Bauchmuskel *(Rectus abdominis)*,
äußerer und innerer schräger Bauchmuskel
(Obliquus externus und *internus abdominis)*

UNTERSTÜTZENDE MUSKULATUR:
Querer Bauchmuskel *(Transversus abdominis)*

Bauchtrainer sitzend

1. Ausgangsposition

Stellen Sie die Sitzposition nach
Möglichkeit so ein, dass die Drehachse des Geräts etwa auf Höhe
des Bauchnabels liegt und mittig
durch die Lendenwirbelsäule verläuft. Hüfte und Kniegelenke sind
gebeugt, der Rücken gerade. Positionieren Sie den Hebelarm des
Geräts auf Höhe des Brustbeins.
Spannen Sie die Bauchmuskeln
aktiv an und nehmen Sie das Kinn
etwas zur Brust. Der Körper folgt
der Bewegung des Kopfes (Kopf-
steuerung) und nicht umgekehrt.

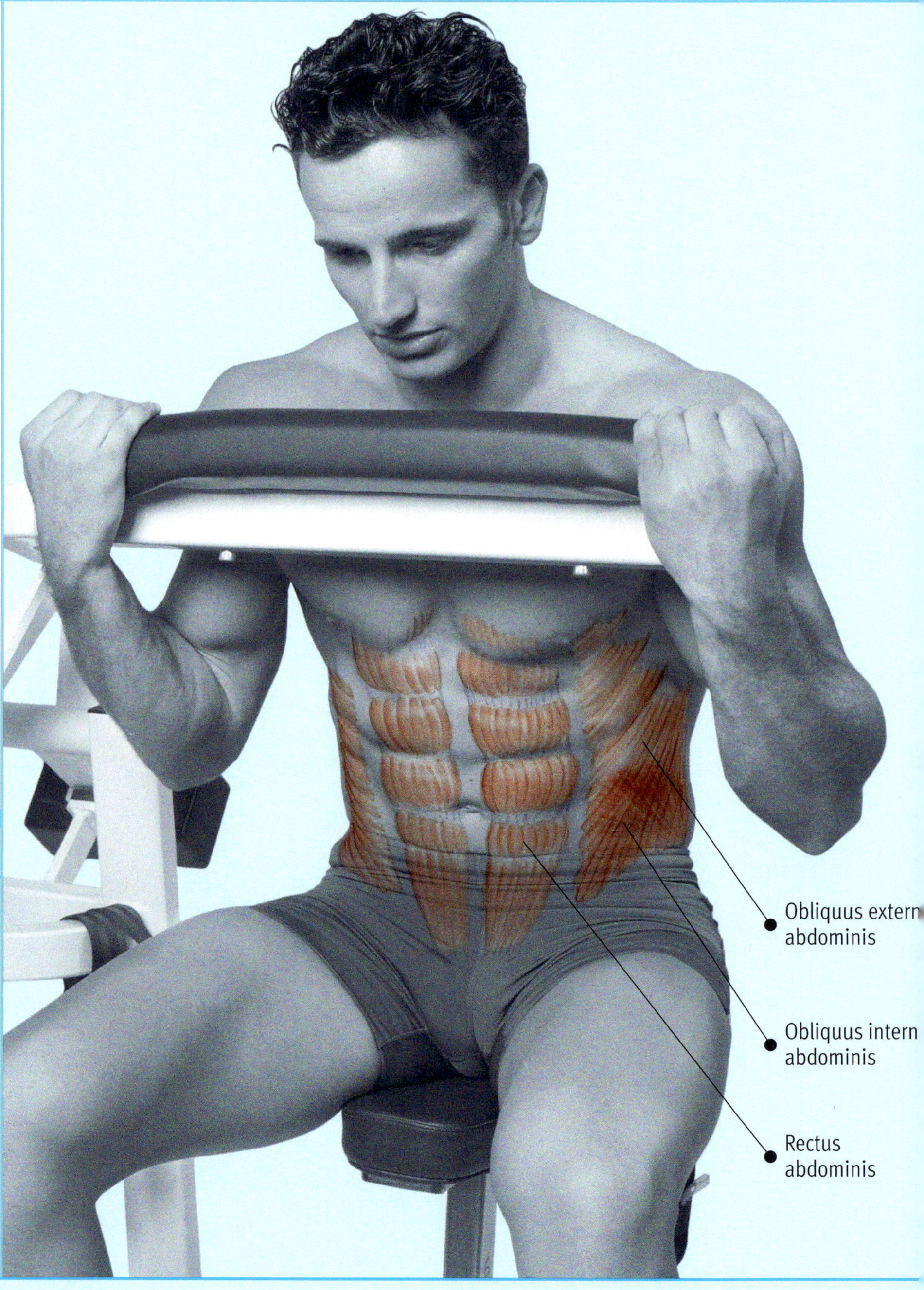

Variation der Übung:

➤ Als Variante können Sie in der
Endposition kleine Wiederholungen (= Endkontraktionen)
durchführen und dann den Oberkörper betont langsam wieder
in die Ausgangsposition zurückbewegen.

Obliquus extern
abdominis

Obliquus intern
abdominis

Rectus
abdominis

Bewertung:

Eine klassische Maschinenübung für das Training der Bauchmuskulatur, insbesondere des geraden Anteils. Gegenüber den gymnastischen Bauchmuskelübungen ohne Gerät besteht der Vorteil, dass der Widerstand dem individuellen Leistungsvermögen angepasst werden kann, die Maschinenübung ist aber nicht prinzipiell effektiver.

Eignung:

Die Übung stellt geringere koordinative Anforderungen als Bauchmuskelübungen ohne Gerät und ist daher besonders für weniger Bewegungserfahrene geeignet.

KOORDINATIVE ANSPRÜCHE:
● ● ◯ ◯ ◯

TRAININGSEFFIZIENZ:
● ● ● ● ◯

ÜBERLASTUNGSGEFAHR:
● ● ◯ ◯ ◯

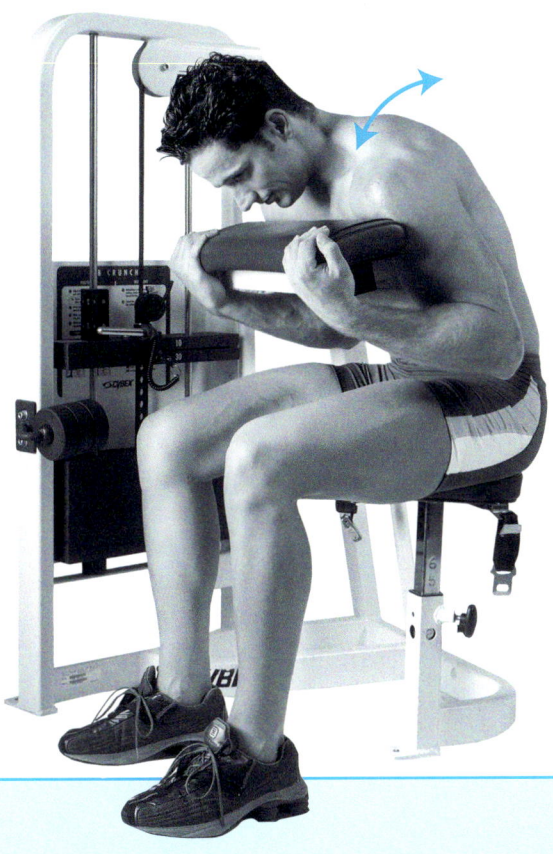

2. Bewegung

Rollen Sie den Oberkörper nun Wirbel für Wirbel nach vorn. Diese Einrollbewegung nur so weit durchführen, so lange keine oder nur eine minimale Beugung in der Hüfte zu verzeichnen ist. Das Rückführen des Rumpfes gegen den Druck des Hebelarms erfolgt in umgekehrter Reihenfolge: der Rücken richtet sich Wirbel für Wirbel wieder auf.

Wichtige Hinweise:

➤ Häufiger Fehler: Die Bewegung wird hauptsächlich durch eine Beugung im Hüftgelenk eingeleitet, statt den Rumpf einzurollen. Damit verliert die Übung deutlich an Effizienz.

➤ Nähern Sie Brustbein und Becken einander an.

➤ Unterstützen Sie die Bewegung so wenig wie möglich mit Schultern oder Armen. Sie soll allein aus der Aktivität der Bauchmuskulatur kommen.

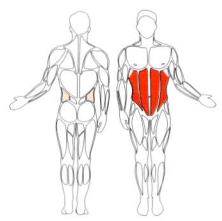

HAUPTMUSKULATUR:
Gerader Bauchmuskel *(Rectus abdominis)*, äußerer und innerer schräger Bauchmuskel *(Obliquus externus* und *internus abdominis)*

UNTERSTÜTZENDE MUSKULATUR:
Querer Bauchmuskel *(Transversus abdominis)*

Crunch mit Kabelzug

1. Ausgangsposition

Umfassen Sie am Kabelzug bei hoher Rolle zwei Griffe (oder alternativ ein Seil) und führen Sie diese nahe an den Oberkörper. Knien Sie bei aufrechtem Oberkörper mit dem Rücken zum Kabelzug im Fersensitz. Die Zugrichtung des Kabels verläuft steil abwärts. Spannen Sie aktiv die Rumpfmuskeln an, das Kinn wird leicht in Richtung Brust genommen. Der Blick geht schräg zum Boden. In der Ausgangsposition sind Sie nicht voll aufgerichtet, sondern nehmen eine angedeutete Crunchposition ein, der Rumpf ist etwas eingerollt, damit die Bauchmuskelspannung erhalten bleibt.

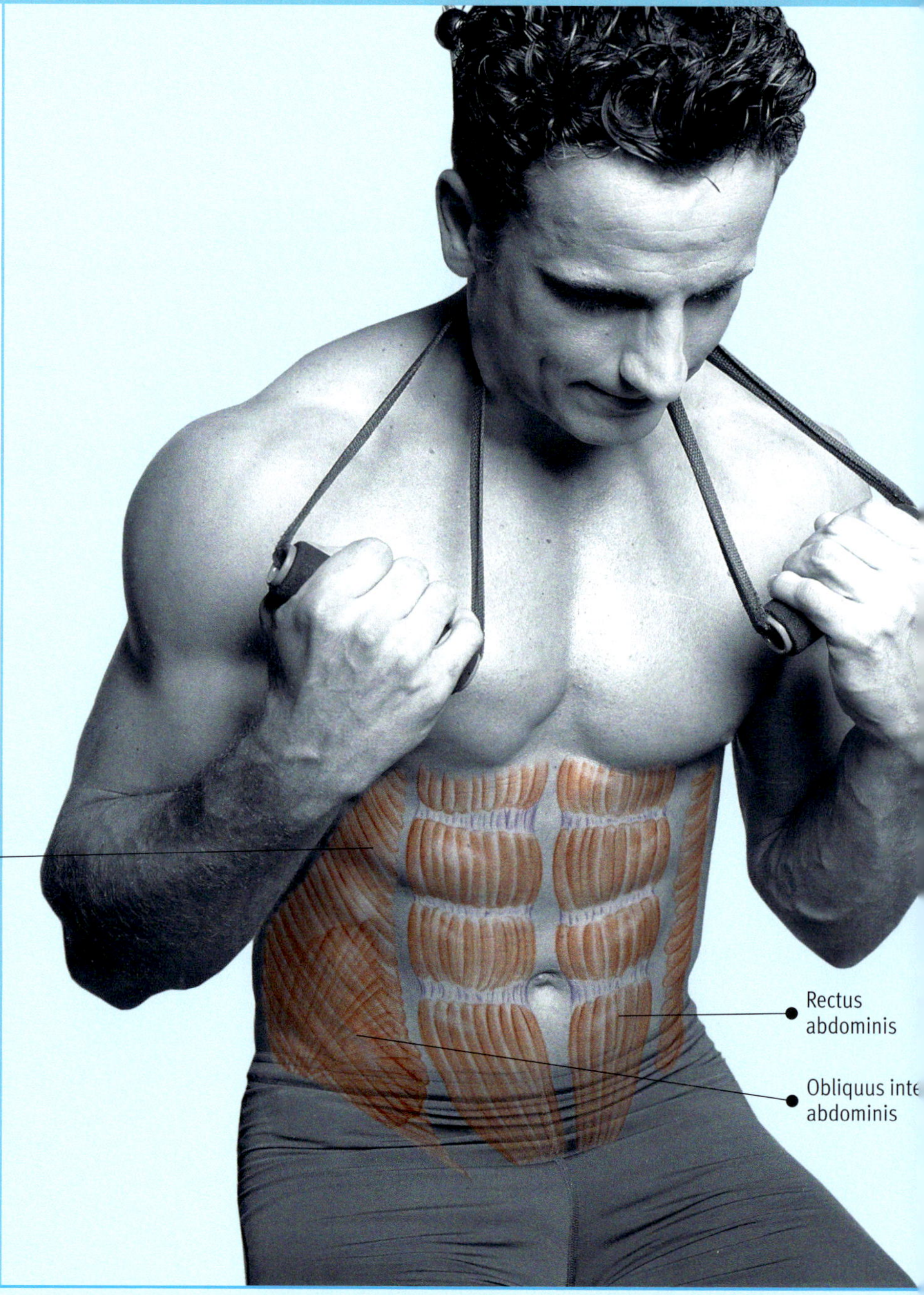

Obliquus externus abdominis ●

Rectus abdominis

Obliquus inte[rnus] abdominis

Variationen der Übung:

➤ Sie können Sie auch einen aufrechten Kniestand wählen. Das Becken wird dann minimal gebeugt.

➤ Um die schrägen Bauchmuskeln gezielt zu trainieren, kombinieren Sie die Bewegung mit einer leichten Rotation in der Schulterachse.

Bewertung:

Im Unterschied zum Crunch ohne Kabelzug kann der Schwierigkeitsgrad hier über die Gewichte des Kabelzugs dem individuellen Leistungsstand angepasst werden. Da der Rumpf nicht fixiert ist, muss der Körper aktiv stabilisiert werden, was eine entsprechende Bewegungserfahrung voraussetzt.

Eignung:

Die Übung ist aus genanntem Grund vorwiegend für Fortgeschrittene geeignet.

KOORDINATIVE ANSPRÜCHE:
● ● ● ● ○

TRAININGSEFFIZIENZ:
● ● ● ○ ○

ÜBERLASTUNGSGEFAHR:
● ● ○ ○ ○

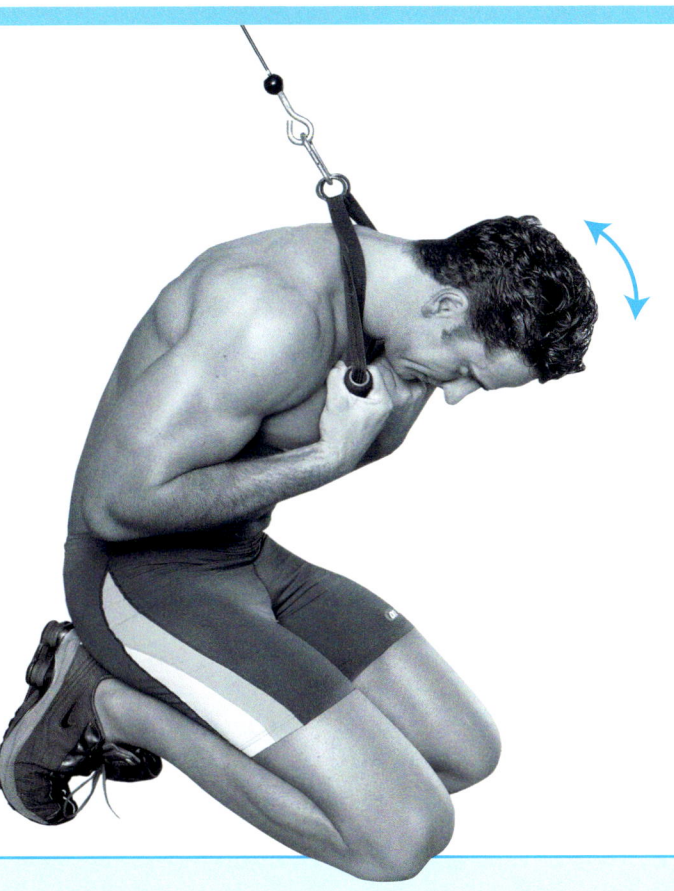

2. Bewegung

Rollen Sie den Oberkörper entsprechend einer Crunchbewegung nach vorn-unten. Dabei kommt der gesamte Zug über die Bauchmuskulatur. Das Becken bleibt stabil und wird nicht mit nach vorn gebeugt. Die Bewegung endet, sobald eine Mitbewegung im Becken erfolgt. Im Umkehrpunkt kurz verharren und dann bremsend gegen den Zug des Geräts in die Ausgangsposition (angedeuteter Crunch) zurückkehren.

Wichtige Hinweise:

➤ Achten Sie darauf, dass die Bewegung ausschließlich über die Bauchmuskeln geführt wird und keine anderen Muskeln beteiligt sind.

➤ Die Hände fixieren lediglich die Griffe am Körper, beteiligen sich ansonsten aber nicht an der Zugbewegung.

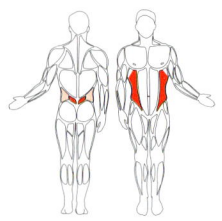

HAUPTMUSKULATUR:
Viereckiger Lendenmuskel *(Quadratus lumborum)*, innerer und äußerer schräger Bauchmuskel *(Obliquus internus* und *externus abdominis)*

UNTERSTÜTZENDE MUSKULATUR:
Gerader Bauchmuskel *(Rectus abdominis)*, Rückenstrecker *(Erector spinae,* insbesondere *Longissimus* und *Iliocostalis)* – alle Muskeln jeweils gegenüberliegend der Zugseite

Seitneigen mit Kabelzug

1. Ausgangsposition

Stellen Sie sich seitlich zur tiefen Rolle des Kabelzugs. Die Füße setzen stabil, etwas überhüftbreit auf, die Knie sind leicht gebeugt. Neigen Sie den Oberkörper in einer harmonischen Rundung dosiert zur Seite. Kein Abknicken in der Hüfte! Nehmen Sie den Griff des Kabelzugs mit gestrecktem Arm, die Handfläche zum Körper gerichtet. Fassen Sie mit der freien Hand locker an den Hinterkopf, der Ellbogen zeigt in Verlängerung der Schulter nach außen. Spannen Sie nun die Rumpfmuskulatur zur aktiven Stabilisierung der Körperhaltung an.

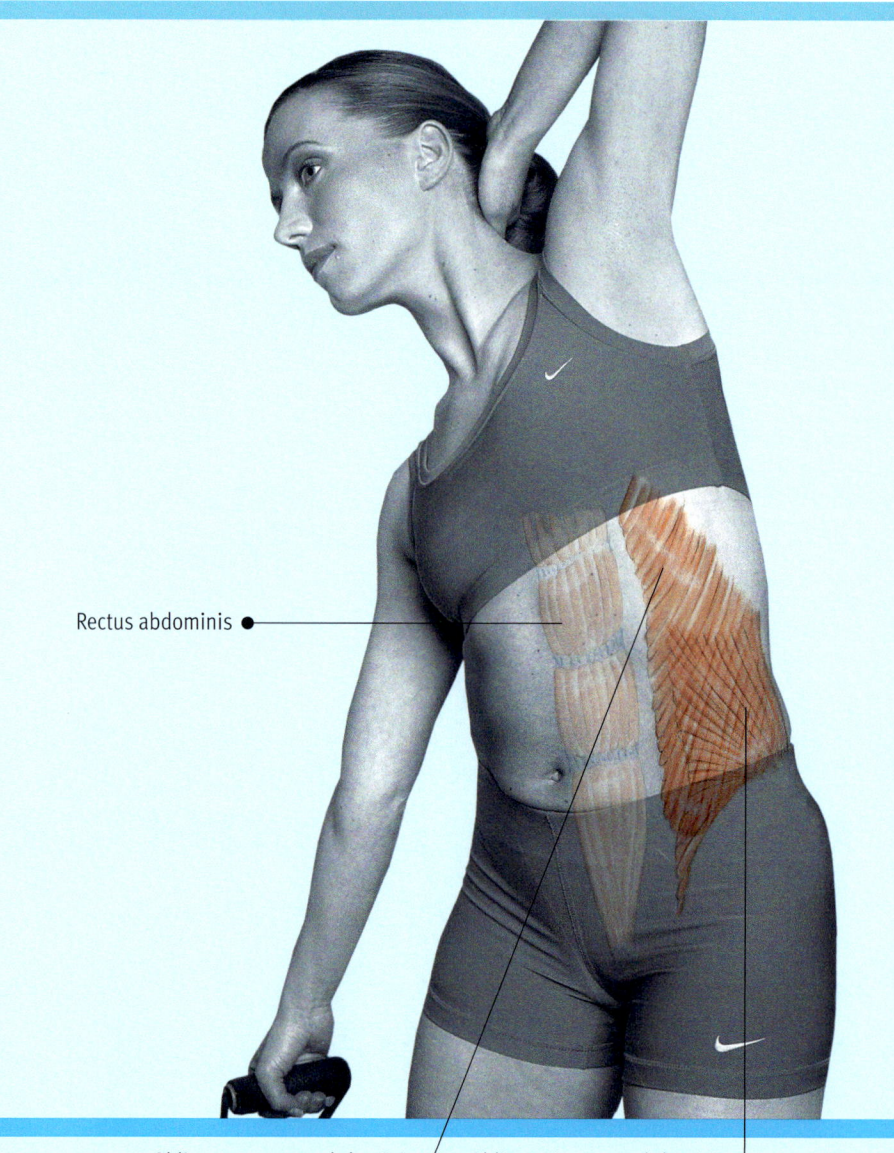

Rectus abdominis •

Obliquus externus abdominis •   Obliquus internus abdominis •

Variation der Übung:

➤ Sie können die Übung intensivieren, indem Sie im Bereich der Endstellung einige Wiederholungen mit kleinem Radius durchführen (= Endkontraktionen).

Bewertung:

Eine gut dosierbare Übung für das Training der Körperflanke und zur Formung der Taille. Am besten üben Sie mit Spiegelkontrolle.

Eignung:

Bei kontrollierter Bewegungsausführung ist die Übung für Trainierende aller Leistungsstufen geeignet.

KOORDINATIVE ANSPRÜCHE:
● ● ● ○ ○

TRAININGSEFFIZIENZ:
● ● ● ○ ○

ÜBERLASTUNGSGEFAHR:
● ● ● ○ ○

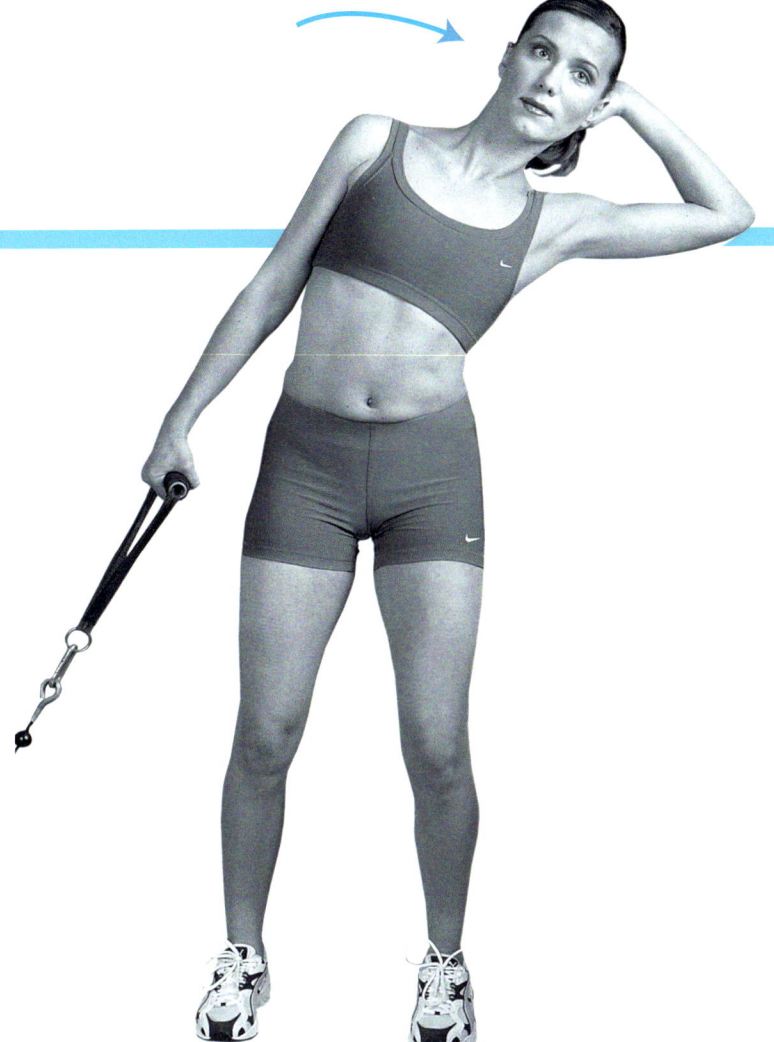

2. Bewegung

Richten Sie den Rumpf in einer gleichmäßigen Bewegung über die Seite auf und beugen Sie ihn durch betonten Einsatz der seitlichen Rumpfmuskeln zur Gegenseite. Der Kopf befindet sich in jeder Phase in Verlängerung des Rumpfes. Der Arm bleibt gestreckt, die Bewegung wird also nicht durch die Beugung des Ellbogens unterstützt. Im Umkehrpunkt kurz verharren und bremsend gegen den Zug des Kabels zurück in die Ausgangsposition. Anschließend Seitenwechsel.

Wichtige Hinweise:

➤ Die gesamte Bewegung verläuft exakt in einer Ebene. Vermeiden Sie unbedingt ein Ausweichen der Schulter und/oder des Beckens.

➤ Der Blick ist stets nach vorn gerichtet.

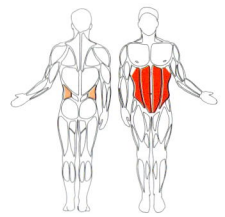

HAUPTMUSKULATUR:
Gerader Bauchmuskel *(Rectus abdominis)*,
äußerer und innerer schräger Bauchmuskel
(Obliquus externus und *internus abdominis)*

UNTERSTÜTZENDE MUSKULATUR:
Querer Bauchmuskel *(Transversus abdominis)*

Abdominalbank

1. Ausgangsposition

Wählen Sie den Winkel der Auflagefläche so, dass Sie die gewünschte Anzahl an Wiederholungen technisch einwandfrei bewältigen können. Gleiches gilt für die Positionierung der Arme und der Hände (siehe Variationen der Übung). Wenn das Gerät über ein Lordosepolster verfügt, platzieren Sie den Rücken so, dass die Lendenwirbelsäule exakt über dem Polster liegt und entsprechend unterstützt wird. Winkeln Sie die Beine in Rückenlage rechtwinklig an.

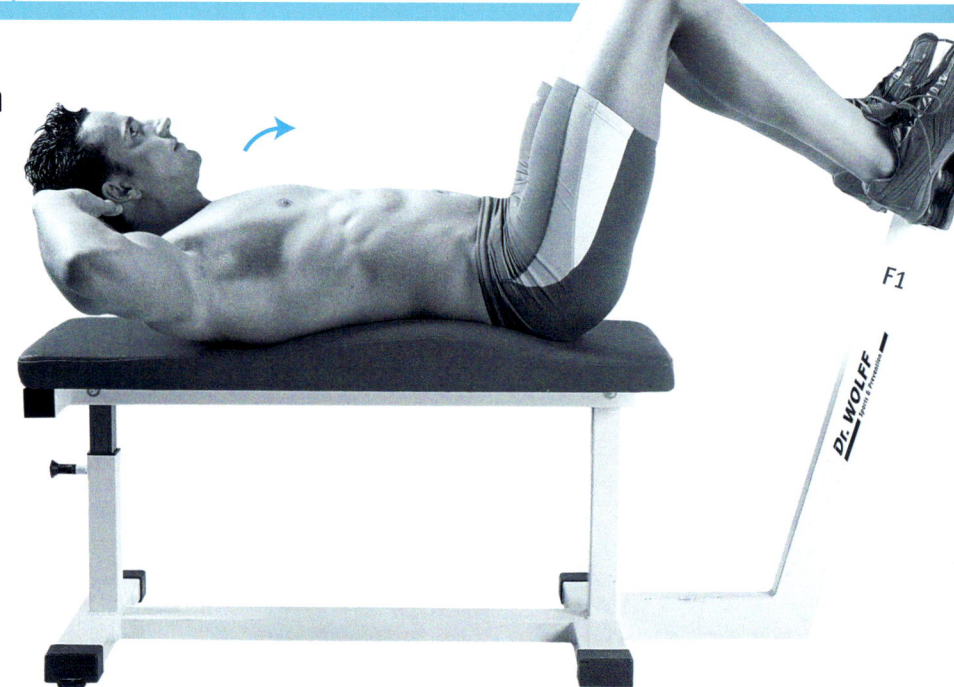

Variationen der Übung:

➤ Sie können den Schwierigkeitsgrad der Übung entweder über einen unterschiedlichen Winkel der Bank variieren oder über die Position der Arme und Hände. Von einfach nach schwer:
  – Hände neben dem Körper nach vorn führen
  – Hände über dem Bauch verschränken
  – Hände seitlich an den Kopf oder den Nacken legen (keinesfalls am Kopf ziehen!)
  – Arme über den Kopf hinaus nach hinten strecken.

➤ Wenn Sie die schrägen Bauchmuskeln betonen wollen, kombinieren Sie die Bewegungen mit dosierten Drehungen der Schulterachse.

Bewertung:

Diese einfache Bank hat sich neben Hightechmaschinen als effektives Trainingsgerät durchgesetzt. Der Vorteil gegenüber dem Crunch auf dem Boden (Seite 88/89) liegt vor allem darin, dass Sie über den Neigungswinkel der Bank die Trainingsintensität sukzessiv anpassen können.

Eignung:

Sehr gut geeignet für alle Leistungsstufen.

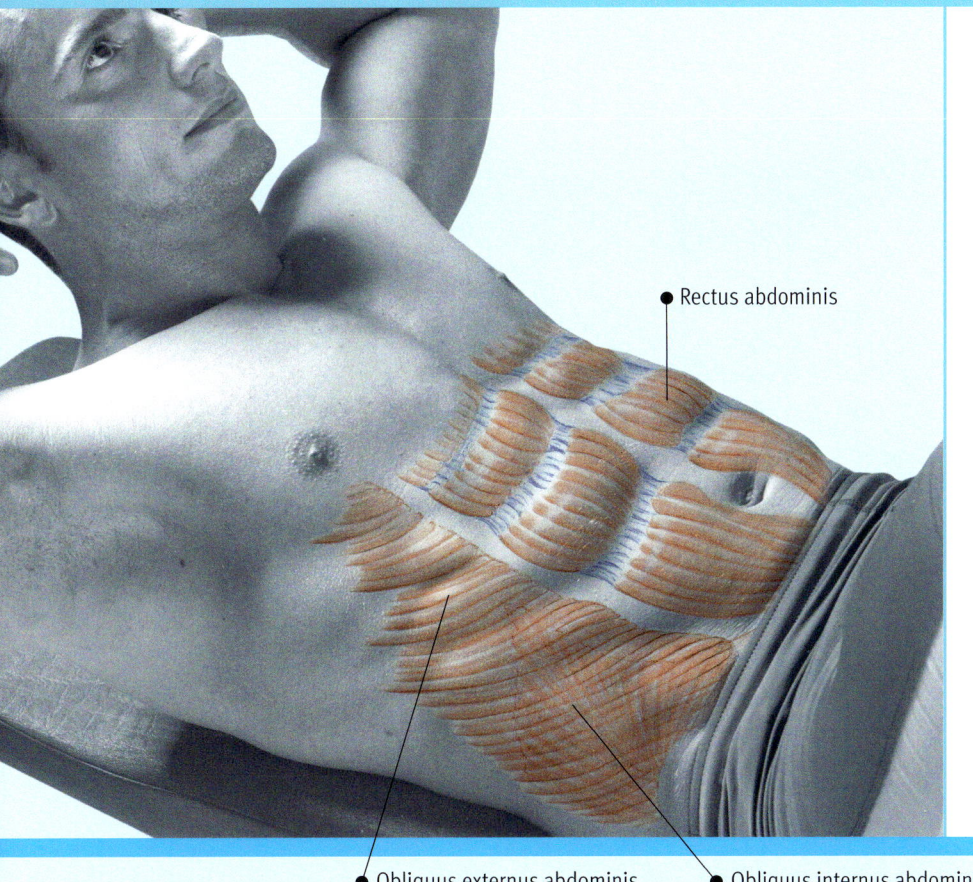

Rectus abdominis

Obliquus externus abdominis   Obliquus internus abdominis

2. Bewegung

Heben Sie zunächst Kopf und Schultern leicht an. Rollen Sie dann den Oberkörper konzentriert und ohne Schwung auf, bis die Schulterblätter den Kontakt mit dem Polster verlieren. Der Kopf bildet mit dem Rumpf eine harmonische Linie. Verharren Sie einen Moment in der Endposition und kehren Sie dann langsam bis kurz vor die Ausgangsposition zurück. Der Kopf wird nicht abgelegt. Die Spannung im Bauchmuskelbereich muss stets aufrechterhalten bleiben.

Wichtige Hinweise:

➤ Ein komplettes Aufrichten des Oberkörpers bis zum vollständigen Sitz bringt für das Training der Bauchmuskeln keine nennenswerten Zusatzeffekte. Es werden dadurch aber die Bandscheiben im Bereich der Lendenwirbelsäule vermehrt belastet.

➤ Achten Sie besonders darauf, dass der Kopf nicht übermäßig nach vorn gezogen wird. Sie vermeiden dies, indem Sie nach schräg oben schauen.

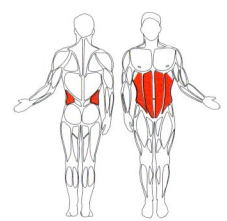

HAUPTMUSKULATUR:
Gerader Bauchmuskel *(Rectus abdominis)*,
äußerer und innerer schräger Bauchmuskel
(Obliquus externus und *internus abdominis)*,
querer Bauchmuskel *(Transversus abdominis)*

UNTERSTÜTZENDE MUSKULATUR:
Hüftbeugemuskulatur *(Iliopsoas)*

Bauchtrainer reverse

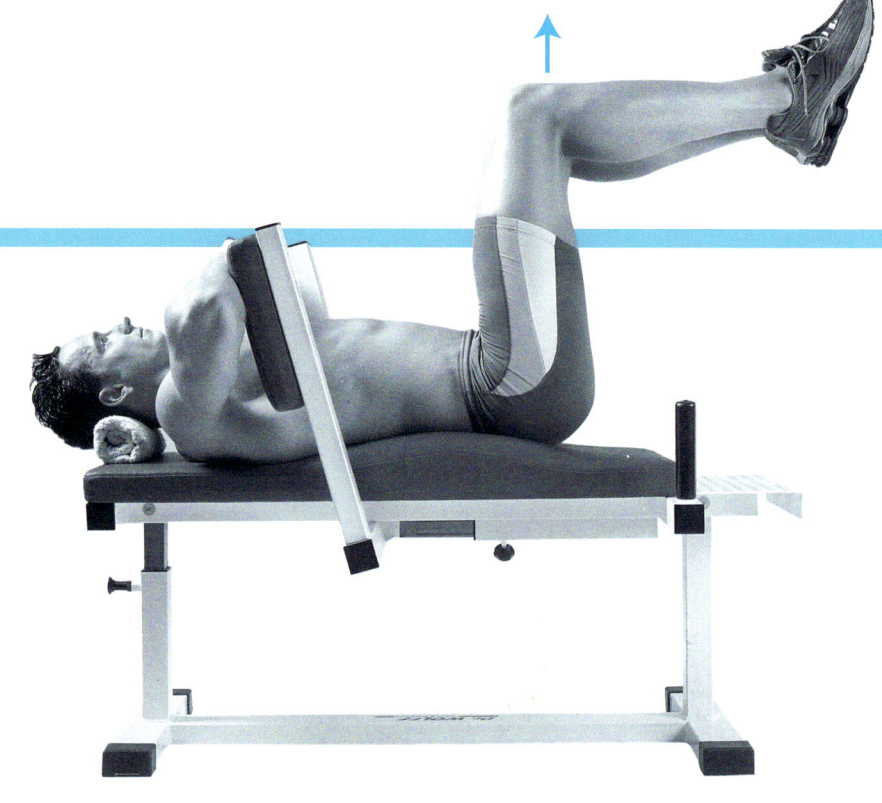

1. Ausgangsposition

Legen Sie sich in Rückenlage so auf
die Bank, dass die Lendenwirbelsäule durch das konvexe Polster
(Lordosepolster) unterstützt wird.
Ein zusammengerolltes Handtuch
unter dem Nacken verhindert eine
Überstreckung in der Halswirbelsäule. Die Beine sind in den Kniegelenken etwa rechtwinklig gebeugt, die Unterschenkel werden
waagerecht in der Luft gehalten.
Platzieren Sie die Arme wie dargestellt an den seitlichen Streben, die
Arme müssen die ganze Zeit über
Kontakt mit den Polstern haben.
Spannen Sie die Bauchmuskeln vor
Bewegungsbeginn aktiv an.

Variationen der Übung:

➤ Um das Training zu erleichtern, ziehen Sie die Knie näher in Richtung Oberkörper. Heben Sie das
Becken auch aus dieser Ausgangsposition in vertikaler Richtung mit waagerecht stehenden
Unterschenkeln an.

➤ Die Übung kann alternativ mit gestreckten Beinen durchgeführt werden. Dabei werden die Beine
mit der Fußsohle voran senkrecht nach oben »geschoben«.

KOORDINATIVE ANSPRÜCHE:
● ● ● ● ○

TRAININGSEFFIZIENZ:
● ● ● ● ○

ÜBERLASTUNGSGEFAHR:
● ● ○ ○ ○

Bewertung:

Die Übung trainiert besonders den unteren Bereich der Bauchmuskulatur. Die Bewegung erfolgt mit geringem Bewegungsausschlag, ist koordinativ anspruchsvoll und sorgt für einen guten Trainingseffekt.

Eignung:

Vorwiegend fortgeschrittenen Fitnesssportlern zu empfehlen.

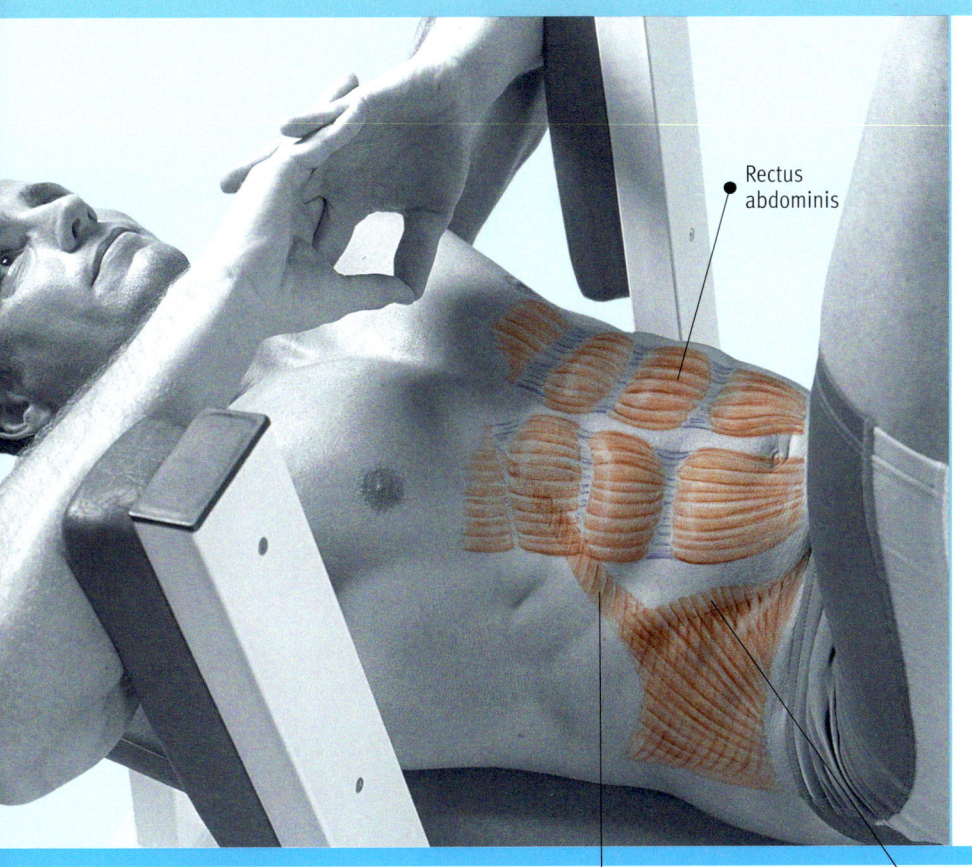

Rectus abdominis

● Transversus abdominis   ● Obliquus internus abdominis

2. Bewegung

Schieben Sie die Knie ohne jeden Schwung senkrecht nach oben. Dabei hebt sich das Steißbein komplett von der Auflagefläche. Die Unterschenkel bleiben weiter in einer waagerechten Position. Im Umkehrpunkt mindestens eine Sekunde verharren. Dann betont verzögernd das Becken wieder absenken, ohne dass das Steißbein vollständig aufliegt. Die Bauchmuskelspannung muss während der einzelnen Wiederholungen erhalten bleiben.

Wichtige Hinweise:

➤ Die Arme stützen lediglich die Bewegung ab, sie sind nicht aktiv an der Aufrichtbewegung beteiligt.

➤ Das Absenken der Beine betont langsam durchführen und jede Schwungbewegung vermeiden.

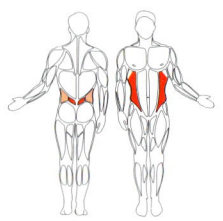

HAUPTMUSKULATUR:
Viereckiger Lendenmuskel *(Quadratus lumborum)*, innerer und äußerer schräger Bauchmuskel *(Obliquus internus* und *externus abdominis)*

UNTERSTÜTZENDE MUSKULATUR:
Gerader Bauchmuskel *(Rectus abdominis)*, Rückenstrecker *(Erector spinae*, insbesondere *Longissimus* und *Iliocostalis)* – alle Muskeln jeweils gegenüberliegend der Zugseite

Seitneigen mit Bank

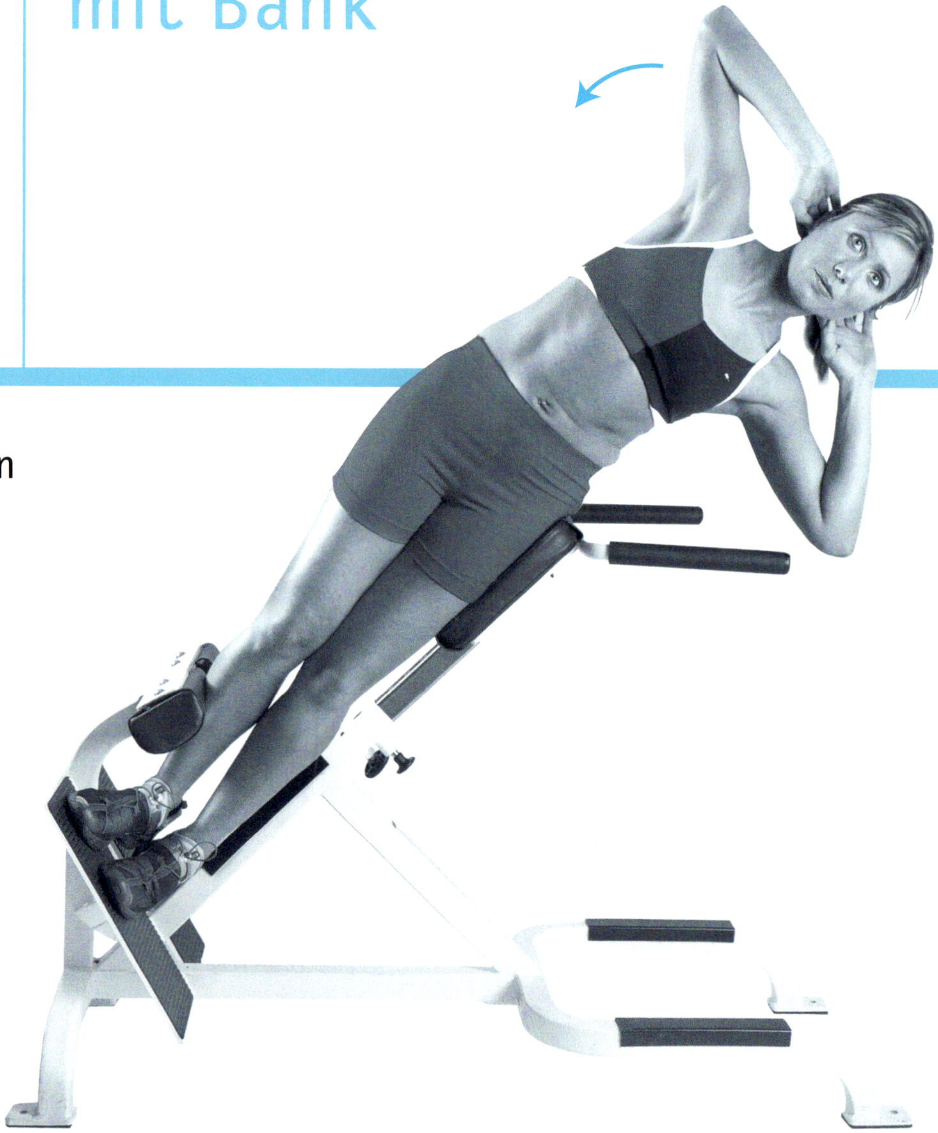

1. Ausgangsposition

Stellen Sie den Abstand von der Trittfläche zum Polster so ein, dass der Beckenkamm seitlich mit dem Polsterrand abschließt. Die Beine stabilisieren die Position des gesamten Körpers. Nehmen Sie die Hände locker in den Nacken, die Ellbogen zeigen in Verlängerung der Schulterachse nach außen. Lassen Sie den Rumpf in einer gleichmäßigen bogenförmigen Bewegung ein Stück herabsinken.

Variationen der Übung:

➤ Je flacher die Auflagefläche eingestellt ist, desto höher ist die Trainingsintensität.

➤ Eine zusätzliche Steigerung ergibt sich, indem Sie in der tiefsten Körperposition einige kleine Wiederholungen (= Endkontraktionen) durchführen.

➤ Um die schrägen Bauchmuskeln zu betonen, wird der Rumpf in der Schulterachse beim Aufrichten leicht nach innen eingedreht.

Bewertung:

Eine wichtige Übung zur seitlichen Stabilisierung des Rumpfes. Sie ist allerdings nur wirksam, wenn der Körper exakt über die Seite geführt wird.

Eignung:

Unter fachlicher Anleitung und mit Eigenkontrolle vor einem Spiegel für alle Trainierenden geeignet und vor allem im Rahmen eines Rückenprogramms zu empfehlen.

KOORDINATIVE ANSPRÜCHE:
● ● ● ○ ○

TRAININGSEFFIZIENZ:
● ● ● ● ◐

ÜBERLASTUNGSGEFAHR:
● ● ● ◐ ○

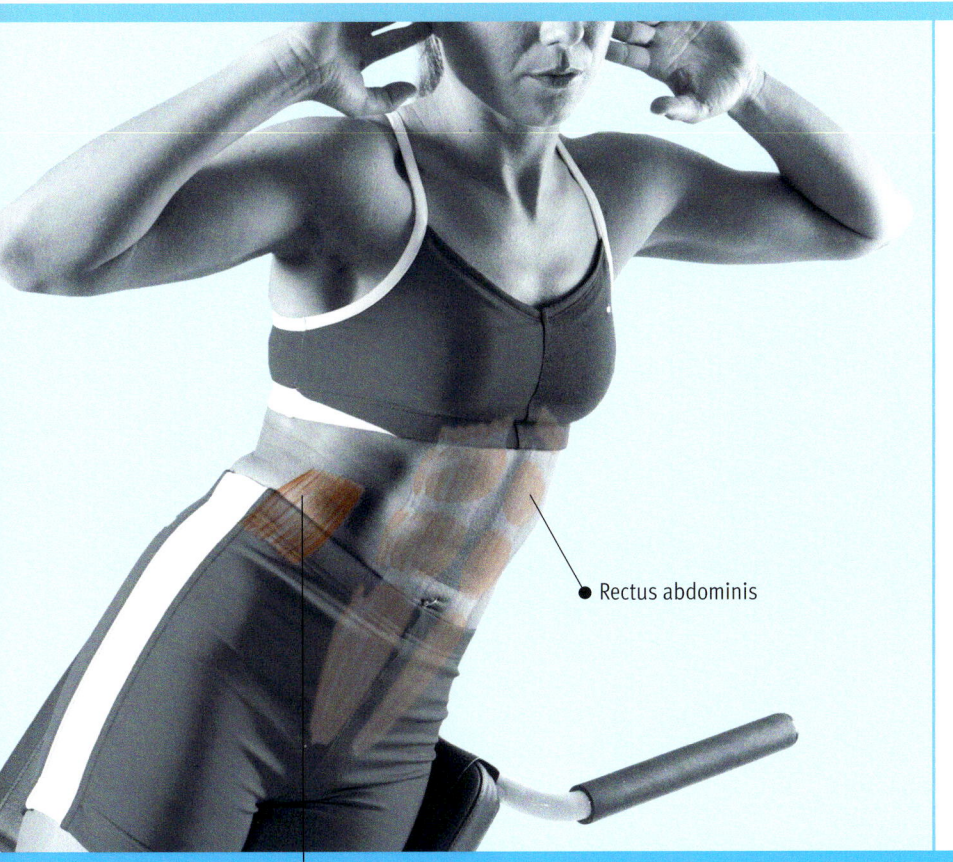

Rectus abdominis

Quadratus lumborum (tief liegend, Rücken)

2. Bewegung

Richten Sie den Rumpf aus dieser Position über die Seite langsam und gleichmäßig auf und neigen Sie ihn weiter zur Gegenseite. Die Bewegung wird durch die Muskelspannung der äußeren Körperflanke geführt. Halten Sie den Kopf jeweils in Verlängerung des Rumpfes. Die Blickrichtung geht stets nach vorn. Anschließend Seitenwechsel.

Wichtige Hinweise:

➤ Achten Sie insbesondere darauf, dass Sie die Neigung zu beiden Seiten in einer harmonischen Biegung ausführen, ohne im Rumpf abzuknicken.

➤ Die gesamte Bewegung verläuft in einer Ebene (Seitneigung). Vermeiden Sie jede Schwungbewegung und jedes Ausweichen in der Hüfte.

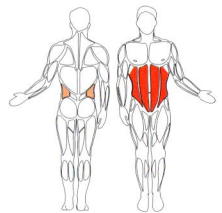

HAUPTMUSKULATUR:
Gerader Bauchmuskel *(Rectus abdominis)*, äußerer und innerer schräger Bauchmuskel *(Obliquus externus* und *internus abdominis)*

UNTERSTÜTZENDE MUSKULATUR:
Querer Bauchmuskel *(Transversus abdominis)*

AB-Roller

1. Ausgangsposition

Legen Sie sich in Rückenlage auf eine Matte und positionieren Sie den Hinterkopf auf dem Nackenpolster des AB-Rollers. Winkeln Sie die Beine rechtwinklig an und stemmen Sie die Fersen aktiv in den Boden. Die Hände fassen locker am oberen Bereich des Bügels, die Oberarme liegen auf den Armpolstern. Spannen Sie die Bauchmuskulatur bewusst vor.

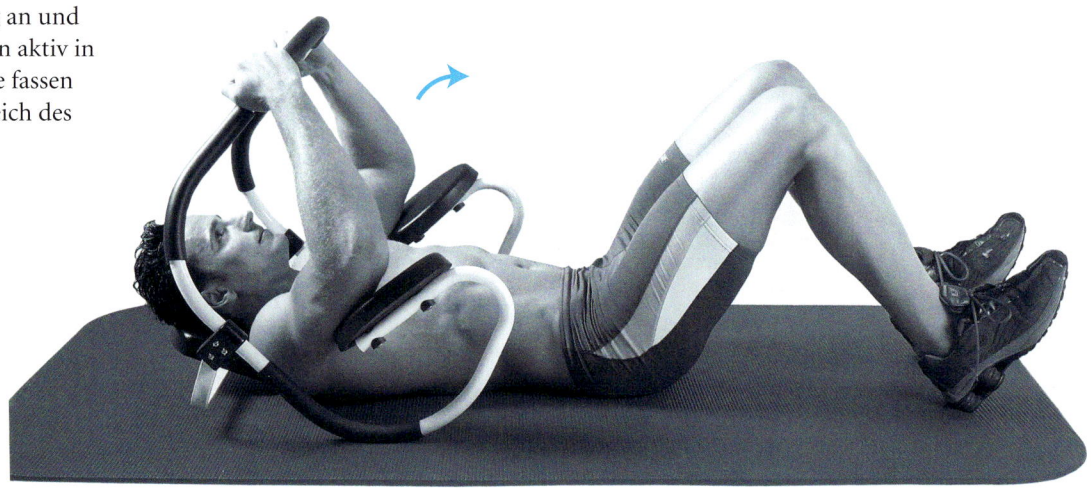

Variationen der Übung:

➤ Wenn Sie die Crunchbewegung intensivieren wollen, halten Sie die Beine rechtwinklig gebeugt in der Luft.

➤ Zum Training der schrägen Bauchmuskeln neigen Sie die Beine parallel – Knie an Knie – seitlich in Richtung Boden. Die Aufrollbewegung erfolgt wie in der Grundübung.

Bewertung:

Der AB-Roller – abgeleitet von *abdominals*, englisch für Bauchmuskeln – ist ein gut einsetzbares Gerät zum Bauchmuskeltraining.
Im Vergleich zum normalen Crunch sind Ausweichbewegungen
praktisch ausgeschlossen.

Eignung:

Das Gerät ist daher besonders gut geeignet für Einsteiger und für
Trainierende mit Problemen im Nackenbereich.

KOORDINATIVE ANSPRÜCHE:
● ○ ○ ○ ○

TRAININGSEFFIZIENZ:
● ● ● ○ ○

ÜBERLASTUNGSGEFAHR:
● ○ ○ ○ ○

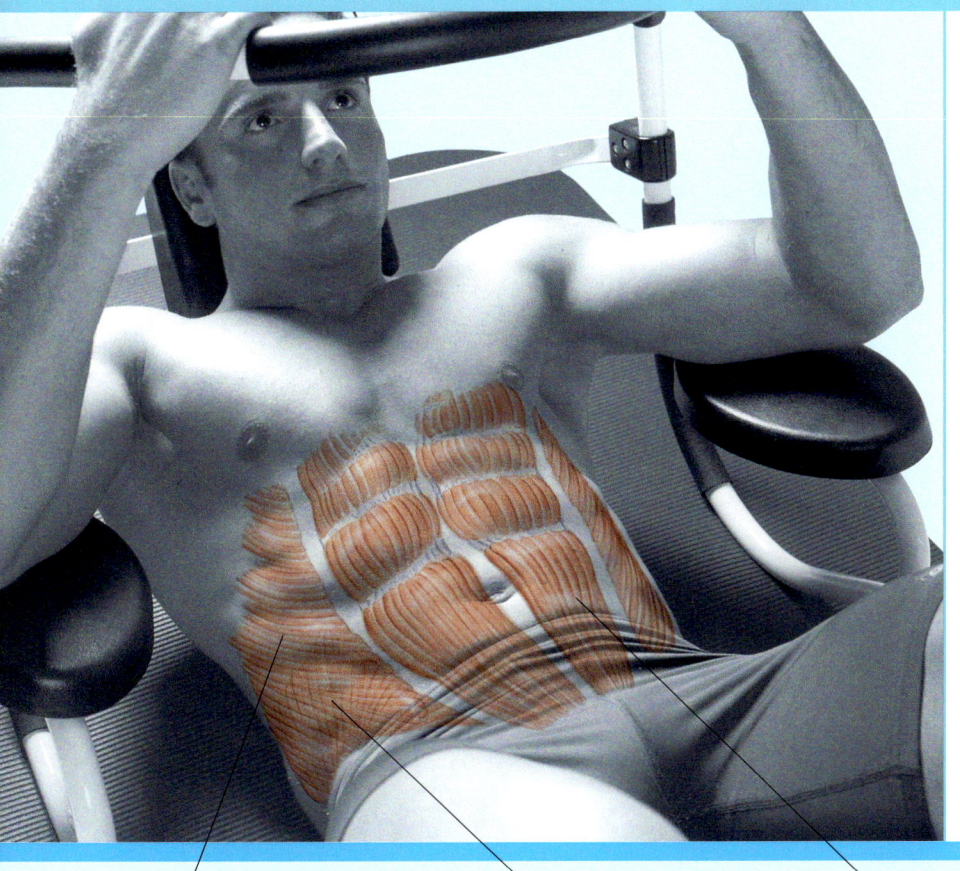

● Obliquus externus abdominis   ● Obliquus internus abdominis   ● Rectus abdominis

2. Bewegung

Rollen Sie nun den Oberkörper
unter Führung des AB-Rollers
nach oben, bis die Schulterblätter
den Boden nicht mehr berühren.
Die Hände unterstützen die Aufrichtbewegung so viel wie nötig,
so wenig wie möglich. Der Kopf
ruht entspannt auf dem Nackenpolster. Verharren Sie kurz im
Umkehrpunkt der Bewegung und
lassen Sie dann den Oberkörper
unter betonter Bauchmuskelspannung langsam wieder in die Ausgangsposition zurücksinken.
Nur so weit zurückrollen, dass die
Bauchmuskulatur die ganze Zeit
noch unter Spannung steht.

Wichtige Hinweise:

➤ Ziehen Sie den Kopf nicht zur Brust, sondern halten Sie ihn, durch das Nackenpolster gestützt,
in Verlängerung des Rückens.

➤ Führen Sie die Bewegung stets ohne Schwung und das Rückrollen betont bremsend aus.

➤ Die Arme sind nicht aktiv an der Bewegung beteiligt, ziehen den Bügel nicht nach vorn.

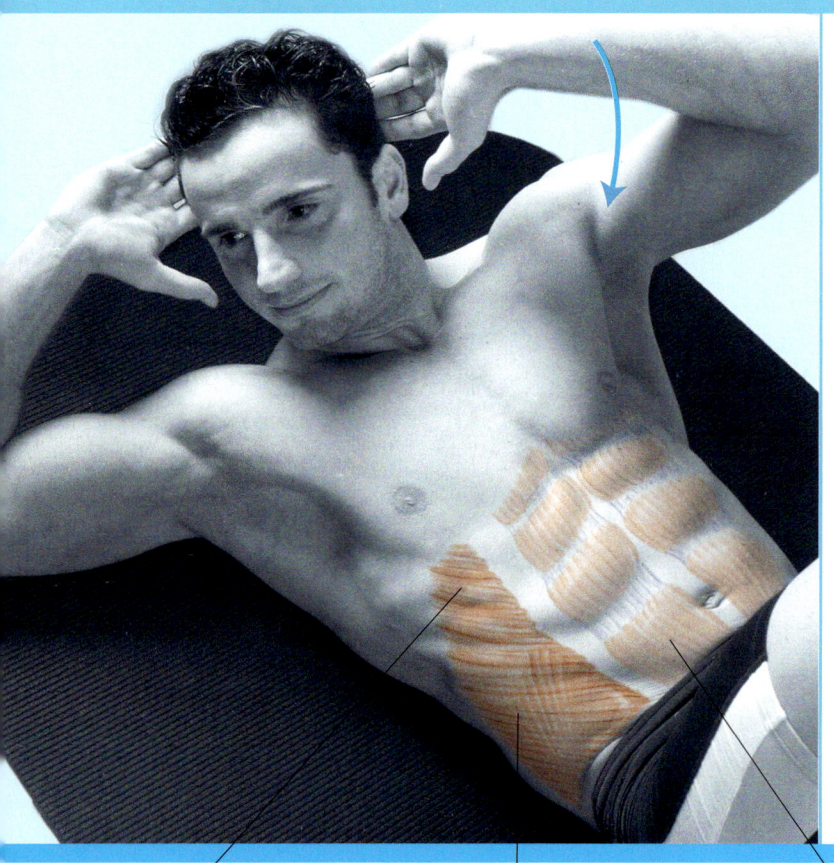

Twisted Crunch

HAUPTMUSKULATUR:
Innerer und äußerer schräger Bauchmuskel
(Obliquus internus und *externus abdominis)*

UNTERSTÜTZENDE MUSKULATUR:
Gerader Bauchmuskel *(Rectus abdominis)*,
querer Bauchmuskel *(Transversus abdominis)*

Bewertung:

Eine Standardübung für das Training der schrägen Bauchmuskeln,
die allerdings eine befriedigende Grundkraft der Bauchmuskulatur
voraussetzt.

Eignung:

Für Einsteiger ist die Übung aus obigen Gründen nur mit kurzem
Hebel (siehe Variationen) zu empfehlen.

Ausgangsposition und Bewegung

Legen Sie sich auf den Rücken und heben
Sie die Beine an, sodass sowohl im Hüft- als
auch im Kniegelenk ein rechter Winkel entsteht (Hockerposition). Nehmen Sie die
Hände hinter den Kopf, die Ellbogen zeigen
parallel nach außen. Nicht am Kopf ziehen!
Spannen Sie nun aktiv die Bauchmuskeln an
und heben Sie Kopf, Ellbogen und Schultern
– in dieser Reihenfolge. Drehen Sie mit dem
Aufrollen des Oberkörpers die Schulterachse
zur Seite ein. Kurz in der Endposition verharren (die Schulterblätter haben keinen
Bodenkontakt) und dann den Oberkörper
unter Beibehaltung der Bauchmuskelspannung langsam in die Ausgangsposition
zurücksinken lassen. Dabei Kopf und Ellbogen knapp über dem Boden halten, nicht
ablegen. Seitenwechsel nicht vergessen!

● Obliquus externus abdominis　　● Obliquus internus abdominis　　● Rectus abdominis

Variationen der Übung:

➤ **Zur Erleichterung**
 – die Arme über dem Boden nach vorn führen oder
 über dem Bauch verschränken (kurzer Hebel)
 – die Beine rechtwinklig aufstellen.

➤ **Zur Steigerung des Schwierigkeitsgrades**
 – den äußeren Arm in der Endstellung in Verlängerung
 der Schulter nach hinten strecken (längerer Hebel)
 – das Becken anheben, bis das Steißbein den
 Bodenkontakt verliert.

Wichtige Hinweise:

➤ Die Ellbogen bleiben in der Grundübung
 stets parallel zur Schulterachse ausgerichtet. Ellbogen und Schultern beim Aufrollen nicht nach vorn ziehen.

➤ Jede Schwungbewegung vermeiden und
 auf eine gleichmäßige Atmung achten.

➤ Beide Seiten gleichmäßig auftrainieren.

Diagonaler Crunch

KOORDINATIVE ANSPRÜCHE:
● ● ● ● ◐

TRAININGSEFFIZIENZ:
● ● ● ● ●

ÜBERLASTUNGSGEFAHR:
● ● ● ○

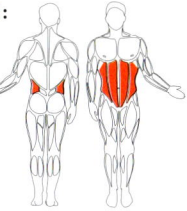

HAUPTMUSKULATUR:
Gerader Bauchmuskel *(Rectus abdominis)*, äußerer und innerer schräger Bauchmuskel *(Obliquus externus* und *internus abdominis)*, querer Bauchmuskel *(Transversus abdominis)*

UNTERSTÜTZENDE MUSKULATUR:
Hüftbeugemuskulatur *(Iliopsoas)*

Bewertung:

Eine hochintensive und gleichzeitig sehr anspruchsvolle Übung für das komplexe Training der gesamten Bauchmuskulatur, mit der alle Hauptfunktionen der Bauchmuskeln aktiviert werden.

Eignung:

Die Übung setzt allerdings ein gutes Bewegungsgefühl und eine bereits gut trainierte Bauchmuskulatur voraus. Sie ist also nur etwas für weit Fortgeschrittene.

Ausgangsposition und Bewegung

Legen Sie sich in Rückenlage und heben Sie die Beine an, sodass sowohl im Hüft- als auch im Kniegelenk ein rechter Winkel entsteht (Hockerposition). Spannen Sie die Bauchmuskeln aktiv an.

Heben Sie nun den Kopf leicht an und beginnen Sie den Oberkörper aufzurollen. Ziehen Sie ein Knie in Richtung Oberkörper und schieben Sie mit der gegenseitigen Hand in Richtung Knöchel. Der andere Arm und das andere Bein werden in der Diagonalen vom Körper nach hinten bzw. nach vorn weggestreckt. Der Oberkörper wird mit der Aufrollbewegung leicht eingedreht. Führen Sie diese Bewegung im steten Wechsel zu beiden Seiten durch, ohne dabei den Kopf abzulegen. Die Bauchmuskulatur bleibt voll angespannt.

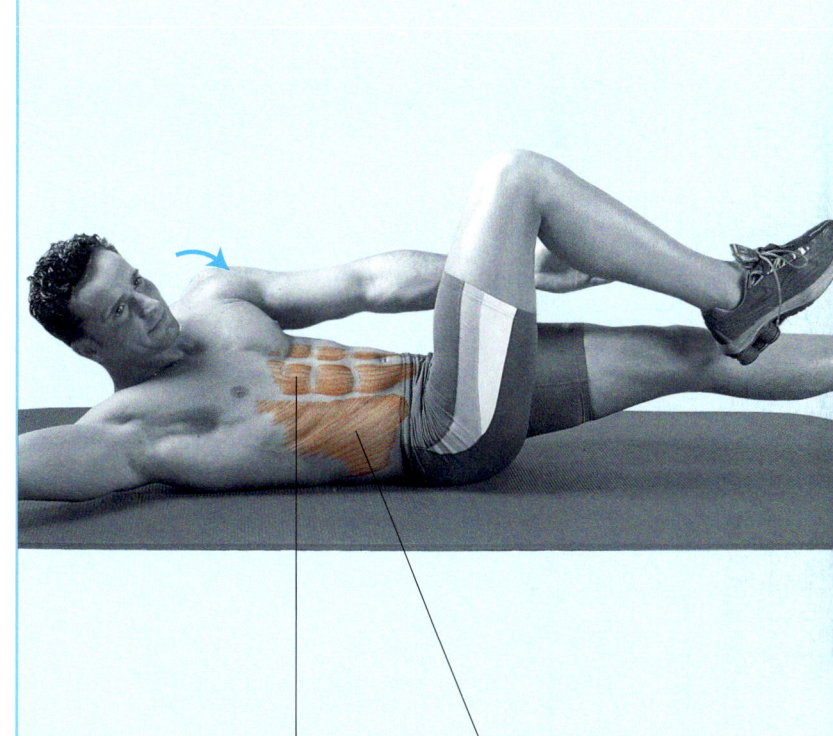

● Rectus abdominis ● Obliquus externus abdominis

Variation der Übung:

➤ Je weiter der Arm nach hinten, flach über dem Boden, weggestreckt wird, desto größer wird der Hebel und umso intensiver ist die Übung.

Wichtige Hinweise:

➤ Machen Sie die Übung kontrolliert ohne jede Schwungbewegung.

➤ Der Kopf bleibt während des Aufrollvorgangs stets in Verlängerung des Oberkörpers. Das Kinn wird also nicht auf die Brust gezogen.

KOORDINATIVE ANSPRÜCHE:
● ● ● ○ ○

TRAININGSEFFIZIENZ:
● ● ● ◐ ○

ÜBERLASTUNGSGEFAHR:
● ● ○ ○ ○

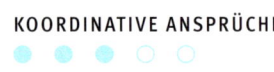

HAUPTMUSKULATUR:
Gerader Bauchmuskel *(Rectus abdominis)*, äußerer und innerer schräger Bauchmuskel *(Obliquus externus* und *internus abdominis)*, querer Bauchmuskel *(Transversus abdominis)*

UNTERSTÜTZENDE MUSKULATUR:
Hüftbeugemuskulatur *(Iliopsoas)*

Bodendrücker isometrisch

Bewertung:

Bei dieser Übung wird die Bauchmuskulatur statisch, also ohne Bewegung, angespannt und gekräftigt. Sie eignet sich als Ergänzung oder als Alternative zu den Crunchübungen.

Eignung:

Auch für Einsteiger gut geeignet.

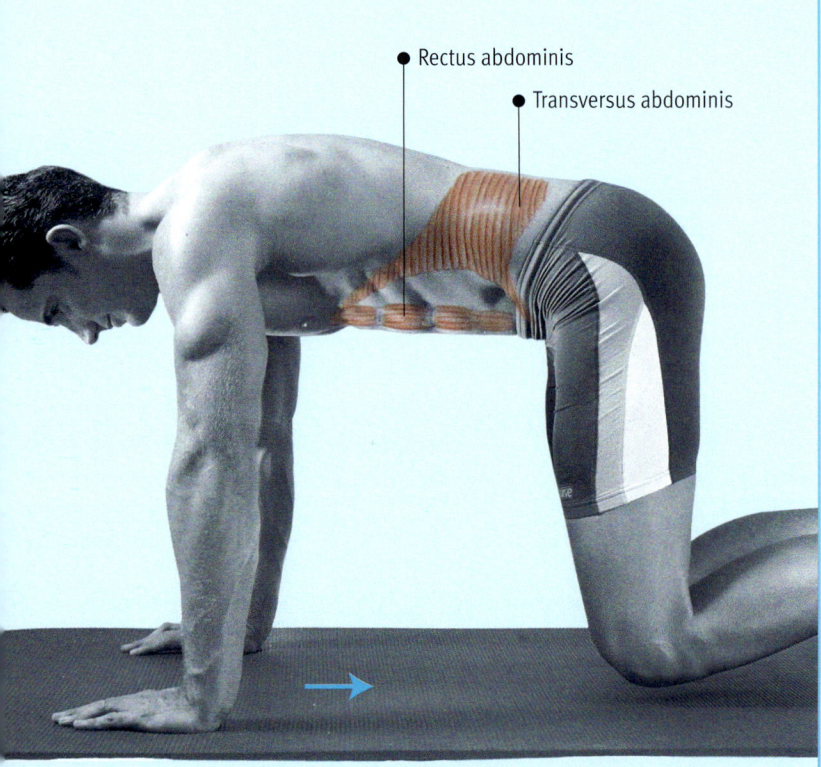

● Rectus abdominis
● Transversus abdominis

Ausgangsposition und Bewegung

Gehen Sie in den Vierfüßlerstand (Bankstellung): Der Rücken ist gerade, der Kopf befindet sich in Verlängerung des Rückens. Die Blickrichtung geht nach unten. Setzen Sie die Hände schulterbreit bei leicht angewinkelten Ellbogen unter dem Körper auf. Die Rumpfmuskulatur zur Stabilisierung der Ausgangsposition anspannen. Heben Sie nun beide Knie minimal (2–3 cm) an, der Rumpf wird stabil auf Händen und Füßen ausbalanciert. Sie intensivieren die Bauchmuskelspannung, indem Sie mit den Händen Zug in Richtung Knie ausüben, also quasi am Boden ziehen. Die Position des Rückens ändert sich dabei nicht. Die Spannung einige Sekunden halten und danach die Knie wieder kurz abstellen. Diese Abfolge mehrfach wiederholen.

Variationen der Übung:

➤ Während die Hände nach hinten »ziehen«, können die Knie etwas nach vorn »geschoben« werden. Dadurch entsteht andeutungsweise eine Crunchposition zwischen Schultern und Becken.

➤ Indem der Hüftbeugewinkel verkleinert wird, intensivieren Sie die Übung. Die Knie rutschen weiter nach hinten. Gleichzeitig nimmt allerdings die Gefahr einer Hohlkreuzstellung deutlich zu.

Wichtige Hinweise:

➤ Die Knie dürfen nur sehr wenig angehoben werden, damit die Bauchmuskelspannung erhalten bleibt.

➤ Achten Sie darauf, die ganze Zeit gleichmäßig weiterzuatmen.

➤ Den Kopf nicht in den Nacken nehmen, der Blick bleibt zum Boden oder leicht nach hinten zu den Knien gerichtet.

Rücken

Der Rücken setzt sich aus einem differenzierten System von Muskeln zusammen, die den Bögen der Wirbel und ihren Fortsätzen entspringen. Der wichtigste Muskelbereich ist der Rückenstrecker *(Erector spinae)*, dessen Hauptfunktionen Aufrichtung und Stabilisierung der Wirbelsäule sind. Dabei versteht man unter dem *Erector spinae* die Gesamtheit der das Rückgrat streckenden Muskelbündel. Zu unterscheiden ist ein mittlerer Trakt mit kurzen Muskeln von einem äußeren Trakt mit überwiegend langen Muskeln. Hinzu kommen oberflächliche Muskeln wie zum Beispiel der breite Rückenmuskel *(Latissimus)*, die zusätzlich auf den Schultergürtel und die oberen Extremitäten einwirken.

KRÄFTIGER RÜCKEN, GESUNDER RÜCKEN

Der Trainingszustand der Rückenmuskeln hat großen Einfluss auf die Gesundheit des Rückens. Es ist davon auszugehen, dass etwa 80 Prozent der Rückenbeschwerden mit einer zu schwachen oder unsymmetrisch entwickelten Muskulatur verbunden sind. Umso wichtiger ist ein differenziertes Training, das eine harmonische Entwicklung aller Muskelpartien zum Ziel hat. Legen Sie besonderen Wert auf eine korrekte Bewegungstechnik, damit die empfindlichen Strukturen der Wirbelsäule, insbesondere die Bandscheiben, so weit wie möglich geschont und keinesfalls überlastet werden.

Die Muskulatur des Rückens – oben sind die an der Oberfläche, unten die tiefer liegenden Muskeln zu sehen.

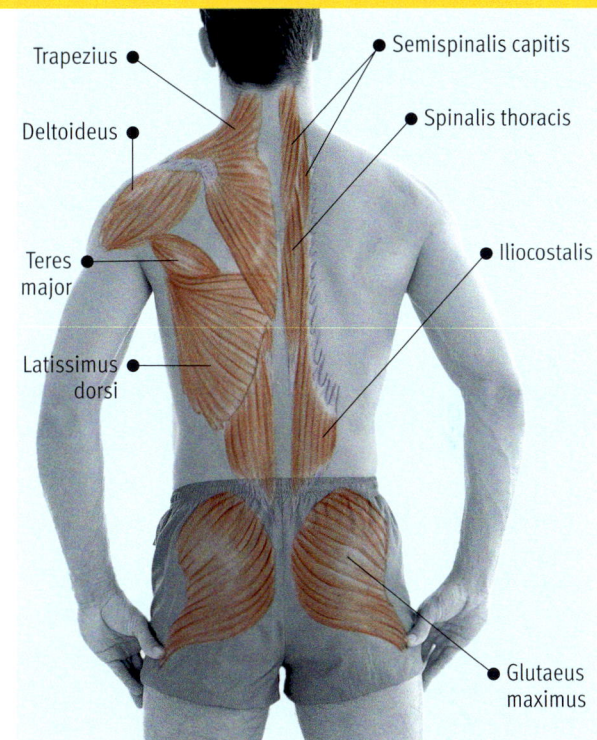

Trapezius
Deltoideus
Teres major
Latissimus dorsi
Semispinalis capitis
Spinalis thoracis
Iliocostalis
Glutaeus maximus

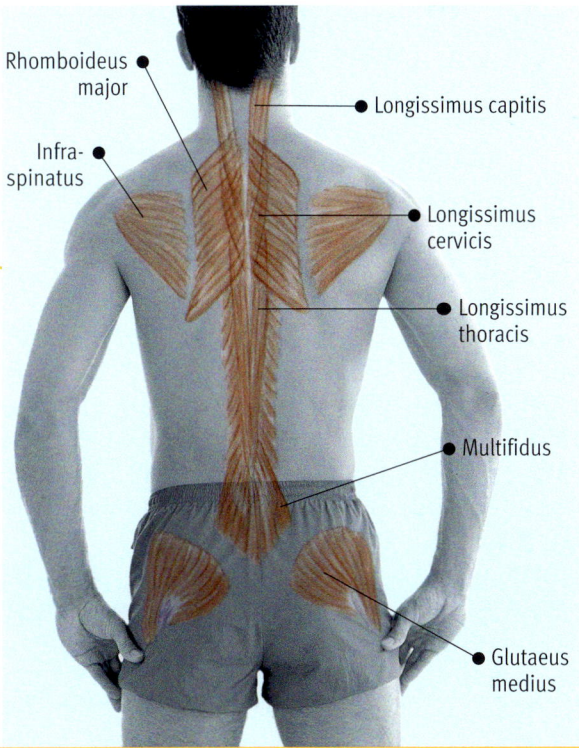

Rhomboideus major
Infraspinatus
Longissimus capitis
Longissimus cervicis
Longissimus thoracis
Multifidus
Glutaeus medius

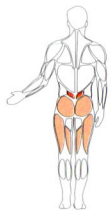

Rückenstrecker-maschine

HAUPTMUSKULATUR:
Rückenstrecker *(Erector spinae)*, je nach Ausführung Betonung des Lenden- oder Brustwirbelsäulenbereichs

UNTERSTÜTZENDE MUSKULATUR:
Großer Gesäßmuskel *(Glutaeus maximus)*, zweiköpfiger Oberschenkelmuskel *(Biceps femoris)*, Halbsehnenmuskel *(Semitendinosus)*, Plattsehnenmuskel *(Semimembranosus)*

1. Ausgangsposition

Stellen Sie den Sitz so ein, dass die Drehachse des Gerätes möglichst in Verlängerung der Lendenwirbelsäule verläuft. Achten Sie darauf, dass die Beine etwa hüftbreit stabilisieren. Um eine günstige Beckenposition zu ermöglichen, müssen die Knie leicht gebeugt sein (ca. 20–30 Grad). Dazu die Trittfläche entsprechend anpassen. Das Rückenpolster sollte bei der Grundübung im Bereich der Schulterblätter ansetzen.

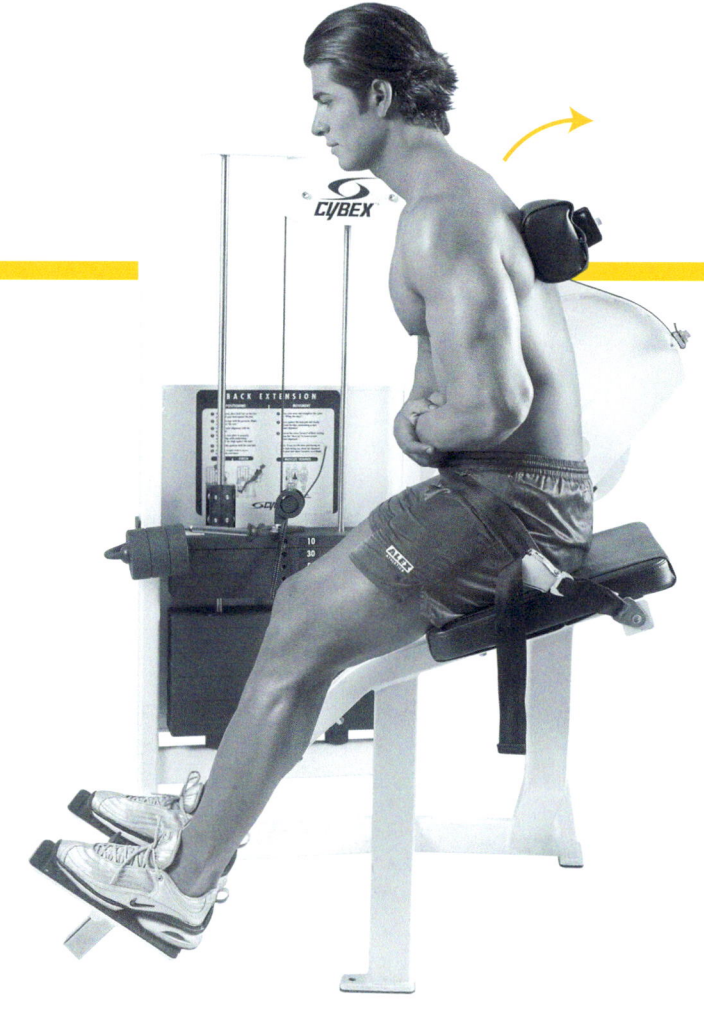

Variationen der Übung:

➤ Je nach Höhe des gewählten Drehpunkts der Geräteachse wird entweder der Muskelanteil im Bereich der Lendenwirbelsäule (der Drehpunkt liegt in Höhe der Beckenkämme) oder im Bereich der Brustwirbelsäule (der Drehpunkt liegt ca. 10 cm oberhalb der Beckenkämme) stärker aktiviert.

➤ Ähnliches ergibt sich durch die variable Höhe des Rückenpolsters (= Ansatz des Widerstands), wobei eine tiefere Positionierung die Lendenwirbelsäulenpartie akzentuiert, eine höhere die Brustwirbelsäule.

Bewertung:

Die Rückenstreckermaschine gehört zur Standardausstattung moderner Trainingseinrichtungen. Der Vorteil dieses Gerätetyps liegt darin, dass die Bewegung teilweise vorgegeben wird. Dennoch kann es bei falscher Übungsausführung zu Fehlbelastungen der Wirbelsäule kommen. Nuancen in der Bewegung entscheiden über die Trainingswirksamkeit.

Eignung:

Die Übung ist für Trainierende aller Leistungsstufen geeignet.

KOORDINATIVE ANSPRÜCHE:
● ● ● ◐ ○

TRAININGSEFFIZIENZ:
● ● ● ● ◐

ÜBERLASTUNGSGEFAHR:
● ● ● ◐ ○

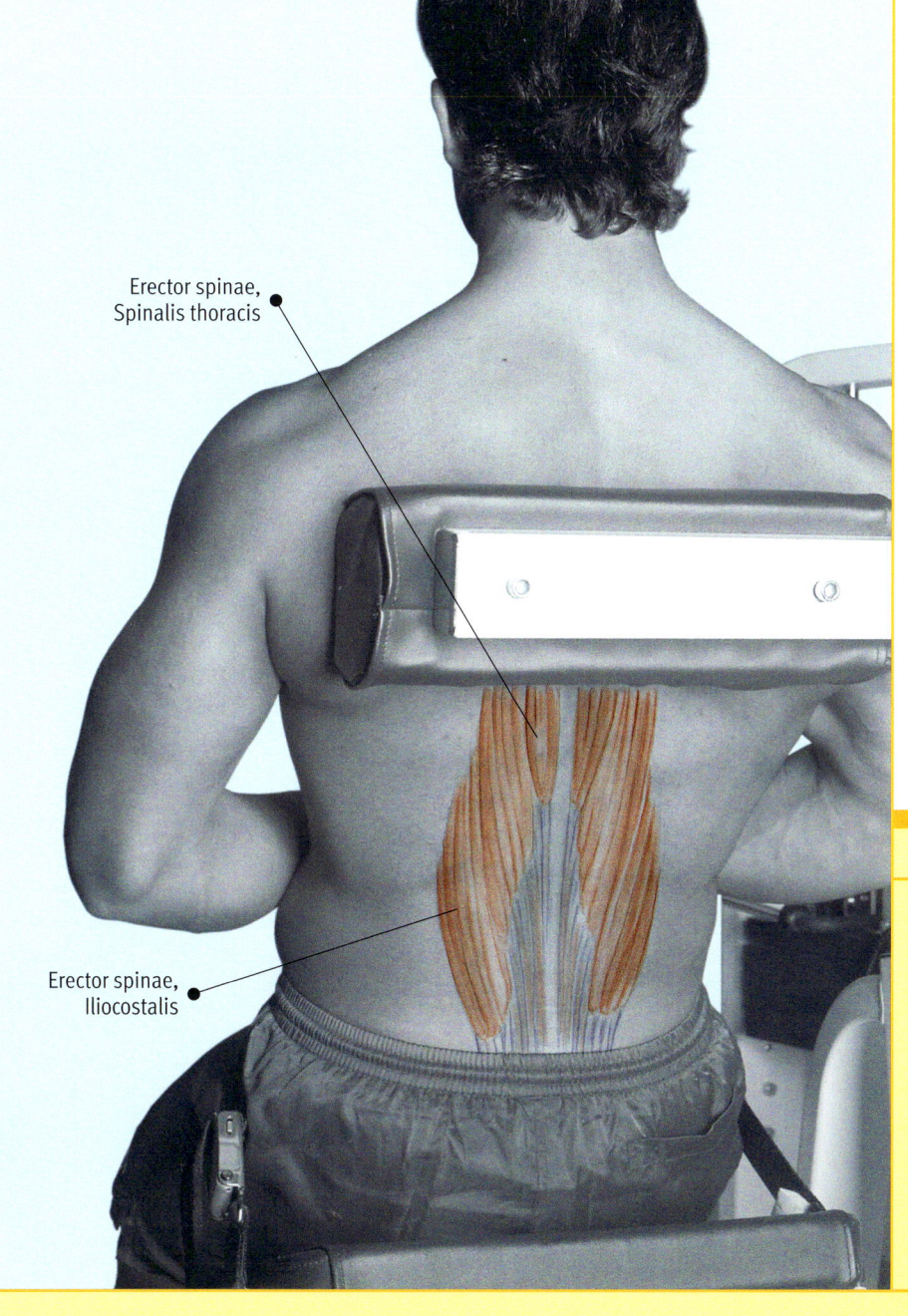

Erector spinae, Spinalis thoracis

Erector spinae, Iliocostalis

2. Bewegung

Drücken Sie sich zunächst durch aktiven Einsatz der Beinmuskeln fest in die Sitzposition. Beginnen Sie die Bewegung – je nach Trainingszustand und Bewegungserfahrung – aus einer leichten bis mittleren Hüftbeugung (ca. 30–40 Grad). Der Rücken darf in der Ausgangsstellung ruhig noch etwas gerundet sein, denn damit erhöht sich der Trainingseffekt der kurzen, zwischen den einzelnen Wirbelkörpern liegenden Muskeln. Strecken Sie dann nach und nach den Rücken, bis Sie die natürlich aufgerichtete Form der Wirbelsäule (mit Lendenlordose) erreichen. Kehren Sie unter Beibehaltung der Muskelspannung zurück in die Ausgangsposition.

Wichtige Hinweise:

➤ Vermeiden Sie Ausweichbewegungen des Beckens.

➤ Achten Sie stets auf ein gleichmäßiges Tempo.

➤ Einsteiger sollten zunächst mit kleinen Bewegungsradien beginnen, vor allem die Beugung nach vorn ist einzuschränken.

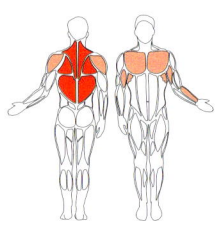

HAUPTMUSKULATUR:
Breiter Rückenmuskel *(Latissimus dorsi)*, Kapuzenmuskel *(Trapezius, P. asc.)*, Rautenmuskeln *(Rhomboidei)*, großer Rundmuskel *(Teres major)*

UNTERSTÜTZENDE MUSKULATUR:
Deltamuskel *(Deltoideus)* hinterer Anteil *(Pars spinalis)*, großer Brustmuskel *(Pectoralis major)*, zweiköpfiger Oberarmmuskel *(Biceps brachii)*, vorderer Sägemuskel *(Serratus anterior)*, beugende Muskeln des Unterarms

Latissimusmaschine

1. Ausgangsposition

Stellen Sie die Sitzhöhe so ein, dass die Beine annähernd rechtwinklig gebeugt sind (Knie etwa im 80-Grad-Winkel). Spannen Sie die Rumpfmuskeln an und fassen Sie die Griffe so weit oben, dass die Gewichte bei gestreckten Armen ein Stück angehoben sind. Die Handrücken zeigen in der Grundübung nach außen. Der Rücken ist aufrecht und gerade. Stabilisieren Sie aktiv den Schultergürtel.

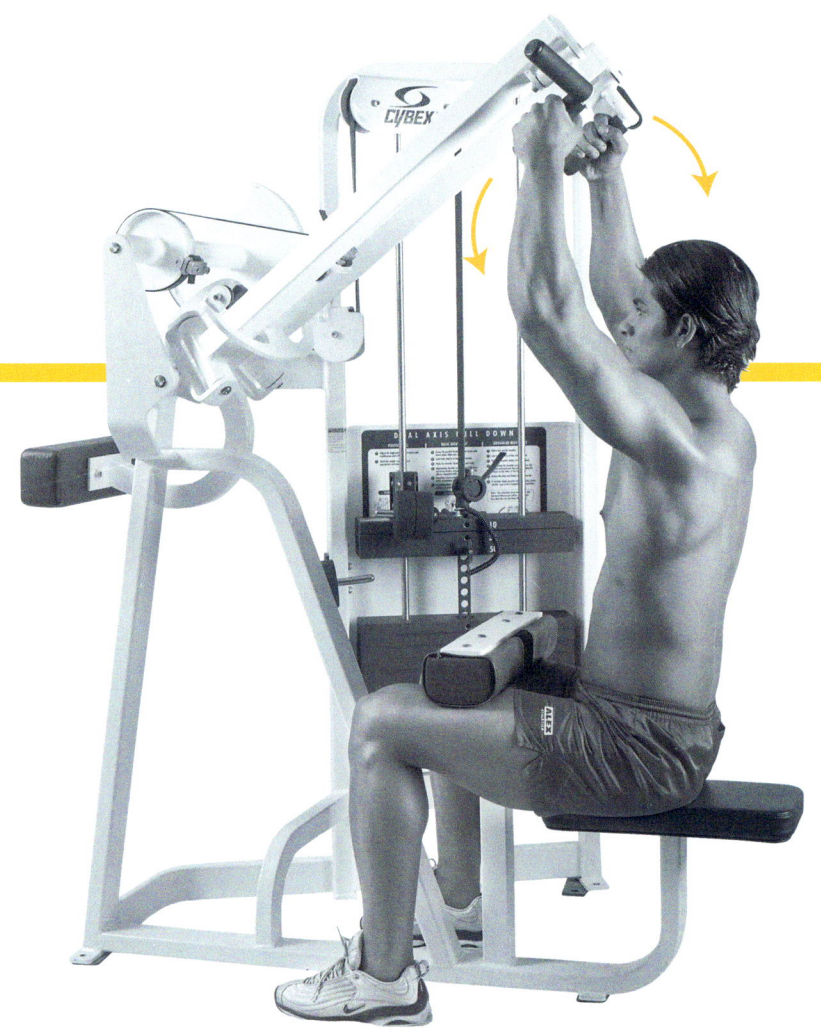

Variation der Übung:

➤ Je nach Gerätetyp können die Hände weiter außen mit Außenrotation im Schultergelenk greifen, damit der *Latissimus* intensiver aktiviert wird. Die Handrücken zeigen dann zum Körper.

Bewertung:

Im Gegensatz zum freien Latissimuszug wird hier die Bewegung durch das Trainingsgerät vorgegeben. Je nach Gerätetyp werden die Griffe geradlinig oder in einer kreisförmigen Bewegungsbahn geführt.

Eignung:

Die Übung ist aus obigen Gründen besonders Einsteigern zu empfehlen.

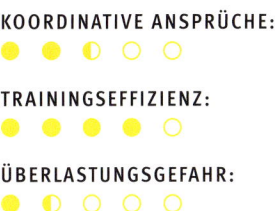

KOORDINATIVE ANSPRÜCHE:
● ● ◐ ○ ○

TRAININGSEFFIZIENZ:
● ● ● ● ○

ÜBERLASTUNGSGEFAHR:
● ◑ ○ ○ ○

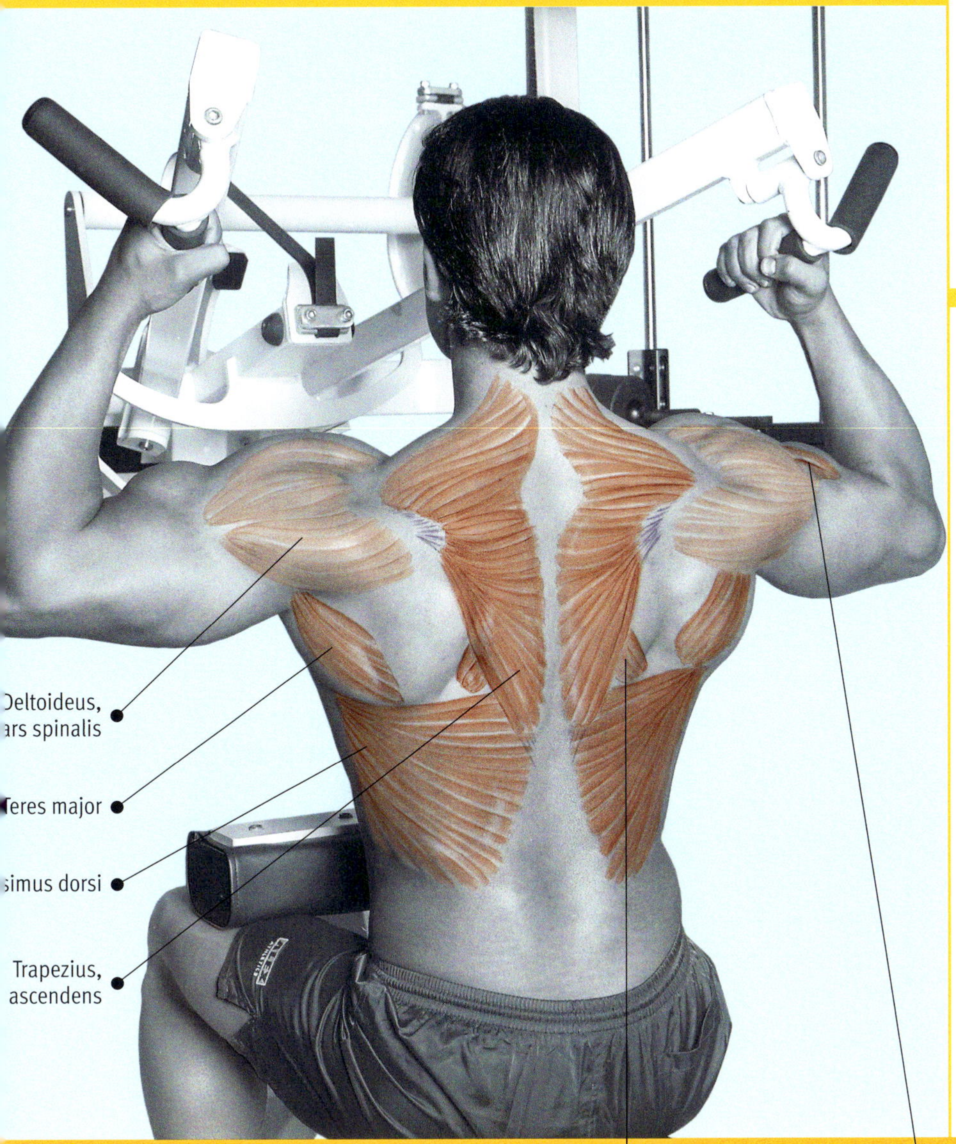

2. Bewegung

Nun ziehen Sie die Griffe mit zunächst gestreckten Armen einige Zentimeter nach unten. Dann die Bewegung mit zunehmender Beugung der Ellbogengelenke fortsetzen, bis sich die Hände ungefähr auf Schulterhöhe befinden. Anschließend führen Sie die Arme bei anhaltender Muskelspannung wieder nach oben, wobei die Ellbogen nicht vollständig gestreckt werden.

Deltoideus, ars spinalis

Teres major

simus dorsi

Trapezius, ascendens

● Rhomboideus major   ● Biceps brachii

Wichtige Hinweise:

➤ Führen Sie die Bewegung mit betontem Krafteinsatz der Schulter- und Rückenmuskulatur aus.

➤ Halten Sie die Schulter stets in einer neutralen Position, ziehen Sie sie also nicht hoch. Die Blickrichtung geht nach vorn.

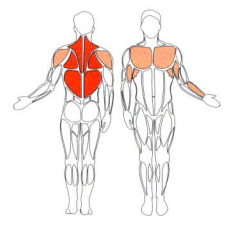

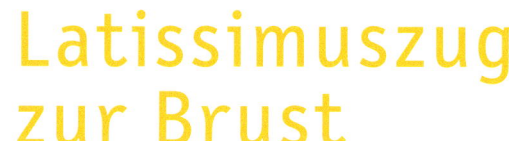

Latissimuszug zur Brust

HAUPTMUSKULATUR:
Breiter Rückenmuskel *(Latissimus dorsi)*, Kapuzenmuskel *(Trapezius)* aufsteigende Fasern *(Pars ascendens)*, Rautenmuskeln *(Rhomboidei)*, großer Rundmuskel *(Teres major)*

UNTERSTÜTZENDE MUSKULATUR:
Deltamuskel *(Deltoideus)*, großer Brustmuskel *(Pectoralis major)*, zweiköpfiger Oberarmmuskel *(Biceps brachii)*, vorderer Sägemuskel *(Serratus anterior)*, beugende Muskeln des Unterarms

1. Ausgangsposition

Stellen Sie die Sitzhöhe so ein, dass die Beine annähernd rechtwinklig gebeugt sind (Knie ca. im 80-Grad-Winkel). Greifen Sie die Stange etwas über schulterbreit so weit oben, dass die Arme vollständig gestreckt werden können. So nutzen Sie die gesamte Bewegungsweite aus. Um den *Latissimus* besonders zu aktivieren, wird der Rücken leicht nach hinten gekippt. Dabei die Stange im so genannten Ristgriff halten, die Handrücken zeigen zum Körper. Je nach Höhe des aufgelegten Gewichts die Beine von oben mit Polstern fixieren. Leiten Sie die Bewegung ein, indem Sie die Rücken- und Schulterblattmuskeln betont anspannen und die Schultern etwas herabziehen.

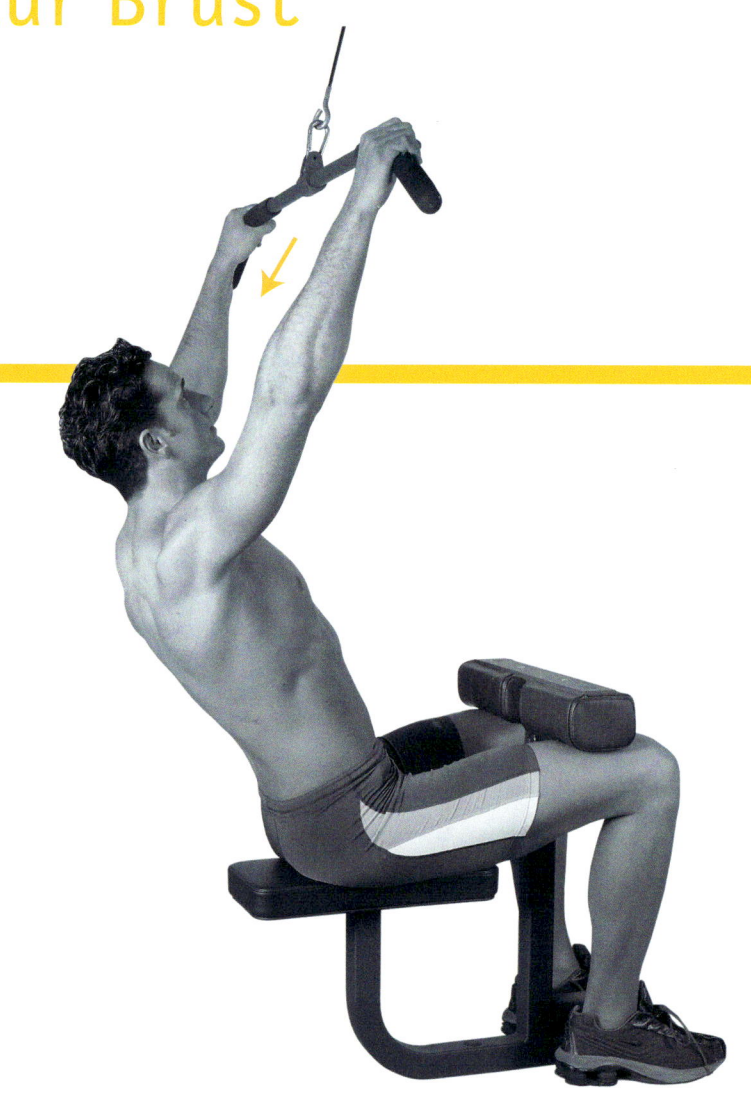

Variationen der Übung:

➤ Sie können die Stange bei aufrechtem Oberkörper statt zur Brust auch unmittelbar hinter dem Kopf in Richtung Nacken führen. Dadurch erhöht sich die Aktivität des *Trapezius*. Rutschen Sie auf dem Sitzpolster entsprechend weit nach vorn, damit die Bewegung geradlinig in vertikaler Richtung verlaufen kann.

➤ Grundsätzlich gilt: Je weiter Sie die Stange greifen, desto höher die Beteiligung des *Latissimus*; je enger, desto höher die Aktivierung der Schulterblattfixatoren.

➤ Der so genannte Kammgriff – die Handflächen zeigen zum Körper – führt dazu, dass der Bizeps stärker aktiviert wird.

Bewertung:

Der Latissimuszug ist eine der beliebtesten und effektivsten Geräte-übungen und gehört zur Standardausrüstung einer jeden Trainingsein-richtung. Auch hier gilt: Je weniger die Bewegung durch die Maschine geführt wird, desto wichtiger ist die Bewegungskontrolle.

Eignung:

Der Latissimuszug zur Brust ist in erster Linie für Fortgeschrittene geeig-net. Für Einsteiger empfiehlt sich die konventionelle Ausführung der Latissimusmaschine (Seite 94).

KOORDINATIVE ANSPRÜCHE:
● ● ● ○ ○

TRAININGSEFFIZIENZ:
● ● ● ● ◐

ÜBERLASTUNGSGEFAHR:
● ● ● ○ ○

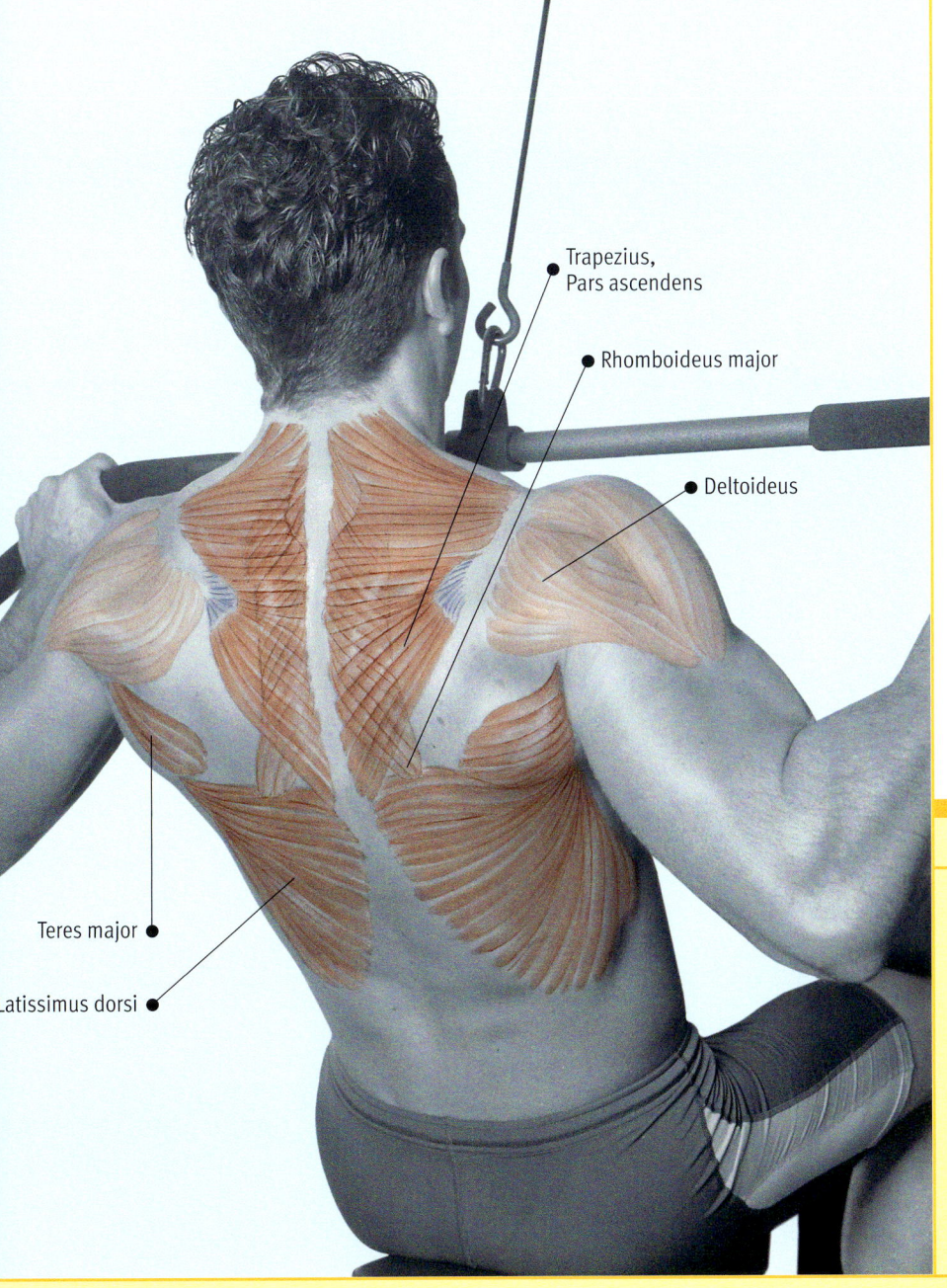

Trapezius, Pars ascendens

Rhomboideus major

Deltoideus

Teres major

Latissimus dorsi

2. Bewegung

Die Stange wird also zunächst eini-ge Zentimeter nach unten gezogen, ohne dass sich die Ellbogengelenke bewegen. Erst danach wird sie durch eine zunehmende Beugung der Ellbogen steil nach unten zur Brust gezogen. Anschließend führen Sie die Stange bei anhalten-der Muskelspannung wieder nach oben zurück, die Ellbogen werden aber auch in der Endposition nicht vollständig gestreckt.

Wichtige Hinweise:

➤ Achten Sie darauf, dass Sie die Schultern nicht hochziehen, denn das kann Nackenprobleme hervorrufen.

➤ Reduzieren Sie lieber das Gewicht und führen Sie die Übung mög-lichst konzentriert aus.

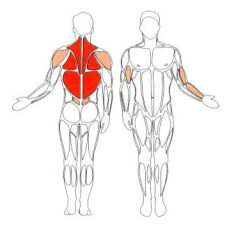

Ruderzugmaschine

HAUPTMUSKULATUR:
Breiter Rückenmuskel *(Latissimus dorsi)*, Kapuzenmuskel *(Trapezius, P. asc.)*, Rautenmuskeln *(Rhomboidei)*, großer Rundmuskel *(Teres major)*

UNTERSTÜTZENDE MUSKULATUR:
Deltamuskel *(Deltoideus, P. spinalis)*, zweiköpfiger Oberarmmuskel *(Biceps brachii)*, vorderer Sägemuskel *(Serratus anterior)*, Rückenstrecker *(Erector spinae)* im Bereich der Lendenwirbelsäule, beugende Muskeln des Unterarms

1. Ausgangsposition

Nehmen Sie eine stabile Sitzposition mit annähernd rechtwinklig gebeugten Beinen (ca. 80-Grad-Winkel) ein. Stabilisieren Sie den Oberkörper am Brustpolster – soweit vorhanden und erforderlich – und wählen Sie in der Grundübung eine Griffposition etwas unterhalb der Schulterebene.

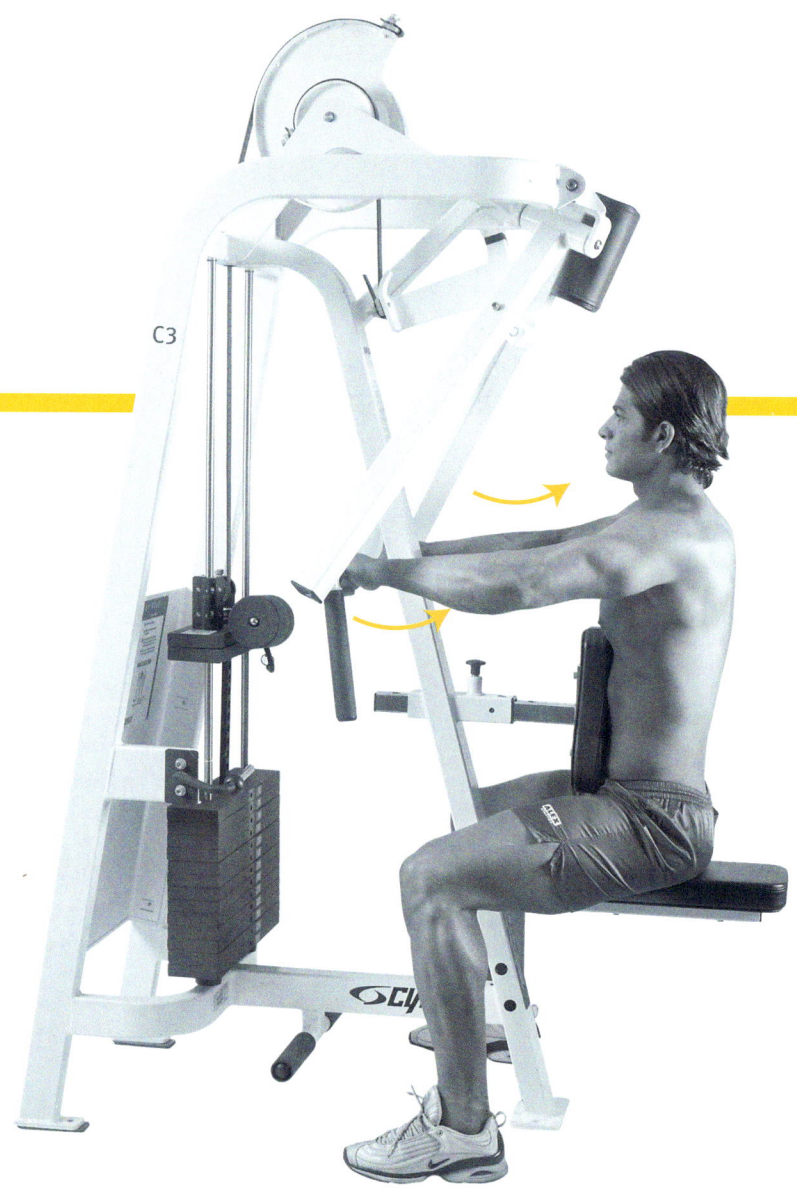

C3

Variationen der Übung:

Je nach Position der Ellbogen bzw. der Arme können Sie gezielt unterschiedliche Hauptmuskelgruppen aktivieren:

➤ Fassen Sie in der Grundübung die vertikalen Griffe. Die Ellbogen bewegen sich nahe am Körper, werden dabei nicht angehoben. So ist der *Latissimus* am besten angesprochen.

➤ Wenn Sie die horizontalen Griffe wählen, werden die Ellbogen seitlich angehoben und es steigt die Aktivität des *Trapezius* und der *Rhomboiden*. Gleichzeitig nimmt die Beteiligung des *Latissimus* ab.

Bewertung:

Der Ruderzug ist eines der wichtigsten Übungsgeräte für den oberen Rücken, der für eine verbesserte, aufrechte Körperhaltung verantwortlich ist.

Eignung:

Aufgrund der guten Geräteführung kann diese Übung allen Trainierenden sehr empfohlen werden.

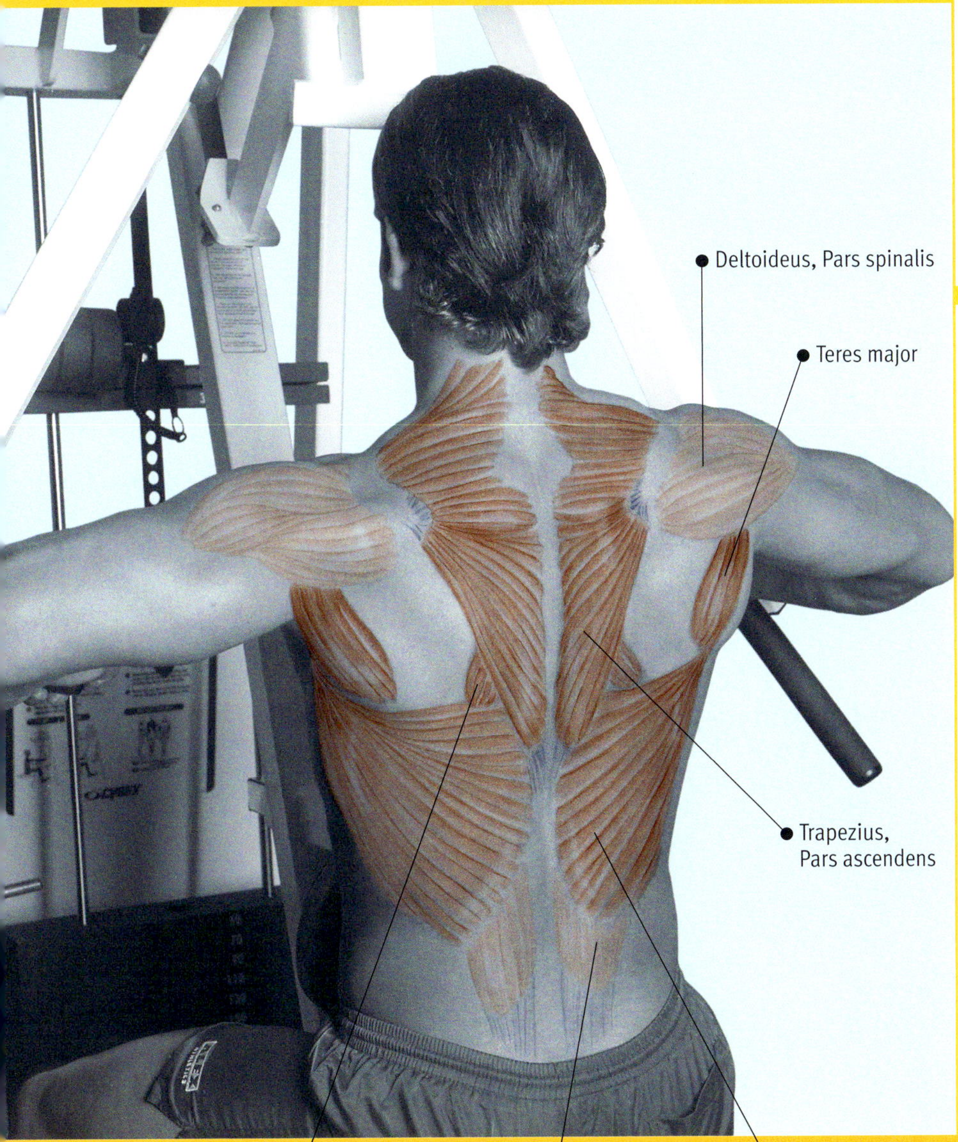

KOORDINATIVE ANSPRÜCHE:

● ● ○ ○ ○

TRAININGSEFFIZIENZ:

● ● ● ● ◐

ÜBERLASTUNGSGEFAHR:

● ● ◐ ○ ○

● Deltoideus, Pars spinalis

● Teres major

2. Bewegung

Ähnlich dem Latissimuszug wird auch beim Ruderzug die Bewegung über die Aktivität der Schulter- und Rückenmuskeln eingeleitet. Dadurch richtet sich der Rumpf betont auf. Die ersten Zentimeter des Bewegungswegs werden bei noch gestreckten Armen zurückgelegt. Beugen Sie dann die Arme zunehmend und ziehen Sie die Griffe so weit nach hinten, bis die Ellbogen sich hinter der Schulterachse befinden. Dabei den Rücken stets gerade halten. Die Blickrichtung geht nach vorn.

● Trapezius, Pars ascendens

● Rhomboideus major   ● Erector spinae   ● Latissimus dorsi

Wichtige Hinweise:

➤ Halten Sie den Rücken stets gerade und vermeiden Sie Ausweichbewegungen im Bereich der Lenden- und der Halswirbelsäule.

➤ Betonen Sie die Eigenstabilisierung und setzen Sie das Brustpolster nur dann ein, wenn unbedingt nötig, zum Beispiel bei sehr hohen Gewichten, wenn etwa das aufgelegte Gewicht das eigene Körpergewicht überschreitet.

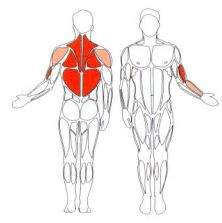

Einarmiges Rudern mit Kurzhantel

HAUPTMUSKULATUR:
Kapuzenmuskel *(Trapezius)*, insbesondere mittlerer Anteil *(Pars transversa)*, breiter Rückenmuskel *(Latissimus dorsi)*, Rautenmuskeln *(Rhomboidei)*, zweiköpfiger Oberarmmuskel *(Biceps brachii)*

UNTERSTÜTZENDE MUSKULATUR:
Deltamuskel *(Deltoideus)* hinterer Anteil *(Pars spinalis)*, beugende Muskeln des Unterarms

1. Ausgangsposition

Nehmen Sie eine Art Vierfüßlerstand ein, wobei der Körper zu einer Seite mit dem Unterschenkel und dem gestreckten Arm auf der Flachbank abgestützt wird. Das Bein der Gegenseite steht auf dem Boden, die gleichseitige Hand ist frei. Den Rücken dabei in einer Linie halten, die Blickrichtung geht nach unten. Fassen Sie mit der freien Hand die Hantel so, dass der Handrücken nach außen zeigt.

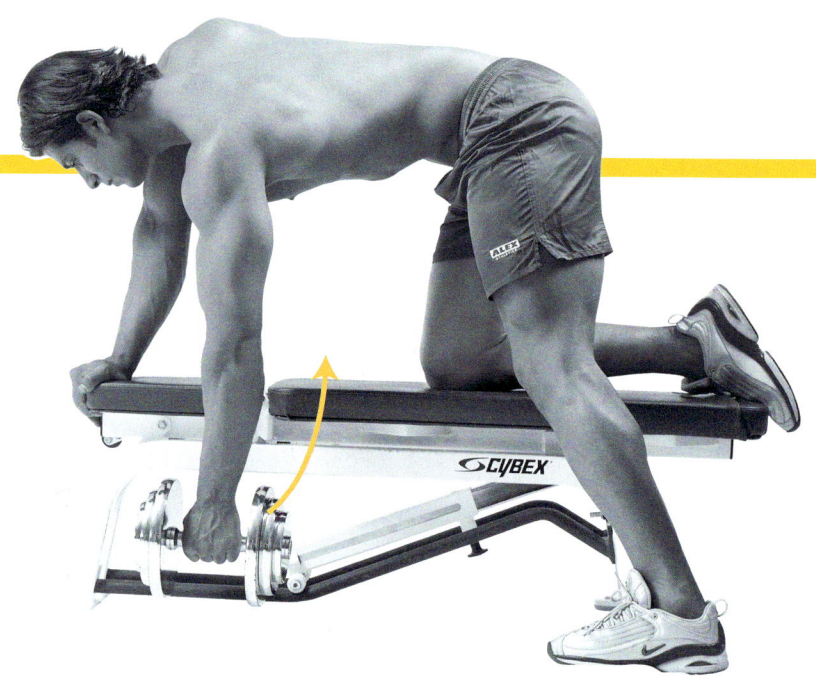

Variation der Übung:

➤ Durch diesen körpernahen Zug wird der *Latissimus* am besten aktiviert. Wenn Sie den Arm leicht abspreizen und die Hantel etwas nach innen drehen – der Handrücken zeigt dann nach vorn – wird der Trapezmuskel stärker aktiviert, gleichzeitig ist der *Latissimus* dann weniger beteiligt.

Bewertung:

Die Übung erfordert eine saubere Bewegungstechnik, um die gewünschte Kräftigung zu erzielen.

Eignung:

Von Vorteil ist Erfahrung im Umgang mit Hanteln. Daher vorwiegend geeignet für fortgeschrittene Fitnesssportler.

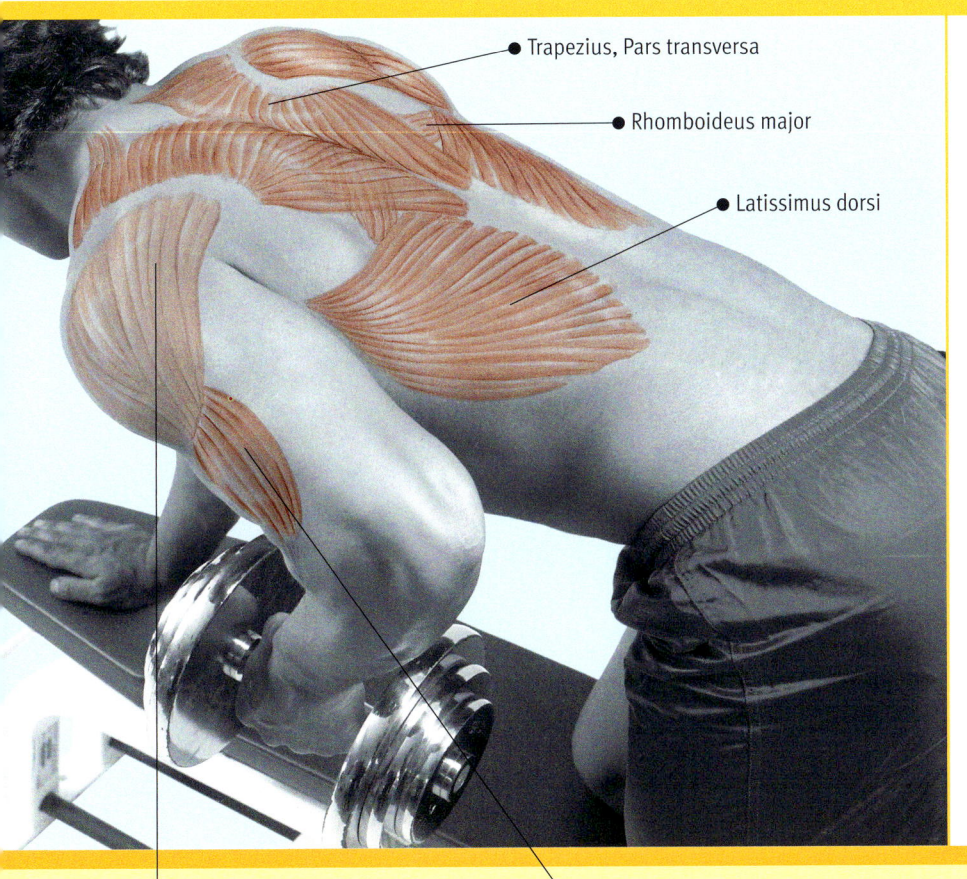

Trapezius, Pars transversa

Rhomboideus major

Latissimus dorsi

Deltoideus, Pars spinalis

Biceps brachii

2. Bewegung

Ziehen Sie den Oberarm ohne Schwung mit dem Ellbogen voran maximal nach oben, ohne dass der Rücken ausweicht, rotiert oder seitlich kippt. Dabei das Gewicht in einer vertikalen Linie gleichmäßig anheben. Im obersten Punkt der Bewegung befindet sich der Ellbogen deutlich über dem Rücken. Anschließend Seitenwechsel.

Wichtige Hinweise:

➤ Die Übung sollte zunächst mit niedrigem Gewicht unter betonter Körperkontrolle und Stabilisierung des Rückens erlernt werden.

➤ Achten Sie auf eine harmonische Kraftentwicklung, beide Seiten müssen die gleiche Last bewältigen können.

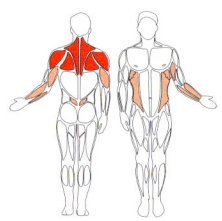

HAUPTMUSKULATUR:
Deltamuskel *(Deltoideus, P. spin.)*, Rautenmuskeln *(Rhomboidei)*, Kapuzenmuskel *(Trapezius, P. transv.)*, kleiner Rundmuskel *(Teres minor)*, Unter-/Obergrätenmuskel *(Infraspinatus/Supraspinatus)*

UNTERSTÜTZENDE MUSKULATUR:
Rückenstrecker *(Erector spinae)*, innere/äußere schräge Bauchmuskeln *(Obliquus int./ext.)*, vorderer Sägemuskel *(Serratus ant.)*, dreiköpfiger Oberarmmuskel *(Triceps brachii)*, Unterarmmuskulatur

Rumpfrotatorenübung mit Kabelzug

1. Ausgangsposition

Befestigen Sie einen Griff an der tiefen Rolle und stellen Sie sich seitlich zum Kabelzug. Wählen Sie eine stabile Haltung mit etwas über schulterbreit stehenden Beinen und leicht gebeugten Kniegelenken. Drehen Sie den Oberkörper in Richtung Kabelzug und neigen Sie sich ein Stück nach vorn zum Griff. Fassen Sie nun den Griff an der tiefen Rolle so, dass der Arm im Ellbogengelenk gebeugt ist und der Unterarm etwas nach innen gedreht wird. Der Handrücken

zeigt schräg zum Körper. Spannen Sie zur Stabilisierung dieser Position die Rumpf- und Schultermuskulatur an. Die Blickrichtung geht stets in Richtung Griff. Den anderen Arm angewinkelt seitlich an der Hüfte abstützen.

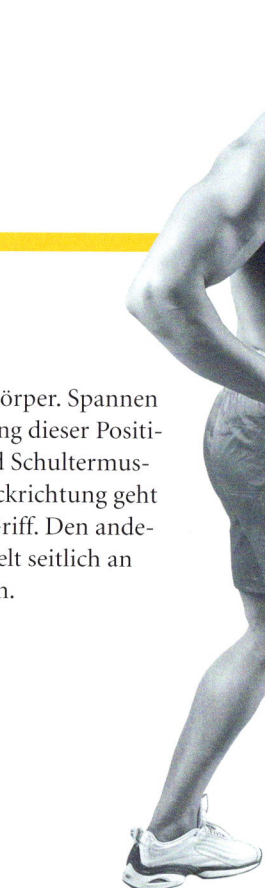

Variationen der Übung:
keine

Bewertung:

Eine technisch sehr anspruchsvolle Komplexübung für zahlreiche Muskeln im Schulter- und Rückenbereich. Dabei werden auch die Rumpfrotatorenmuskeln aktiviert. Besonders diese tief liegenden Muskeln verleihen der Wirbelsäule Stabilität. Die Übung sollte unbedingt unter fachlicher Anleitung und Spiegelkontrolle erlernt werden.

Eignung:

Vorwiegend für Fortgeschrittene und für Trainierende mit guten koordinativen Fähigkeiten geeignet.

KOORDINATIVE ANSPRÜCHE:
● ● ● ● ●

TRAININGSEFFIZIENZ:
● ● ● ● ◑

ÜBERLASTUNGSGEFAHR:
● ● ● ● ○

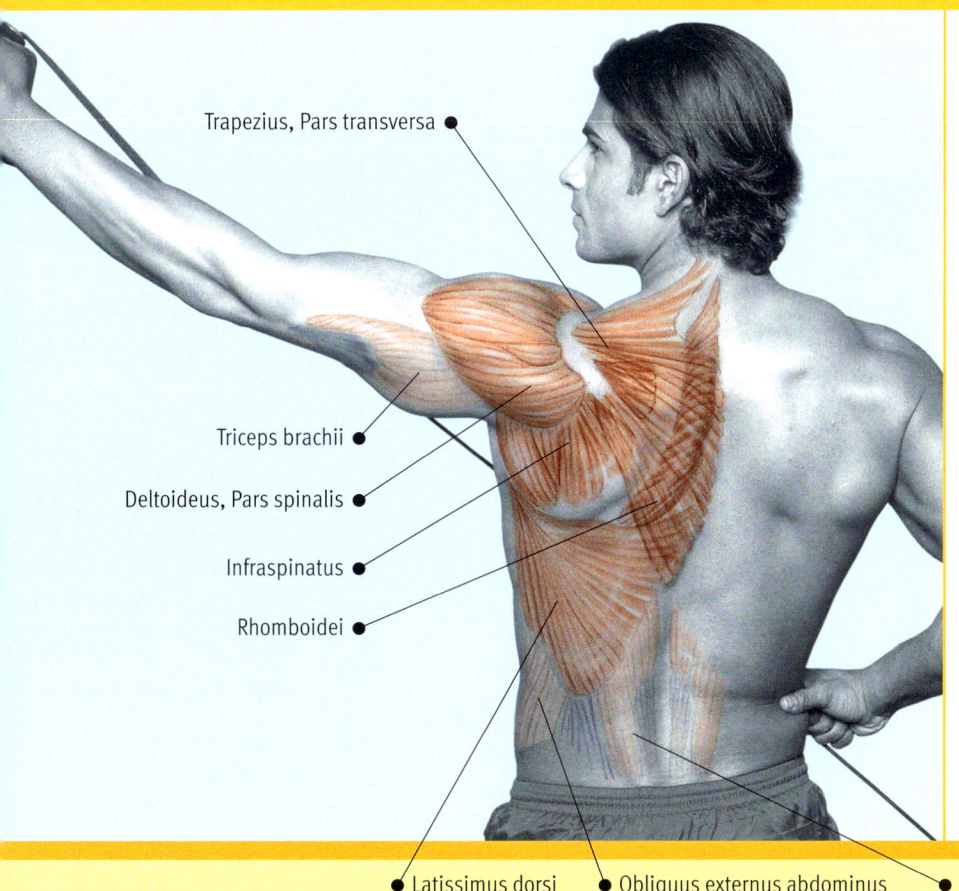

Trapezius, Pars transversa

Triceps brachii

Deltoideus, Pars spinalis

Infraspinatus

Rhomboidei

Latissimus dorsi • Obliquus externus abdominus • Erector spinae

2. Bewegung

Richten Sie sich aus dieser Position in einer harmonischen Bewegung über die Körpermitte nach oben und dann zur Gegenseite auf. Führen Sie den Griff dabei nahe am Körper, das Ellbogengelenk wird mit fortlaufender Rotation des Körpers gestreckt. Zum Ende der Bewegungsbahn befindet sich der Arm oberhalb der Schulterhöhe in Verlängerung der Rotationsstellung. Der Handrücken zeigt nach hinten. Anschließend Seitenwechsel.

Wichtige Hinweise:

➤ Der Blick ist in jeder Phase auf die Hand am Kabelzug bzw. den Griff ausgerichtet.

➤ Die gesamte Bewegung ergibt eine Rotation in der Schulterachse um ca. 90 Grad. Der Unterarm wird aus einer nach innen gedrehten Position (= Pronation) nach außen gewendet (= Supination).

➤ Führen Sie den Griff aus der Startposition unbedingt nah am Körper und strecken Sie den Arm erst im letzten Bewegungsdrittel zunehmend, sonst wird der Ellbogen zu stark belastet.

➤ Eine saubere Bewegungstechnik hat Vorrang, gegebenenfalls das Gewicht reduzieren.

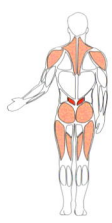

HAUPTMUSKULATUR:
Rückenstrecker *(Erector spinae)*

UNTERSTÜTZENDE MUSKULATUR:
Großer Gesäßmuskel *(Glutaeus maximus)*, zwei-
köpfiger Oberschenkelmuskel *(Biceps femoris)*,
Halbsehnenmuskel *(Semitendinosus)*, Plattseh-
nenmuskel *(Semimembranosus)*, Kapuzenmuskel
(Trapezius, insbesondere *Pars transversa)*,
Rautenmuskeln *(Rhomboidei)*, Deltamuskel
(Deltoideus, Pars spinalis)

Rückenfunktionsbank

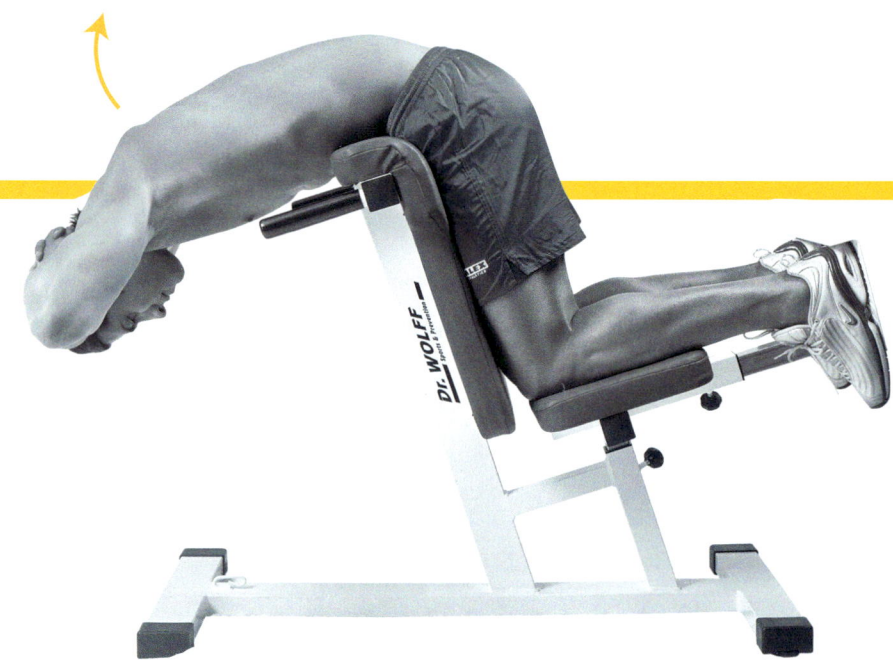

1. Ausgangsposition

Stellen Sie das Kniepolster so ein,
dass zumindest das Becken komplett bis zum Beckenkamm aufliegt. Um die Lendenwirbelsäule
stärker zu unterstützen, kann das
Kniepolster auch etwas tiefer eingestellt werden. Positionieren Sie
die Trittfläche so, dass die Oberschenkel durch den Druck der
Fußsohlen am Polster fixiert werden. In der Grundhaltung liegen
die Hände locker am Hinterkopf.

Variationen der Übung:

➤ Geübte rollen den Oberkörper Wirbel für Wirbel auf und ab. Das Aufrollen beginnt mit der Lendenwirbelsäule, als letztes Glied ist der Halswirbelsäulenbereich an der Reihe. Das Abrollen erfolgt umgekehrt
von der Halswirbelsäule abwärts. Vorteil der Rollbewegung: Vor allem die kurzen, zwischen den Wirbelkörpern gelegenen Muskeln werden angesprochen.

➤ Statt die Hände an den Kopf zu legen, können die Arme seitlich angehoben werden, gegebenenfalls
in Verbindung mit einer Außenrotation im Schultergelenk. Dadurch werden zusätzlich schulterblatt-
fixierende Muskeln, vor allem die Rautenmuskeln, angesprochen. Sie sind besonders wichtig für die
Aufrichtung der Brustwirbelsäule.

Bewertung:

Der große Vorteil dieses Geräts liegt darin, dass die Rückenmuskeln gezielt trainiert werden und gleichzeitig der Rücken durch das Polster optimal gesichert ist. Bei voller Unterstützung des Beckens ist das Gerät für nahezu alle Zielgruppen geeignet. Über die Position der Arme lässt sich das Training variabel gestalten.

Eignung:

Eine wichtige Übung für alle Zielgruppen.

KOORDINATIVE ANSPRÜCHE:
● ● ◐ ○ ○

TRAININGSEFFIZIENZ:
● ● ● ● ◐

ÜBERLASTUNGSGEFAHR:
● ● ● ○ ○

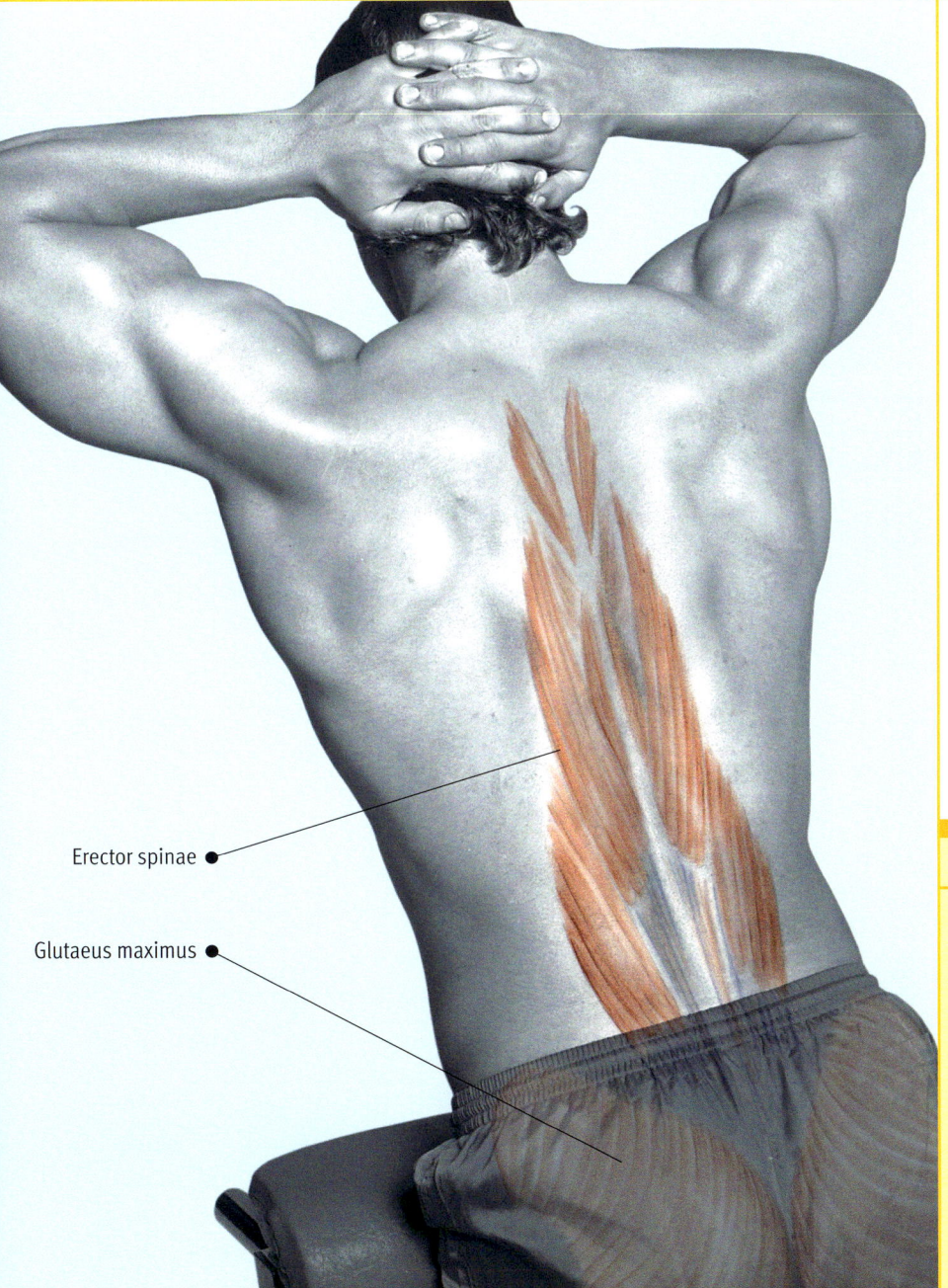

Erector spinae

Glutaeus maximus

2. Bewegung

Beginnen Sie die Übung, indem Sie den Rücken nach vorn über das Polster abrollen. Sorgen Sie durch dosierten Druck der Fußsohlen auf die Trittfläche für eine sichere Stabilisierung des Beckens. Richten Sie dann den Rumpf langsam, ohne jede Schwungbewegung auf, bis der Rücken seine normale Schwingung im Bereich der Lendenwirbelsäule (Lordose) aufweist. Der Kopf zeigt jeweils in Verlängerung des Rückens. Die Blickrichtung geht zum Boden.

Wichtige Hinweise:

➤ Trainingsanfänger sollen die Lendenwirbelsäule durch das Polster unterstützen und nur mit geringer Intensität (kurzem Hebel) trainieren. Mit wachsendem Trainingserfolg wird das Polster so positioniert, dass nur noch der Beckenkamm aufliegt.

KOORDINATIVE ANSPRÜCHE:
● ● ○ ○ ○

TRAININGSEFFIZIENZ:
● ● ● ◐ ○

ÜBERLASTUNGSGEFAHR:
● ● ● ○ ○

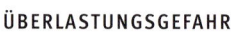
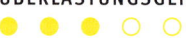

HAUPTMUSKULATUR:
Großer Gesäßmuskel *(Glutaeus maximus)*, Rückenstrecker *(Erector spinae)* im Bereich der Lendenwirbelsäule

UNTERSTÜTZENDE MUSKULATUR:
Zweiköpfiger Oberschenkelmuskel *(Biceps femoris)*, Plattsehnenmuskel *(Semimembranosus)*, Halbsehnenmuskel *(Semitendinosus)*

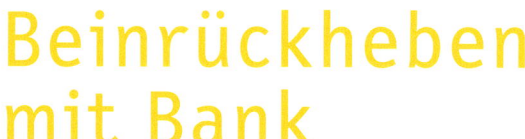

Beinrückheben mit Bank

Bewertung:

Im Vergleich zu Bodenübungen in Bauchlage hat diese Übung den Vorteil, dass hier Rumpf und Becken besser stabilisiert werden und somit einer Überlastung des Rückens entgegengewirkt wird.

Eignung:

Die Übung ist aus obigen Gründen für alle Zielgruppen geeignet.

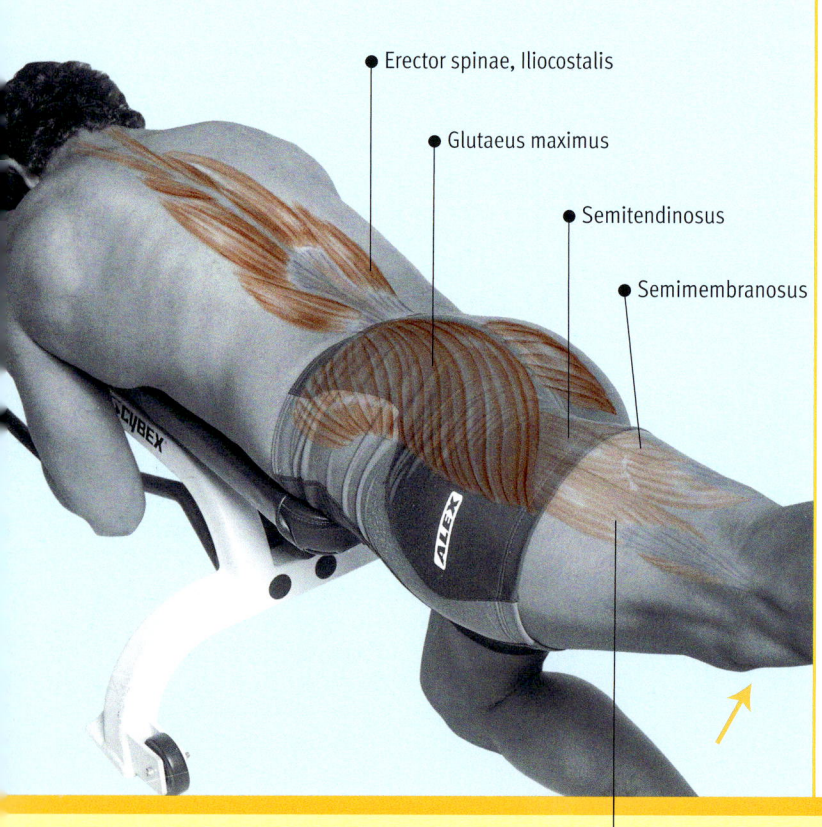

- Erector spinae, Iliocostalis
- Glutaeus maximus
- Semitendinosus
- Semimembranosus
- Biceps femoris

Ausgangsposition und Bewegung

Legen Sie sich in Bauchlage auf eine Bank, die Auflagefläche schließt mit dem Beckenkamm ab. Die Hände stabilisieren seitlich neben dem Körper. Den Kopf in Verlängerung des Rückens halten, die Blickrichtung geht nach unten. Ein Bein wird neben der Bank angewinkelt aufgestellt. Das andere Bein ist nach hinten ausgestreckt, die Fußspitze ist aufgestellt. Spannen Sie die Rumpfmuskulatur aktiv an.
Führen Sie nun das ausgestreckte Bein mit der Ferse voran nach oben – die Zehenspitzen sind leicht angezogen –, bis sich das Bein in Verlängerung des Rückens befindet. Im Umkehrpunkt kurz verharren, dann das Bein unter Beibehaltung der Muskelspannung bis kurz vor den Boden zurückführen. Anschließend Seitenwechsel.

Variation der Übung:

➤ Fortgeschrittene können die Übung auch beidbeinig oder im steten Wechsel (alternierend) machen.

Wichtige Hinweise:

➤ Führen Sie die Bewegung stets flüssig, ohne jeden Schwung aus. Das Bein darf nicht zu hoch angehoben werden (Hohlkreuzgefahr).

➤ Achten Sie auf eine gleichmäßige Atmung.

Brust

Die Brustmuskulatur wird in erster Linie durch den großen Brustmuskel (Pectoralis major) repräsentiert, während der kleine Brustmuskel (Pectoralis minor) im Bereich des Fitnesstrainings nur eine untergeordnete Rolle spielt. Der große Brustmuskel bildet mit seinen drei Anteilen die vordere Begrenzung der Achselhöhle. Man unterscheidet aufsteigende Fasern (Pars clavicularis), quer verlaufende Fasern (Pars sternocostalis) und absteigende Fasern (Pars abdominalis). Eine gut entwickelte Brust-muskulatur verleiht dem Brustkorb seine athletische Kontur, was besonders für Männer oft ein wichtiges ästhetisches Trainingsziel ist.

Die Brustmuskulatur umgibt und stabilisiert das Schultergelenk von vorn ähnlich einer Kappe und ist an sämtlichen Bewegungen dieses Gelenks beteiligt. Ihre Funktionen sind das Heranziehen (Adduktion), das Nach-vorn-Heben (Anteversion) und das Nach-innen-Drehen (Innenrotation) des Armes. Eine besondere Bedeutung kommt der Brustmuskulatur bei zahlreichen Sportarten zu, wenn beispielsweise eine Beschleunigung des Arms gegenüber dem Rumpf erfolgt, wie dies in aller Regel etwa bei Wurfdisziplinen oder beim Schwimmen der Fall ist.

WICHTIG: DIE OPTIMALE GELENKBALANCE

Wer ein intensives Training der Brustmuskulatur durchführt, sollte dies mit gezielten Übungen der Gegenspieler im Bereich des Rückens und der Schulterblätter kombinieren, zum Beispiel Latissimus und Rhomboiden. Andernfalls droht ein muskuläres Ungleichgewicht, in dessen Folge die Schultern nach vorn gezogen werden, wie es häufig bei Fitnesssportlern zu beobachten ist. Auch gezielte Dehnübungen für die Brustmuskeln helfen, die optimale Gelenkbalance zu erhalten.

Pectoralis major

Deltoideus

Serratus anterior

Pectoralis minor

Die Brustmuskulatur – im Bereich des Fitnesstrainings spielt der *Pectoralis major* die zentrale Rolle.

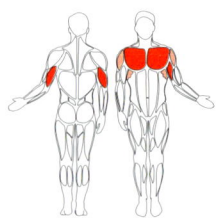

HAUPTMUSKULATUR:
Großer Brustmuskel *(Pectoralis major)*,
dreiköpfiger Oberarmmuskel *(Triceps brachii)*

UNTERSTÜTZENDE MUSKULATUR:
Deltamuskel *(Deltoideus)* vorderer Anteil
(Pars clavicularis), vorderer Sägemuskel
(Serratus anterior)

Bruststemme sitzend

1. Ausgangsposition

Stellen Sie die Sitz- bzw. Griffhöhe
so ein, dass die Hände etwas unterhalb der Schulterebene greifen. Der
Rücken hat vollständigen Kontakt
mit der Lehne. Umfassen Sie die
Griffe symmetrisch und stabil
(Hände nicht abknicken). Die Ellbogen sind angewinkelt und zeigen
nach außen. Vor Bewegungsbeginn
die Rumpfmuskulatur anspannen
und damit aktiv stabilisieren.

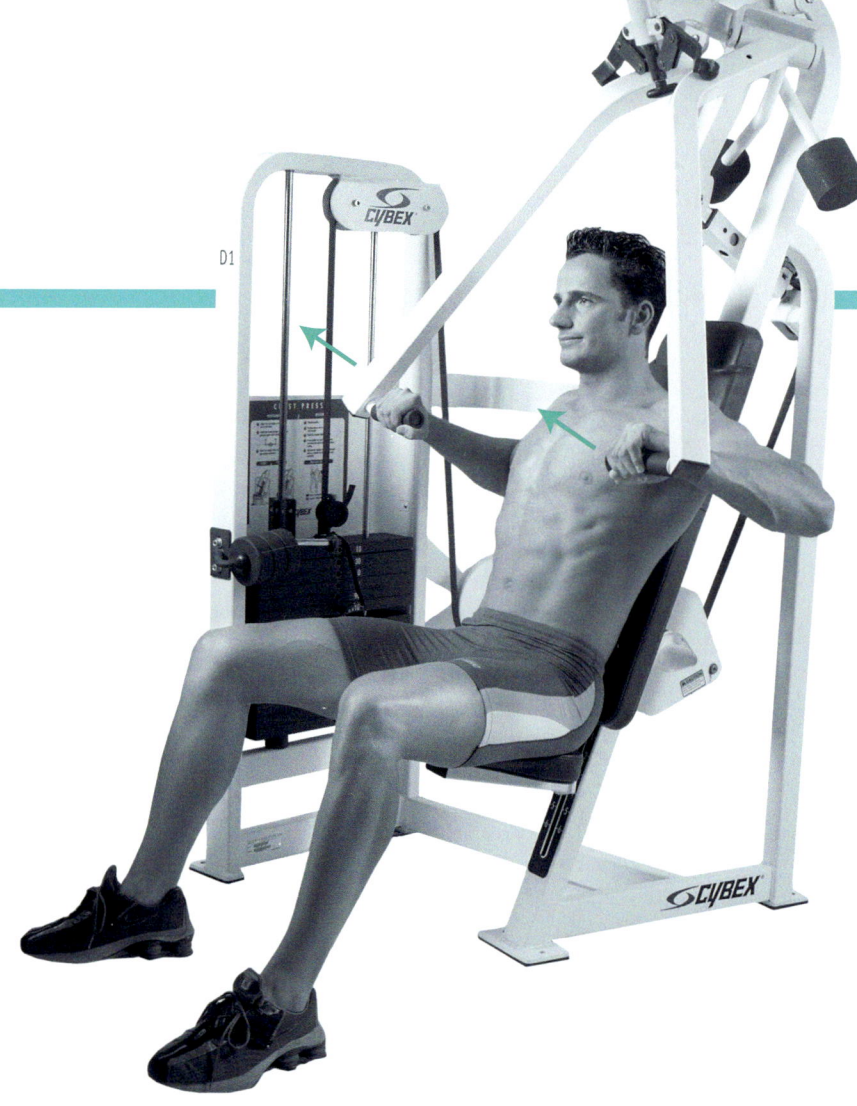

Variationen der Übung:

➤ Eine weite Griffhaltung erhöht die Wirkung auf den Brustmuskel.

➤ Bei zweigelenkigen Geräten können die Arme in der Vorwärtsbewegung zusammengeführt werden,
was das Training des Brustmuskels intensiviert.

➤ An manchen Geräten (entkoppelte Widerstandsgeber) können die Arme alternierend bewegt werden.
Dies führt zu einem erhöhten Anspruch an die Bewegungskoordination und sorgt dafür, dass beide
Arme gleichmäßig trainiert werden.

Bewertung:

Eine einfache, effektive Übung zur Kräftigung der Brustmuskulatur, mit besonders hohem Kräftigungsreiz für den vorderen Anteil des *Deltoideus*. Die Bruststemme ist zwar dem Bankdrücken (Seite 112) in puncto Effektivität unterlegen, wird aber als Übung im Sitzen von vielen als komfortabler angesehen.

Eignung:

Die Übung ist vor allem für Einsteiger gut geeignet.

KOORDINATIVE ANSPRÜCHE:

● ● ○ ○ ○ ○

TRAININGSEFFIZIENZ:

● ● ● ● ○ ○

ÜBERLASTUNGSGEFAHR:

● ● ○ ○ ○ ○

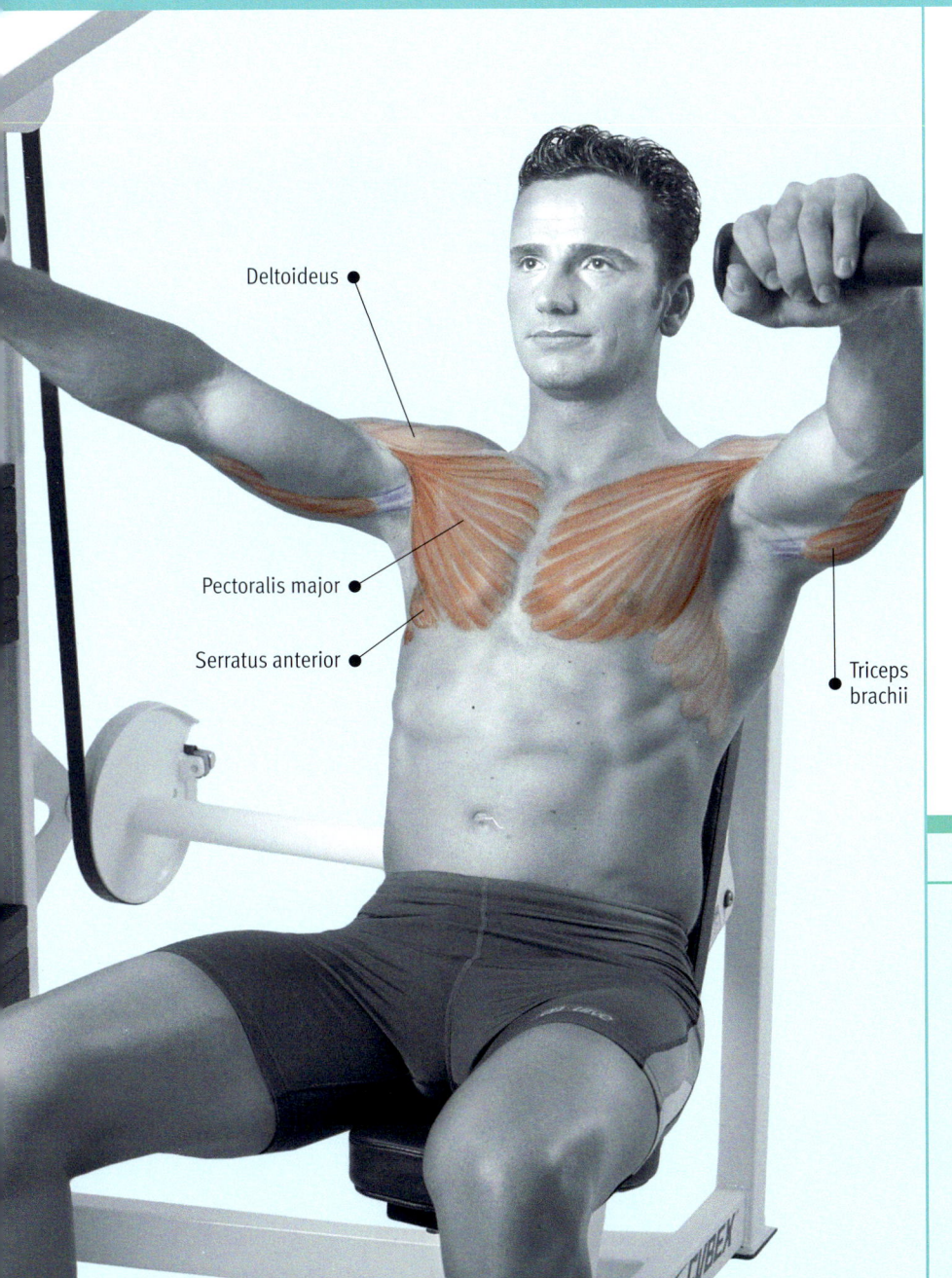

Deltoideus

Pectoralis major

Serratus anterior

Triceps brachii

2. Bewegung

Nun die Griffe gleichmäßig nach vorn bewegen, bis die Ellbogen annähernd gestreckt sind. Sie sollen aber nicht vollständig durchgedrückt sein. Anschließend die Arme gegen den Druck des Geräts so weit zurückführen, bis die Oberarme mit der Schulterachse eine Linie bilden.

Wichtige Hinweise:

➤ Die Ellbogen nicht zu weit hinter die Schulterachse führen, da es dadurch zu einer vermehrten Belastung der vorderen Schultergelenkstrukturen kommt.

➤ Achten Sie während der gesamten Bewegung auf stabile Handgelenke in Verlängerung der Unterarme.

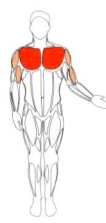

HAUPTMUSKULATUR:
Großer Brustmuskel *(Pectoralis major)*

UNTERSTÜTZENDE MUSKULATUR:
Deltamuskel *(Deltoideus)* vorderer Anteil
(Pars clavicularis), zweiköpfiger Armmuskel
(Biceps brachii) kurzer Kopf *(Caput breve)*

Butterfly

1. Ausgangsposition

Stellen Sie den Sitz so ein, dass die
Knie etwas weniger als rechtwinklig gebeugt sind (ca. 80 Grad).
Positionieren Sie die Oberarme
parallel etwa in Höhe der Schultern. Die Ellbogen sind in der
Grundübung rechtwinklig gebeugt,
die Hände zeigen nach oben
(Außenrotation im Schultergelenk). Nutzen Sie, soweit vorhanden, die Einstiegshilfe des Geräts;
die Bewegungsarme werden dann
über ein Fußpedal zusammengeführt. Bewegen Sie die Hebelarme
so weit nach außen, bis die Oberarme mit der Schulterachse eine
Linie bilden. Die Rumpfmuskeln
sind zur Stabilisierung und zur
Aufrichtung der Körperhaltung
angespannt.

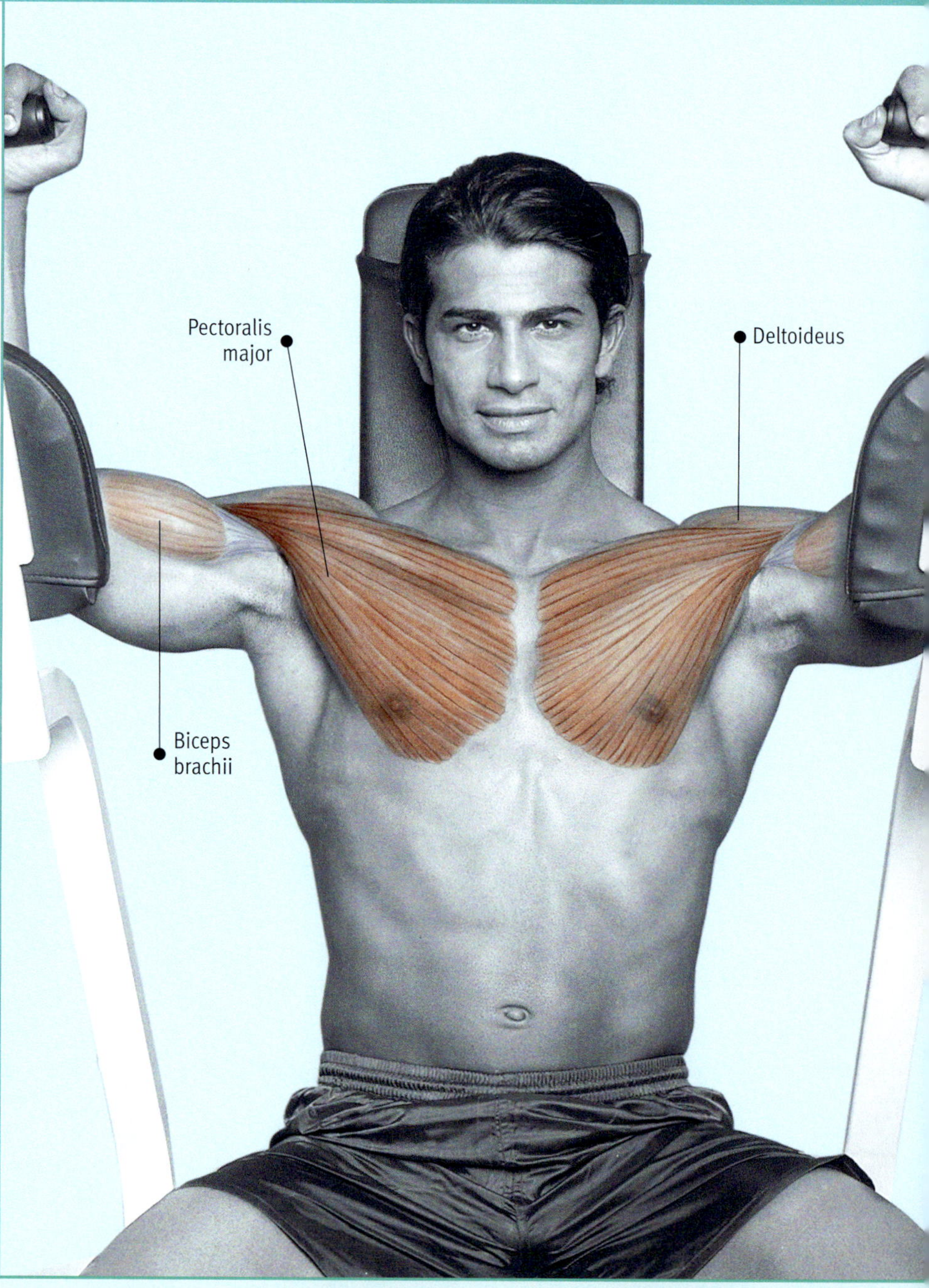

Pectoralis
major

Deltoideus

Biceps
brachii

Variation der Übung:

➤ Die Übung kann – je nach Gerätetyp – auch ohne Außenrotation
im Schultergelenk durchgeführt
werden. Dies erhöht die Aktivität
des oberen Anteils der Brustmuskulatur. Die Unterarme befinden
sich dabei auf Höhe der Oberarme,
die Hände zeigen nach vorn.

Bewertung:

Der Butterfly gilt als die Paradeübung für gezieltes Brustmuskeltraining. Der Vorteil des Geräts liegt in der guten Führung der Bewegung und in der Fixierung des Körpers, was ein Training auch mit hohen Widerständen ermöglicht.

Eignung:

Das Gerät eignet sich für alle Zielgruppen.

KOORDINATIVE ANSPRÜCHE:
● ○ ○ ○ ○

TRAININGSEFFIZIENZ:
● ● ● ● ○

ÜBERLASTUNGSGEFAHR:
● ● ◐ ○ ○

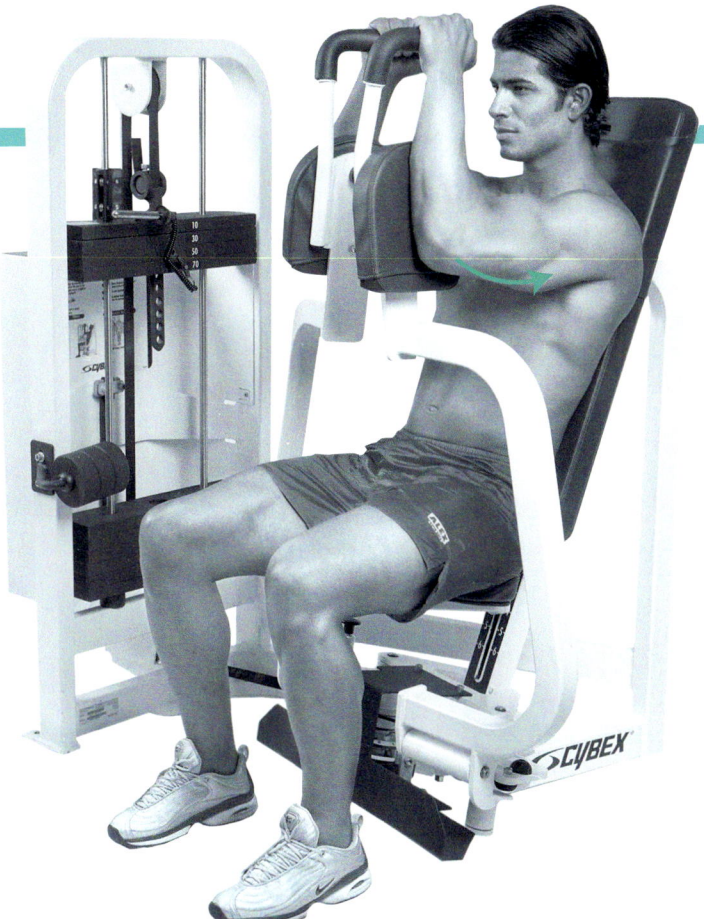

2. Bewegung

Drücken Sie die Polster mit der Kraft der Brustmuskulatur gleichmäßig nach vorn innen. Die Hebelarme werden weit nach vorn geführt, berühren sich am Bewegungsende jedoch nicht. Führen Sie die Arme anschließend langsam und konzentriert so weit zurück, dass die Oberarme mit der Schulterachse eine Linie bilden.

Wichtige Hinweise:

➤ Die Arme sollten nicht zu weit hinter die Schulterebene zurückgeführt werden. Einerseits sind in dieser Position keine relevanten Zusatzeffekte für die Brustmuskulatur zu erzielen, andererseits erhöhen Sie damit deutlich die Belastung in den Schultergelenken.

➤ Vermeiden Sie einen betonten Einsatz der Arme zur Unterstützung der Bewegung, da dadurch die Wirkung auf die Brustmuskulatur reduziert wird und es zu Ausweichbewegungen kommt.

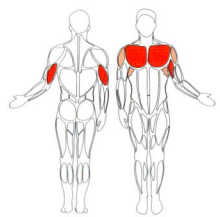

HAUPTMUSKULATUR:
Großer Brustmuskel *(Pectoralis major)*,
dreiköpfiger Oberarmmuskel *(Triceps brachii)*

UNTERSTÜTZENDE MUSKULATUR:
Deltamuskel *(Deltoideus)*, insbesondere
vorderer Anteil *(Pars clavicularis)*, vorderer
Sägemuskel *(Serratus anterior)*

Bankdrücken mit Langhantel

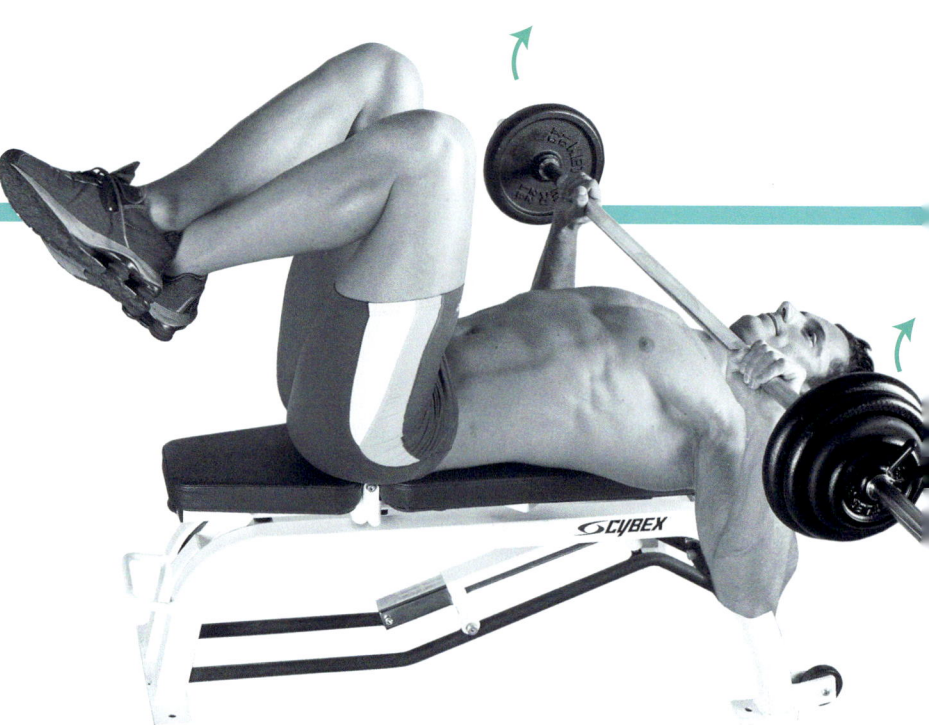

1. Ausgangsposition

Legen Sie sich in Rückenlage auf
eine Hantelbank, heben Sie dabei
die Beine gebeugt an oder stellen
Sie diese angewinkelt am unteren
Ende der Bank auf. Beides wirkt
einer Hohlkreuzposition entgegen.
Die Knie sind etwa rechtwinklig
gebeugt, damit der Rücken flach
aufliegt. Umfassen Sie die Hantelstange mit fixierten Handgelenken
etwas weiter als schulterbreit und
spannen Sie die Rumpfmuskeln an.
Lassen Sie nun die Hantel kontrolliert in Richtung Brustbein
herabsinken, ohne dass die Stange
aufsetzt.

Variationen der Übung:

➤ Eine weite Griffhaltung aktiviert den oberen Anteil der Brustmuskulatur stärker.

➤ Das geführte Bankdrücken mit entsprechender Maschine ist nicht gleichwertig mit dem Training an der freien Hantel, da die optimale, leicht geschwungene Bewegungskurve durch das Gerät unterbunden wird. Erfahrene sollten daher das Freihanteltraining wählen.

Bewertung:

Bankdrücken ist ein Klassiker unter den Fitnessübungen. Mit der freien Hantel erfordert sie allerdings einige Trainingserfahrung. Wird die Hantel durch ein Gerät seitlich geführt, kann die Übung – mit entsprechend angepasstem Gewicht – auch von weniger Erfahrenen durchgeführt werden.

Eignung:

Je nach Ausstattung des Geräts ist die Übung Anfängern (seitliche Führung der Hantel) und Fortgeschrittenen (freie Hantel) zu empfehlen.

KOORDINATIVE ANSPRÜCHE:

● ● ● ◐ ○

TRAININGSEFFIZIENZ:

● ● ● ● ●

ÜBERLASTUNGSGEFAHR:

● ● ● ● ○

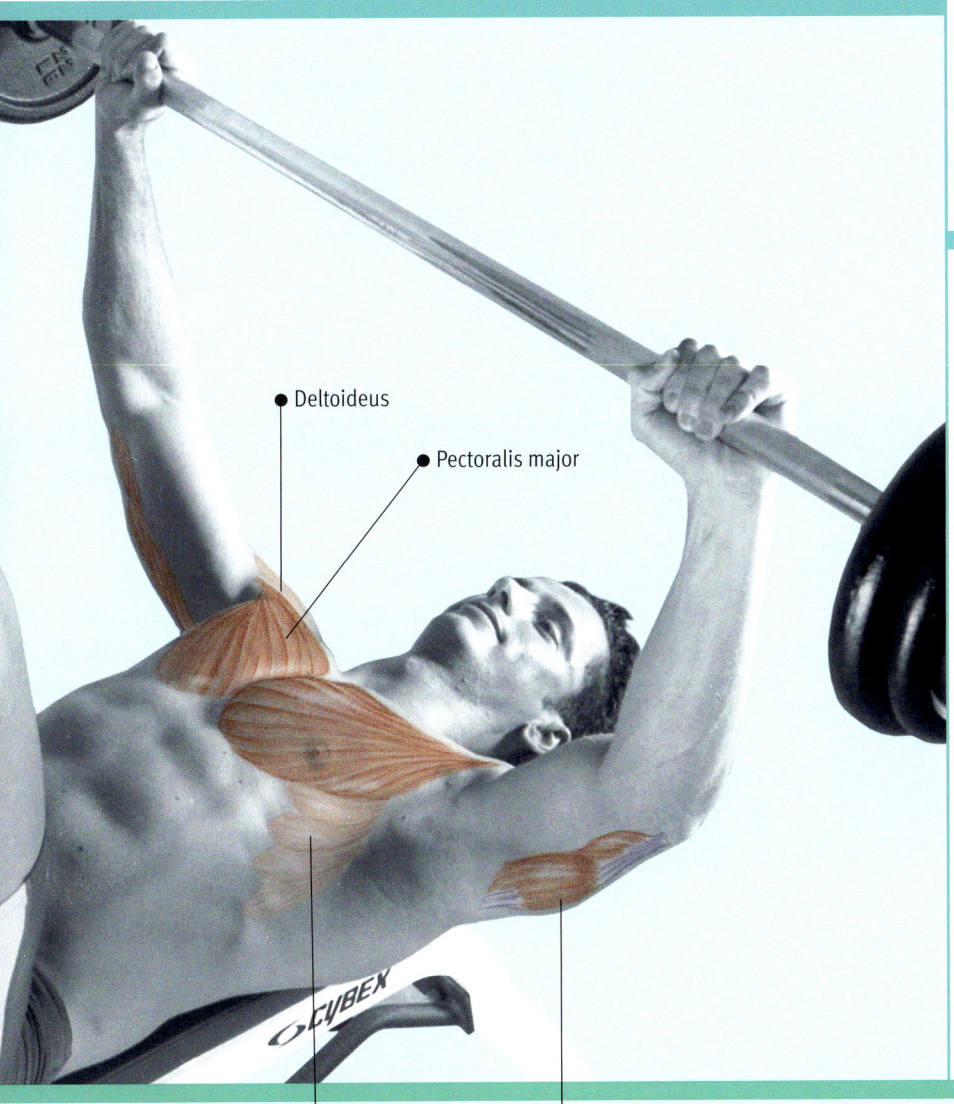

● Deltoideus

● Pectoralis major

● Serratus anterior ● Triceps brachii

2. Bewegung

Drücken Sie die Hantelstange in einer gleichmäßigen Bewegung nach oben, bis die Ellbogengelenke annähernd – jedoch nicht vollständig – gestreckt sind. Auf diese Weise erhalten Sie die Muskelspannung auch im höchsten Punkt der Bewegung aufrecht. Dann die Hantel langsam und gleichmäßig absenken, bis die Oberarme mit der Schulterebene eine Linie bilden.

Wichtige Hinweise:

➤ Vermeiden Sie ein zu tiefes Absenken der Hantel, bis die Oberarme deutlich unter der Schulterebene liegen, oder gar ein Aufsetzen der Hantel auf dem Brustbein. In dieser Position sind keine relevanten Zusatzeffekte für die Brustmuskulatur zu erzielen, Sie erhöhen aber dadurch die Belastung der Schultergelenke.

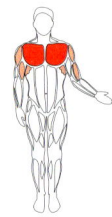

HAUPTMUSKULATUR:
Großer Brustmuskel *(Pectoralis major)*

UNTERSTÜTZENDE MUSKULATUR:
Deltamuskel *(Deltoideus)*, insbesondere vorderer Anteil *(Pars clavicularis)*, vorderer Sägemuskel *(Serratus anterior)*, zweiköpfiger Oberarmmuskel *(Biceps brachii)*

Fliegende Bewegung mit Kurzhanteln

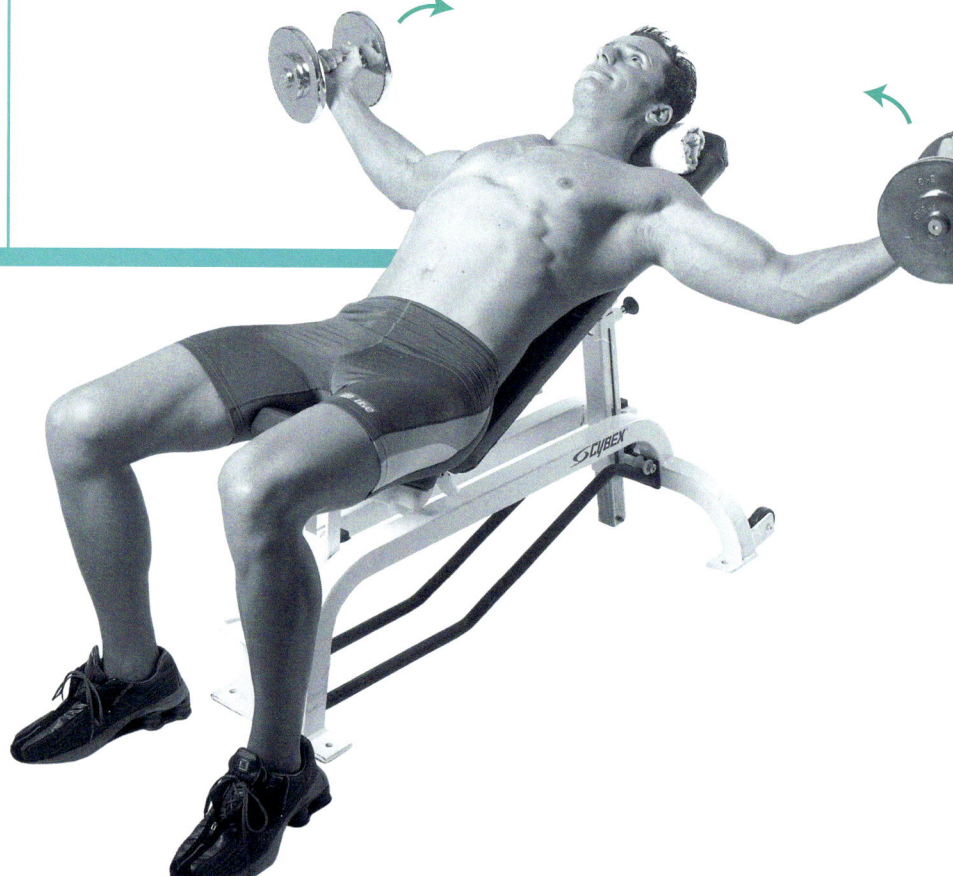

1. Ausgangsposition

Legen Sie sich in Rückenlage auf eine flache oder leicht schräge Hantelbank. Die Knie sind etwa rechtwinklig gebeugt, damit der Rücken flach aufliegt. Umfassen Sie die Kurzhanteln mit fixierten Handgelenken und nicht ganz durchgestreckten Armen senkrecht über den Schultern (Foto Seite 115). Die Handrücken zeigen nach außen. Spannen Sie die Rumpfmuskulatur zur Stabilisierung an.

Variation der Übung:

➤ Die Übung kann auf der Schrägbank durchgeführt werden. Mit stärkerem Neigungswinkel der Bank erhöht sich die Aktivität des vorderen Anteils des Deltamuskels, gleichzeitig nimmt jedoch die Wirkung auf die Brustmuskulatur ab.

Bewertung:

Im Unterschied zu Übungen mit der Langhantel ist hier sichergestellt, dass beide Arme bzw. beide Körperseiten gleichmäßig trainiert werden.

Eignung:

Die Übung ist nur versierten Fitnesssportlern zu empfehlen, da es leicht zu Fehlbelastungen kommen kann.

KOORDINATIVE ANSPRÜCHE:
● ● ● ● ○

TRAININGSEFFIZIENZ:
● ● ● ◐ ○

ÜBERLASTUNGSGEFAHR:
● ● ● ◐ ○

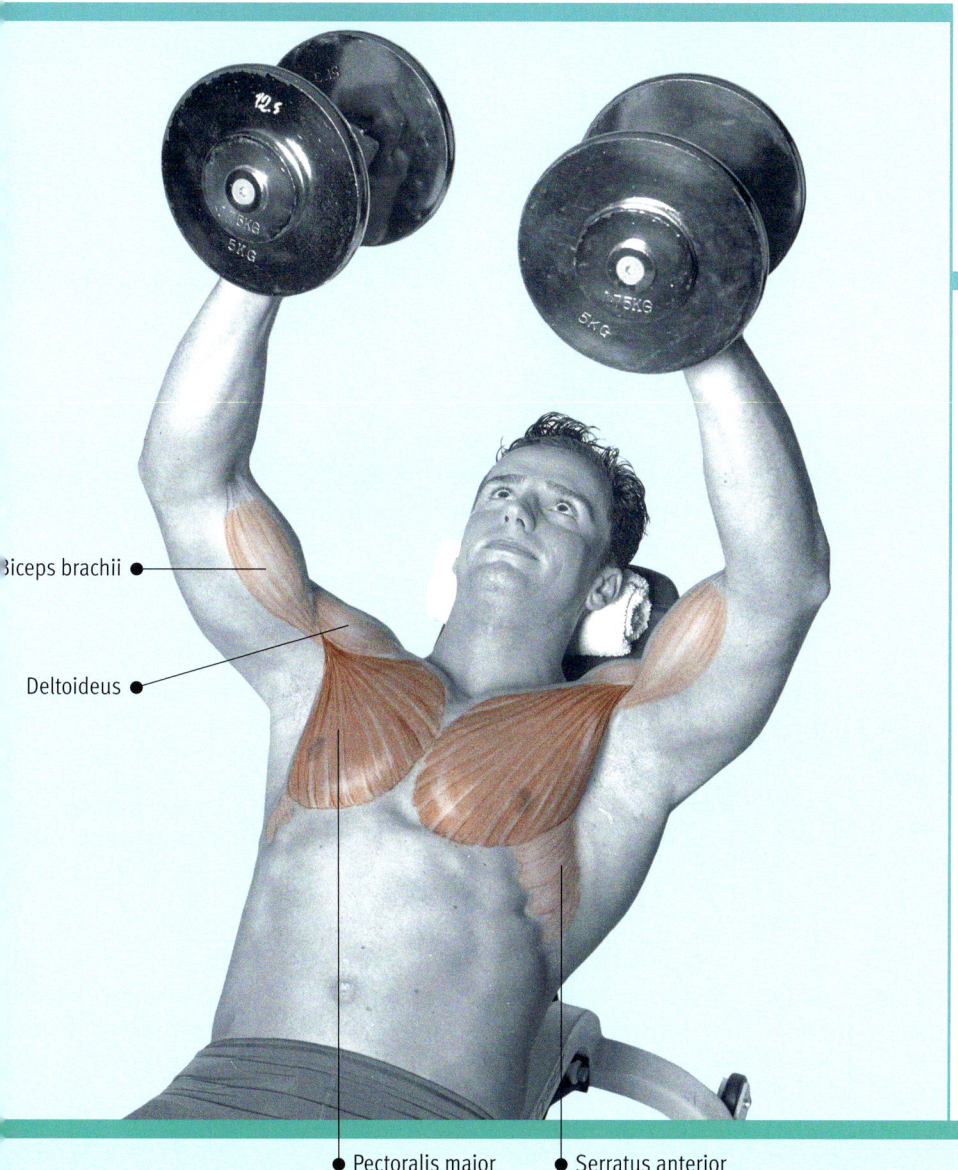

Biceps brachii ●

Deltoideus ●

● Pectoralis major　　● Serratus anterior

2. Bewegung

Nun lassen Sie die leicht gebeugten Arme langsam seitlich herabsinken, bis sich die Ellbogen knapp unterhalb der Schulterachse befinden. Aus dieser Position die Arme bei unverändertem Winkel in den Ellbogengelenken nach oben führen, ohne dass sich die Hanteln im höchsten Punkt berühren.

Wichtige Hinweise:

➤ Ein zu tiefes Absenken der Hanteln, bis die Oberarme deutlich unter der Schulterebene liegen, muss vermieden werden. In dieser Position sind keine relevanten Zusatzeffekte für die Brustmuskulatur zu erzielen. Sie erhöhen dadurch aber die Belastung der Schultergelenke.

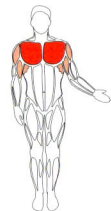

HAUPTMUSKULATUR:
Großer Brustmuskel *(Pectoralis major)*

UNTERSTÜTZENDE MUSKULATUR:
Deltamuskel *(Deltoideus)*, insbesondere
vorderer Anteil *(Pars clavicularis)*, vorderer
Sägemuskel *(Serratus anterior)*, zweiköpfiger
Oberarmmuskel *(Biceps brachii)*, kleiner
Brustmuskel *(Pectoralis minor)*

Fliegende Bewegung mit Kabelzug

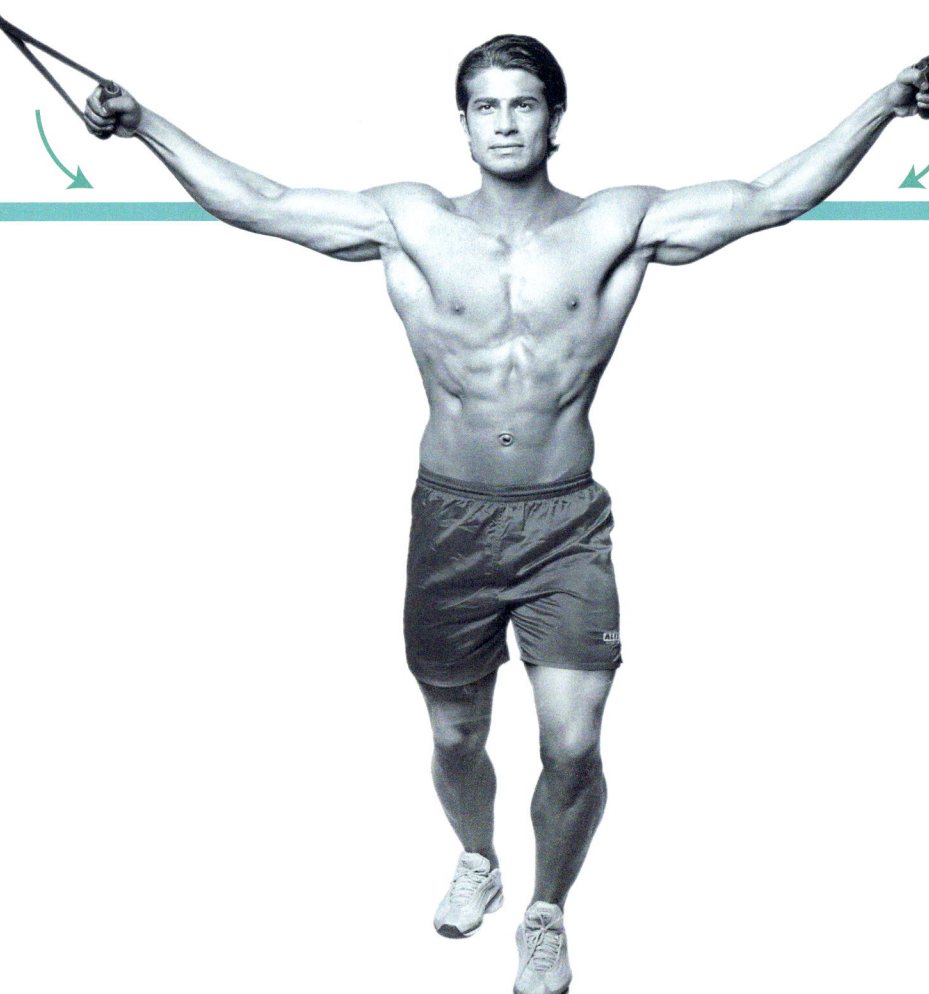

1. Ausgangsposition

Stellen Sie sich mittig – etwas nach
vorn versetzt – zwischen die beiden
Blöcke eines doppelten Kabelzugs.
Wählen Sie eine kleine Schritt-
stellung mit leichter Vorlage des
Rumpfes. Fassen Sie rechts und
links den Griff jeweils an der
hohen Rolle des Kabelzugs. Die
Hände befinden sich neben dem
Körper in Verlängerung der
Schulterachse, die Arme sind etwas
gebeugt. Stabilisieren Sie den
Körper, indem Sie die Rumpf-
muskulatur anspannen.

Variation der Übung:

➤ Je weiter abwärts die Bewegung ausgeführt wird, desto stärker ist die Wirkung auf sämtliche Bereiche
des großen Brustmuskels *(Pars clavicularis, sternocostalis* und *abdominalis)*.

Bewertung:

Die Übung am doppelten Kabelzug trainiert alle Bereiche des großen Brustmuskels. Die Bewegung erfordert allerdings eine sehr gute Körperkontrolle, damit sie korrekt und symmetrisch abläuft.

Eignung:

Aus obigen Gründen ist die Übung nur für erfahrene Fitnesssportler geeignet.

KOORDINATIVE ANSPRÜCHE:
● ● ● ● ○

TRAININGSEFFIZIENZ:
● ● ● ● ●

ÜBERLASTUNGSGEFAHR:
● ● ● ◐ ○

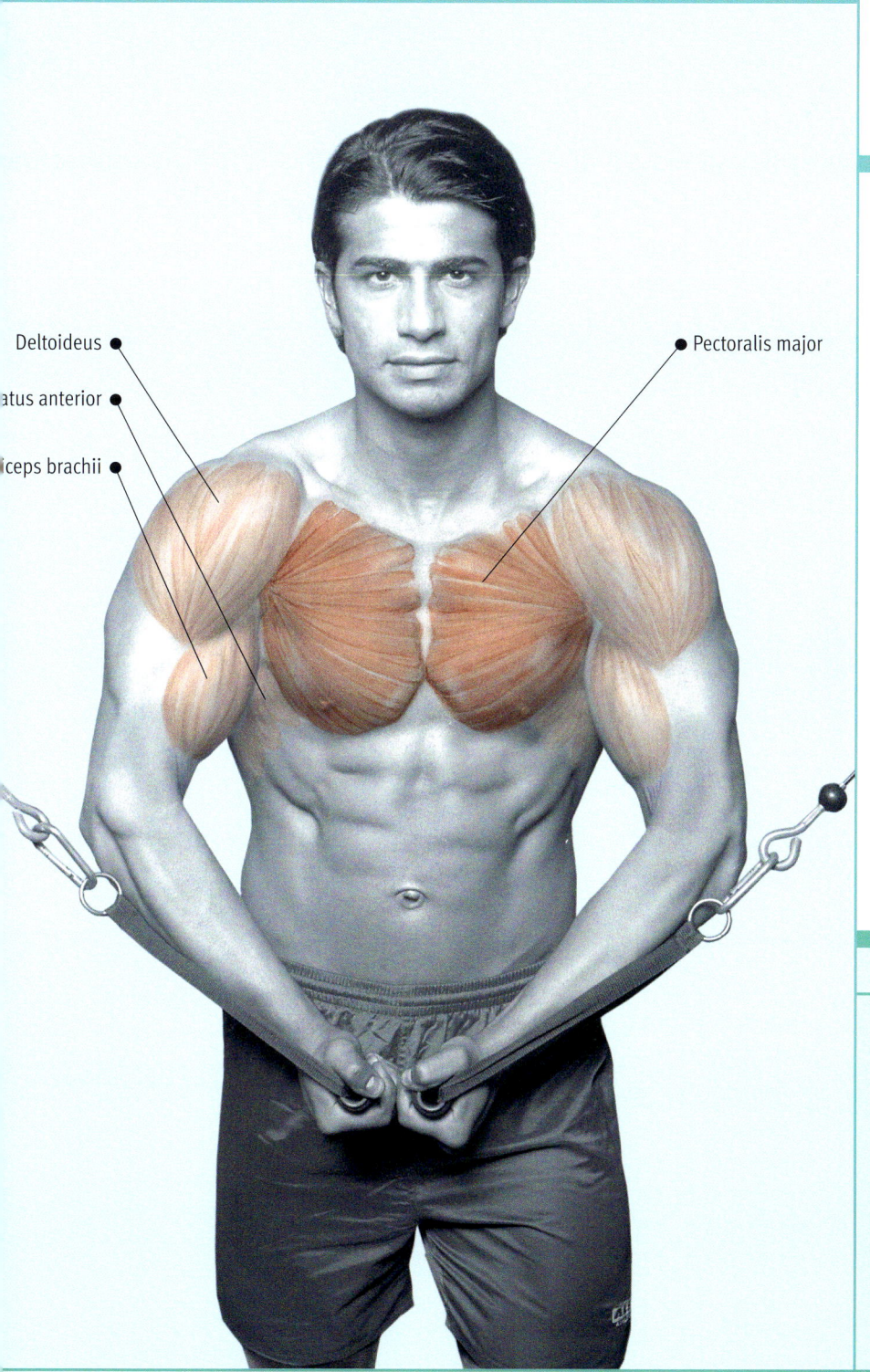

Deltoideus ●

atus anterior ●

ceps brachii ●

● Pectoralis major

2. Bewegung

Drücken Sie die Griffe in einer bogenförmigen Bewegung schrägabwärts bis vor den Körper, ungefähr auf Beckenhöhe. Die Griffe berühren sich dabei aber nicht. Kurz halten – danach die Arme auf derselben Bewegungsbahn langsam gegen den Zug des Kabels zurück in die Ausgangsposition bringen, bis sich die Hände neben dem Körper in Verlängerung der Schulterachse befinden.

Wichtige Hinweise:

➤ Die Ellbogen während der gesamten Bewegung nicht durchstrecken.

➤ Die Handgelenke stets stabil hinter dem Griff halten und in keiner Phase abknicken.

➤ Führen Sie die Übung möglichst mit Spiegelkontrolle durch.

KOORDINATIVE ANSPRÜCHE:

● ● ● ○ ○

TRAININGSEFFIZIENZ:

● ● ● ◑ ○

ÜBERLASTUNGSGEFAHR:

● ● ◑ ○ ○

HAUPTMUSKULATUR:
Großer Brustmuskel *(Pectoralis major)*,
Deltamuskel *(Deltoideus)* vorderer Anteil
(Pars acromialis), dreiköpfiger Armmuskel
(Triceps brachii)

UNTERSTÜTZENDE MUSKULATUR:
Vorderer Sägemuskel *(Serratus anterior)*,
gesamte Bauchmuskulatur (stabilisierend)

Liegestütz kniend

Bewertung:

Ein Klassiker unter den Fitnessübungen ohne Gerät für den Brust-
und Schulterbereich.

Eignung:

Durch die vielen Variationsmöglichkeiten eignet sich der Liegestütz – dem individuellen Leistungsniveau angepasst – für alle Zielgruppen. Die dargestellte Version im Knien ist Anfängern zu empfehlen, da sie etwas weniger intensiv als der gestreckte Stütz ist.

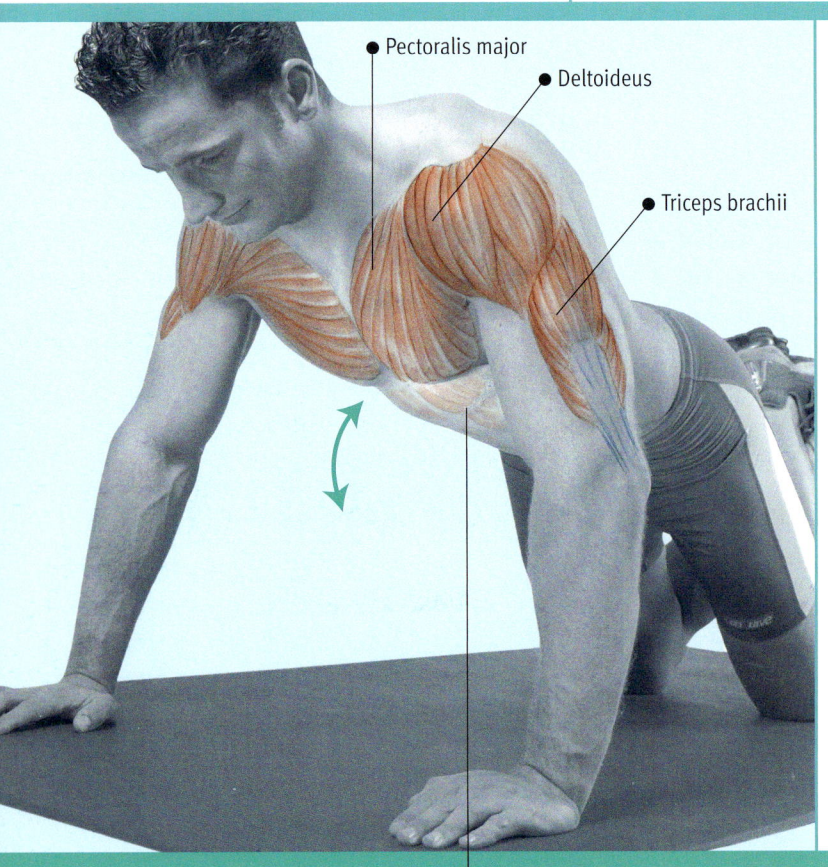

- Pectoralis major
- Deltoideus
- Triceps brachii
- Rectus abdominis

Ausgangsposition und Bewegung

Nehmen Sie eine Liegestützposition mit
leicht angewinkelten Beinen ein. Der Aufla-
gepunkt der Beine liegt bei dieser Version
unmittelbar oberhalb der Kniegelenke.
Platzieren Sie die Hände etwas über schulterbreit parallel neben dem Körper. Die Fin-
gerspitzen zeigen nach vorn. Spannen Sie
aktiv die Bauch- und Gesäßmuskeln an, um
den Rumpf zu stabilisieren und ein Hohlkreuz zu vermeiden. Der Rücken ist gerade,
der Kopf bildet die Verlängerung des
Rückens. Lassen Sie nun den gestreckten
Rumpf durch eine zunehmende Beugung
in den Ellbogengelenken kontrolliert herabsinken, bis das Kinn ca. 5 cm vom Boden
entfernt ist. Dann den Körper ohne
Schwung wieder nach oben drücken, bis die
Ellbogen annähernd (!) gestreckt sind.

Variationen der Übung:

➤ Um den Schwierigkeitsgrad zu erhöhen, können Sie
gestreckte Liegestütze ausführen. Der Rumpf bildet hier
mit den gestreckten Beinen eine Linie.

➤ Je breiter Sie die Hände aufsetzen, desto größer die
Aktivität der Brustmuskulatur, je enger, desto größer
die Aktivität der Armstrecker *(Trizeps)*.

Wichtige Hinweise:

➤ Achten Sie darauf, dass Sie die Hände
weder nach innen noch nach außen drehen. Denn dies führt zu keinem relevanten Trainingsreiz, lediglich die Gelenke
werden stärker belastet.

Schultern

Der Schulterbereich ist von einer Vielzahl an Muskeln eingefasst, die das Gelenksystem stabilisieren und die Bewegungen des Arms gegenüber dem Rumpf in allen Ebenen ermöglichen. Die jeweilige Schulterbewegung ergibt sich aus der Kombination von Einzelbewegungen, die sich über die verschiedenen Gelenke verteilen.

Die Ausgangsbasis für die Armbewegungen liegen im Schultergelenk, das durch die Schulterkugel und die Gelenkpfanne des Schulterblatts gebildet wird. Das Gelenk wird von vielen Muskeln manschettenartig umgeben.

SCHUTZ DURCH TRAINIERTE MUSKELN

Der vollständige Bewegungsumfang im Schulterbereich ist sehr groß. Da das Gelenksystem durch Knochen- und Bandstrukturen aber nur wenig gesichert ist, kommt einem guten Trainingszustand der umgebenden Muskeln umso größere Bedeutung zu.

Zur Vereinfachung sind im Übungsteil einige Muskelgruppen zusammengefasst. So werden zum Beispiel unter dem Sammelbegriff »fixierende Muskeln des Schulterblatts« folgende Muskeln geführt:

➤ Kapuzenmuskel (*Trapezius*)
➤ Rautenmuskeln (*Rhomboidei*)
➤ Schulterblattheber (*Levator Scapulae*)
➤ kleiner Brustmuskel (*Pectoralis minor*)
➤ vorderer Sägemuskel (*Serratus anterior*)

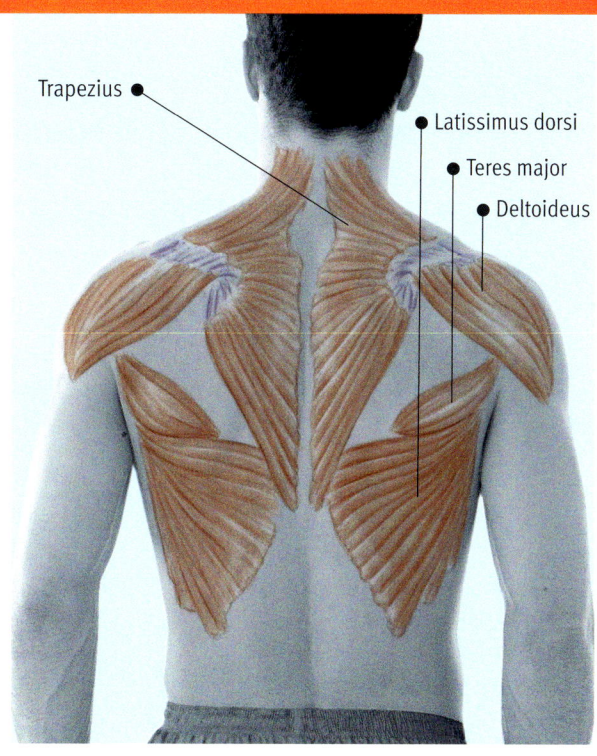

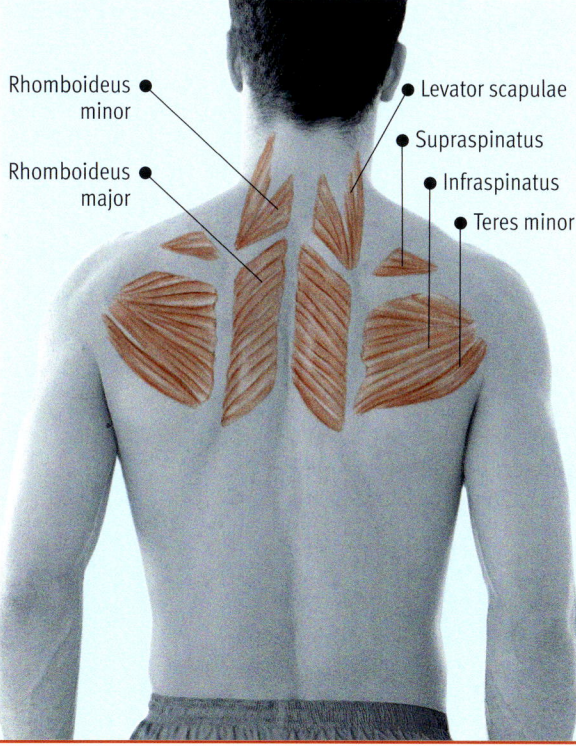

Die Muskulatur von Nacken und Schultern – oben sind die an der Oberfläche, unten die tiefer liegenden Muskeln zu sehen.

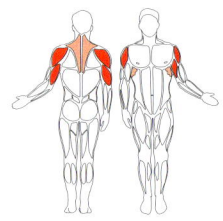

Schulterstemme

HAUPTMUSKULATUR:
Deltamuskel *(Deltoideus)* oberer und vorderer Anteil *(Pars clavicularis* und *acromialis)*, dreiköpfiger Oberarmmuskel *(Triceps brachii)*

UNTERSTÜTZENDE MUSKULATUR:
Kapuzenmuskel *(Trapezius)* oberer Anteil *(Pars descendens)*, vorderer Sägemuskel *(Serratus anterior)*, großer Brustmuskel *(Pectoralis major)*, je nach Neigungswinkel der Rückenlehne

1. Ausgangsposition

Sorgen Sie für einen stabilen Sitz mit leicht gegrätschten, etwas weniger als rechtwinklig gebeugten Beinen (ca. 80-Grad-Winkel in den Kniegelenken). Der Rücken hat vollständigen Kontakt mit der Rückenlehne. Fassen Sie die Griffe auf Schulterhöhe oder leicht darunter (ohne Ausweichbewegung des Rumpfes). Richten Sie den Oberkörper auf und spannen Sie die Rumpfmuskulatur aktiv an.

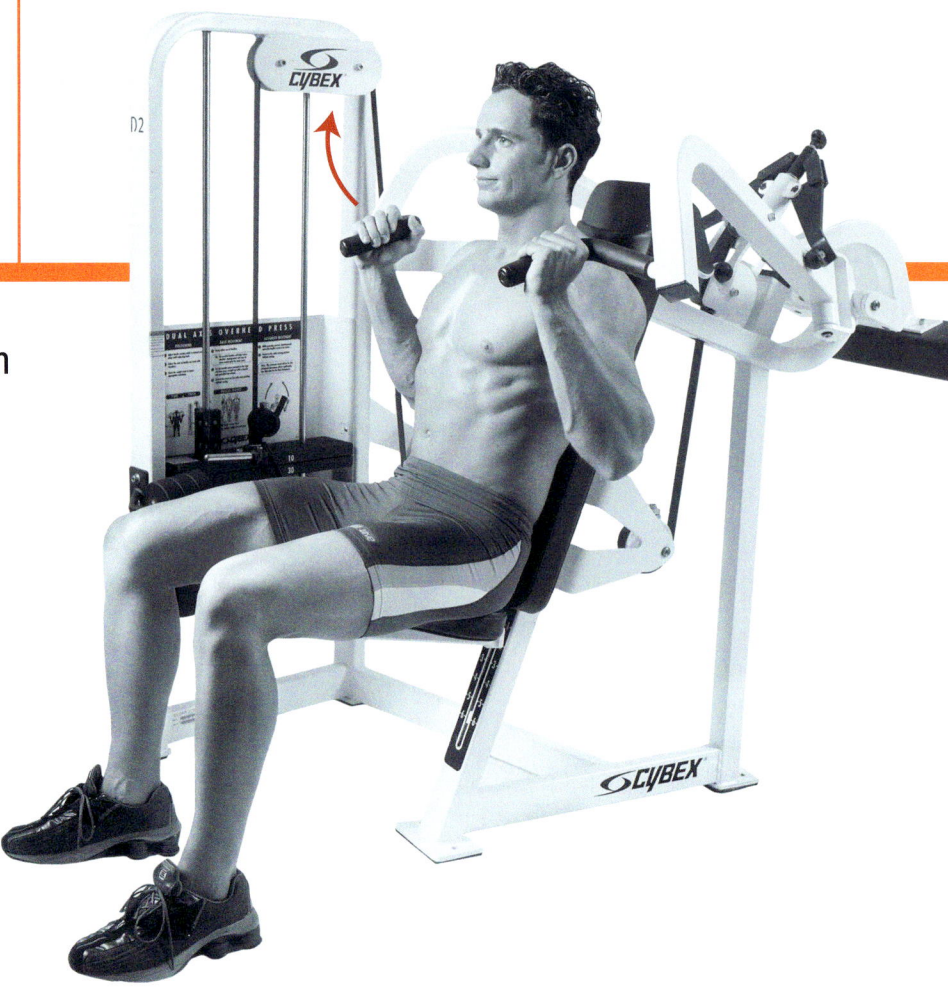

Variationen der Übung:

➤ In der Grundübung halten Sie die Griffe vor den Schultern in neutraler Haltung, die Handrücken zeigen nach außen. Als Variante können Sie – je nach Gerätetyp – auch eine weitere Griffhaltung mit Außenrotation in den Schultergelenken wählen. Die Handrücken zeigen dann nach hinten.

➤ Je steiler die Rückenlehne, desto größer die Intensität für die Schultermuskulatur; je flacher, desto mehr kommt die Brustmuskulatur ins Spiel.

Bewertung:

Eine effektive Basisgeräteübung für das komplexe Training der Schulter- und der Armmuskulatur.

Eignung:

Die geführte Bewegung ist einfach zu beherrschen, die Übung daher für alle Zielgruppen gut geeignet.

KOORDINATIVE ANSPRÜCHE:
● ◑ ○ ○ ○

TRAININGSEFFIZIENZ:
● ● ● ● ○

ÜBERLASTUNGSGEFAHR:
● ● ◑ ○ ○

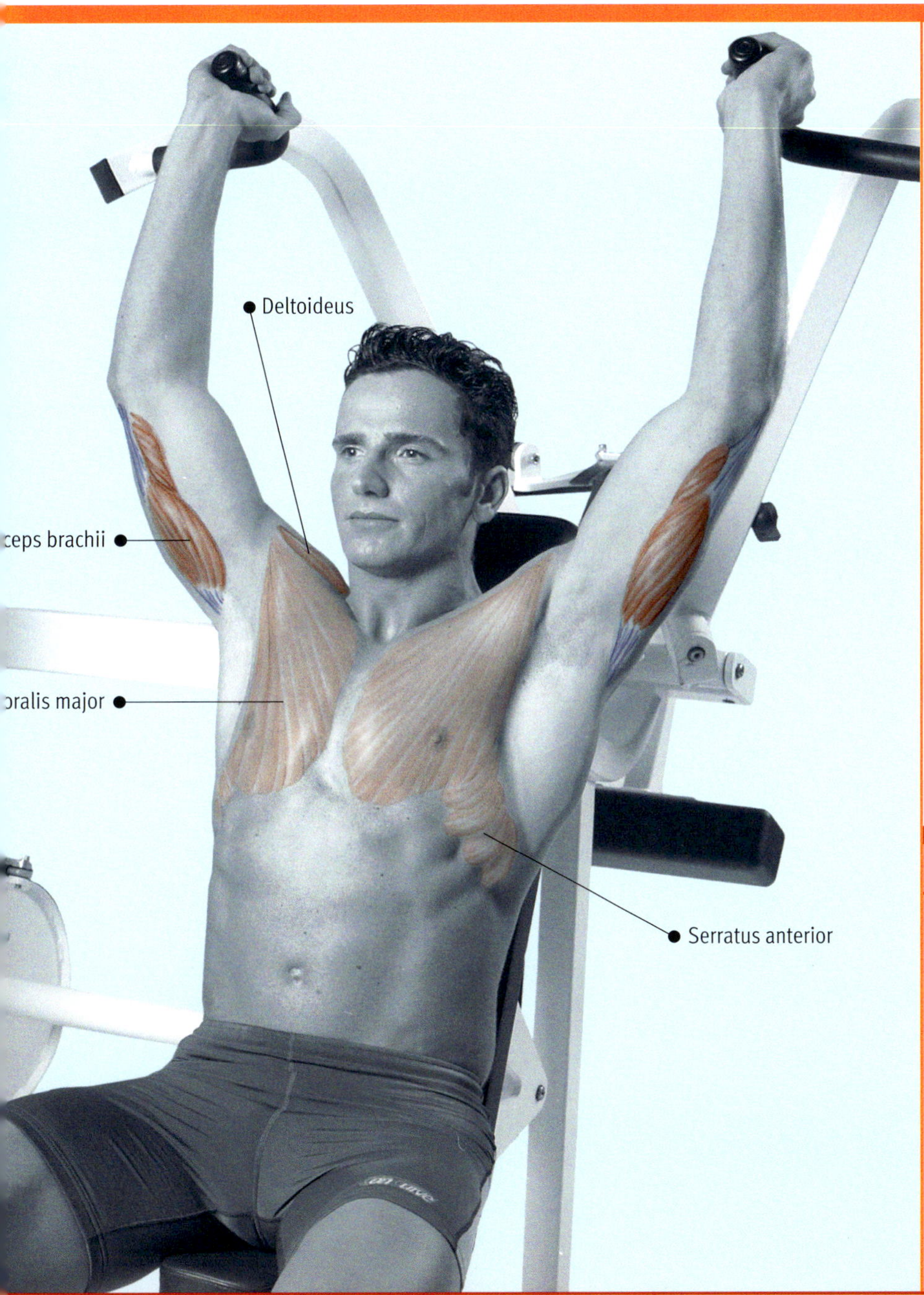

2. Bewegung

Drücken Sie die Griffe in einer gleichmäßigen Bewegung nach oben, bis die Arme nahezu (nicht vollständig!) gestreckt sind. In dieser Position kurz innehalten, dann die Arme bremsend gegen den Druck des Gewichts langsam wieder in die Ausgangsposition zurückführen.

Deltoideus

ceps brachii

oralis major

Serratus anterior

Wichtige Hinweise:

➤ Die Schultern bleiben stets in einer stabilen, neutralen Position (kein Ausweichen nach oben oder nach vorn!).

➤ Bei Problemen mit Über-Kopf-Übungen nutzen Sie die Griffposition vor dem Körper. Außerdem sollten Sie die Bewegungsweite einschränken.

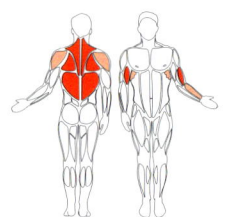

HAUPTMUSKULATUR:
Breiter Rückenmuskel *(Latissimus dorsi)*,
Kapuzenmuskel *(Trapezius*, insb. *Pars ascendens)*, großer Rundmuskel *(Teres major)*, zweiköpfiger Oberarmmuskel *(Biceps brachii)*

UNTERSTÜTZENDE MUSKULATUR:
Deltamuskel *(Deltoideus)* hinterer Anteil *(Pars spinalis)*, Rautenmuskeln *(Rhomboidei)*, vorderer Sägemuskel *(Serratus anterior)*, beugende Muskeln des Unterarms

Klimmzug mit Unterstützung

1. Ausgangsposition

Steigen Sie auf die Trittplatte oder knien Sie sich – je nach Gerätetyp – auf das Beinpolster. Die Hände fassen die Griffe etwas überschulterbreit, die Handrücken zeigen zum Körper (Ristgriff). Spannen Sie zuerst die Schulter- und Nackenmuskeln betont an, damit die Schultern herabgezogen werden. Der Kopf bildet die Verlängerung des Rückens, die Blickrichtung geht nach vorn.

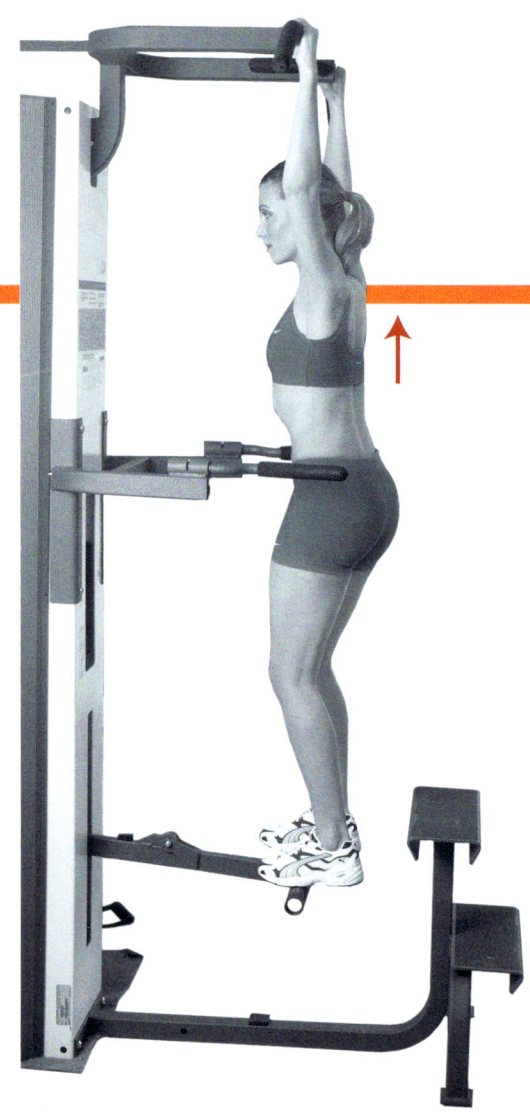

Variationen der Übung:

➤ Je weiter Sie die Griffe auseinander halten, desto größer die Aktivität des *Latissimus*.

➤ Wenn Sie zusätzlich den Bizepsmuskel betonen wollen, dann ist der so genannte Kammgriff zu empfehlen. Dabei zeigen nicht die Handrücken, sondern die Handflächen zum Körper.

Bewertung:

Eine hervorragende Komplexübung für mehrere große Muskelgruppen. Durch die Unterstützung der Stand- bzw. Kniefläche lässt sich die Intensität regulieren und die Übung so weit erleichtern, dass Klimmzüge für alle Personengruppen möglich werden.

Eignung:

Je nach Intensität für alle Leistungsstufen geeignet.

KOORDINATIVE ANSPRÜCHE:
● ◐ ○ ○ ○

TRAININGSEFFIZIENZ:
● ● ● ● ○

ÜBERLASTUNGSGEFAHR:
● ◐ ○ ○ ○

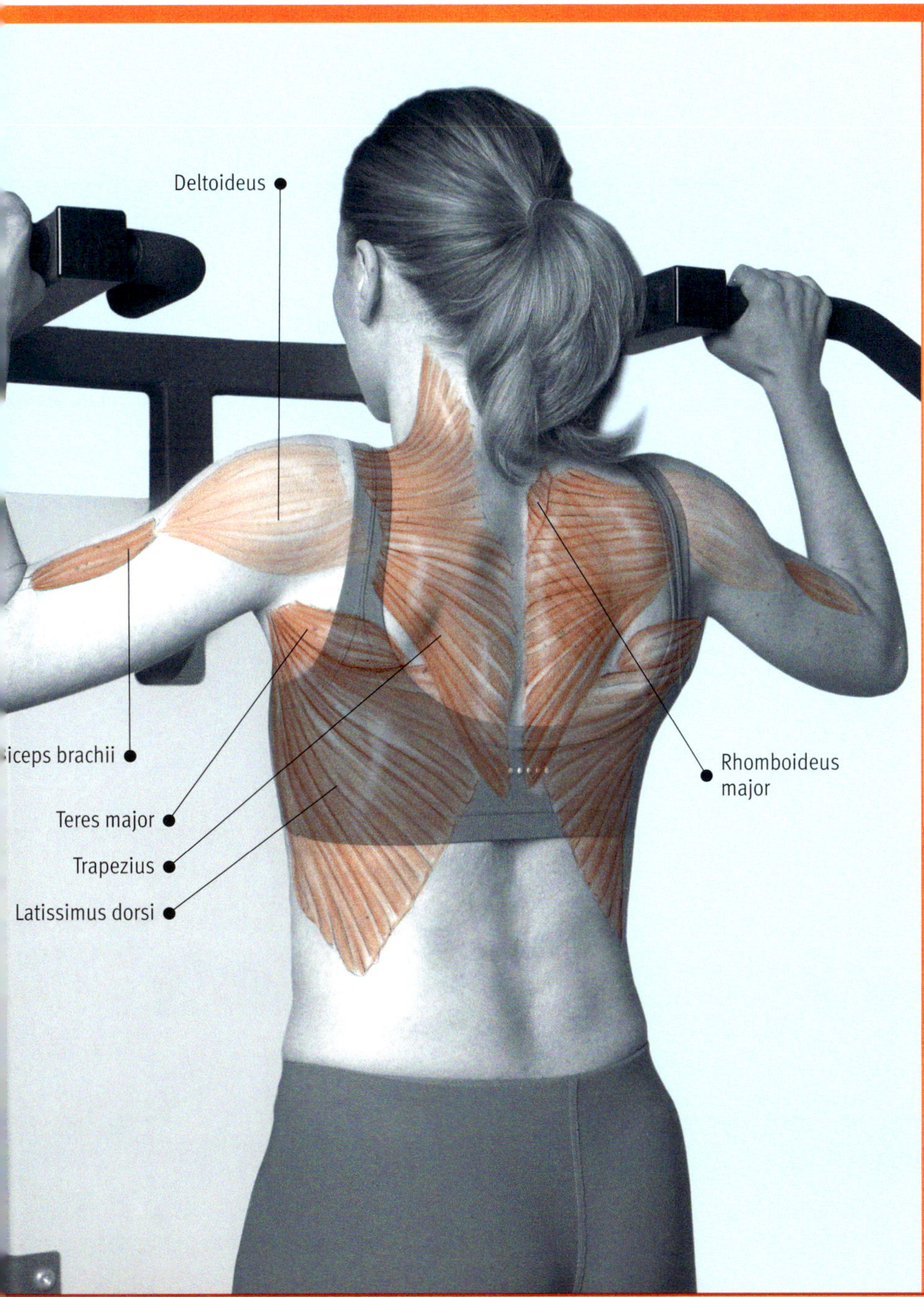

2. Bewegung

Ziehen Sie sich nun in einer gleichmäßigen Bewegung nach oben, bis sich der Kopf zumindest auf Höhe der Hände befindet. Dann den Körper langsam wieder zurück in die Ausgangsposition absenken, wobei die Ellbogen im tiefsten Punkt noch leicht gebeugt sind. Dadurch wird die Muskelspannung jederzeit aufrechterhalten.

Deltoideus

Biceps brachii

Teres major

Trapezius

Latissimus dorsi

Rhomboideus major

Wichtige Hinweise:

➤ Der Rücken soll während der gesamten Bewegung möglichst ruhig gehalten werden.

➤ Unbedingt darauf achten, dass die Schultern aktiv stabilisiert und zu Bewegungsbeginn nicht nach oben gezogen werden.

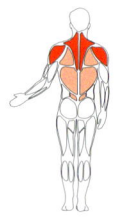

Butterfly reverse

HAUPTMUSKULATUR:
Rautenmuskeln *(Rhomboidei)*, Kapuzenmuskel *(Trapezius)*, insbesondere mittlerer und unterer Anteil *(Pars transversa* und *ascendens)*, Delta-muskel *(Deltoideus, Pars spinalis)*

UNTERSTÜTZENDE MUSKULATUR:
Kleiner Rundmuskel *(Teres minor)*, Untergräten-muskel *(Infraspinatus)*, breiter Rückenmuskel *(Latissimus dorsi)*, Rückenstrecker *(Erector spinae)*

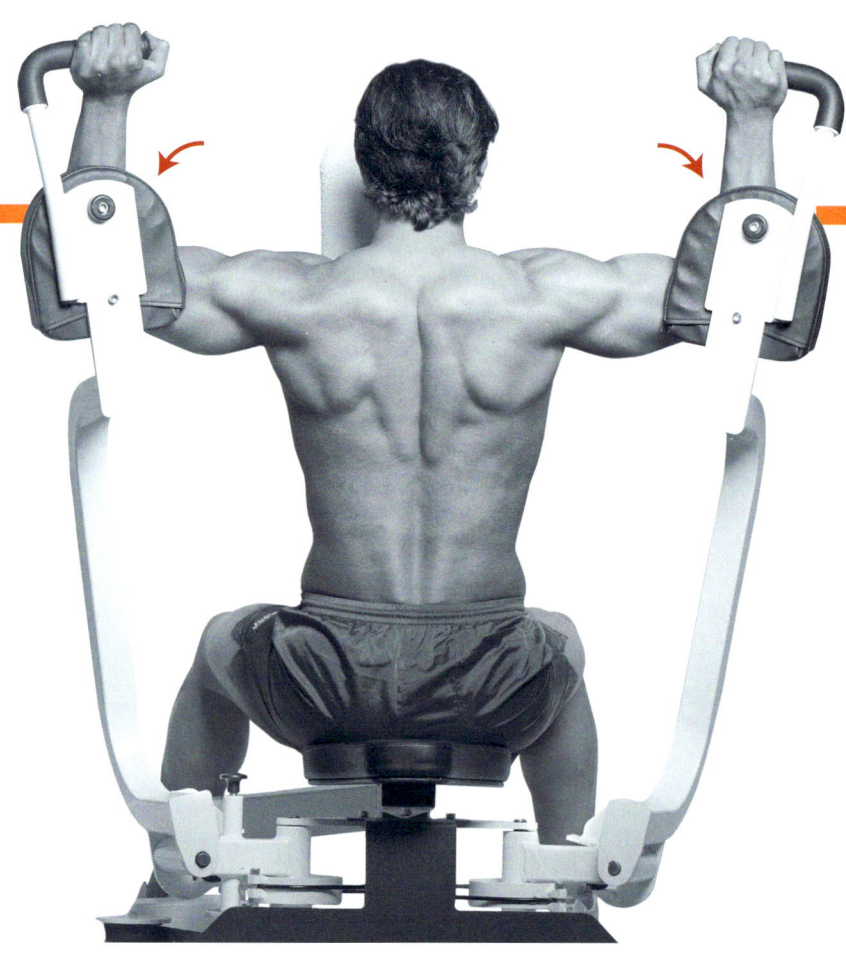

1. Ausgangsposition

Stellen Sie den Sitz so ein, dass die Knie annähernd rechtwinklig gebeugt sind (ca. 80 Grad). Richten Sie den Oberkörper betont auf und spannen Sie zur Stabilisierung die Rumpfmuskeln an. Positionieren Sie nun beide Arme auf Schulter-höhe oder leicht darunter. Je nach Ausführung bzw. Gerätetyp befin-den sich die Unterarme in hori-zontaler oder vertikaler Position (wie dargestellt, mit Außenrotation im Schultergelenk). Spannen Sie die Muskeln zwischen den Schul-terblättern bewusst an.

Variationen der Übung:

➤ Je höher die Arme positioniert werden, desto größer ist die Wirkung auf die schulterblattfixierenden Muskeln – je tiefer, desto stärker wird der *Latissimus* betont.

➤ Bei einigen Geräten werden die Hebelarme nur mit den Händen bewegt, der Ellbogenbereich hat keine Auflagefläche. Die Bewegung verteilt sich auf Hand-, Ellbogen- und Schultergelenke (= mehrgelenkiges Training). Bei dieser Variante muss besonders darauf geachtet werden, dass die Schultermuskulatur aktiv ist und die Bewegung nicht primär durch die Kraft der Arme geleistet wird.

Bewertung:

Eine wichtige Übung für die Muskeln, die für die Aufrichtung und Haltung des Oberkörpers verantwortlich sind. Als Ausgleichsübung für alle, die viel sitzen, sinnvoll.

Eignung:

Mit angepasstem Gewicht gut geeignet für alle Leistungsstufen.

KOORDINATIVE ANSPRÜCHE:

● ● ◐ ○ ○

TRAININGSEFFIZIENZ:

● ● ● ● ●

ÜBERLASTUNGSGEFAHR:

● ● ● ○ ○

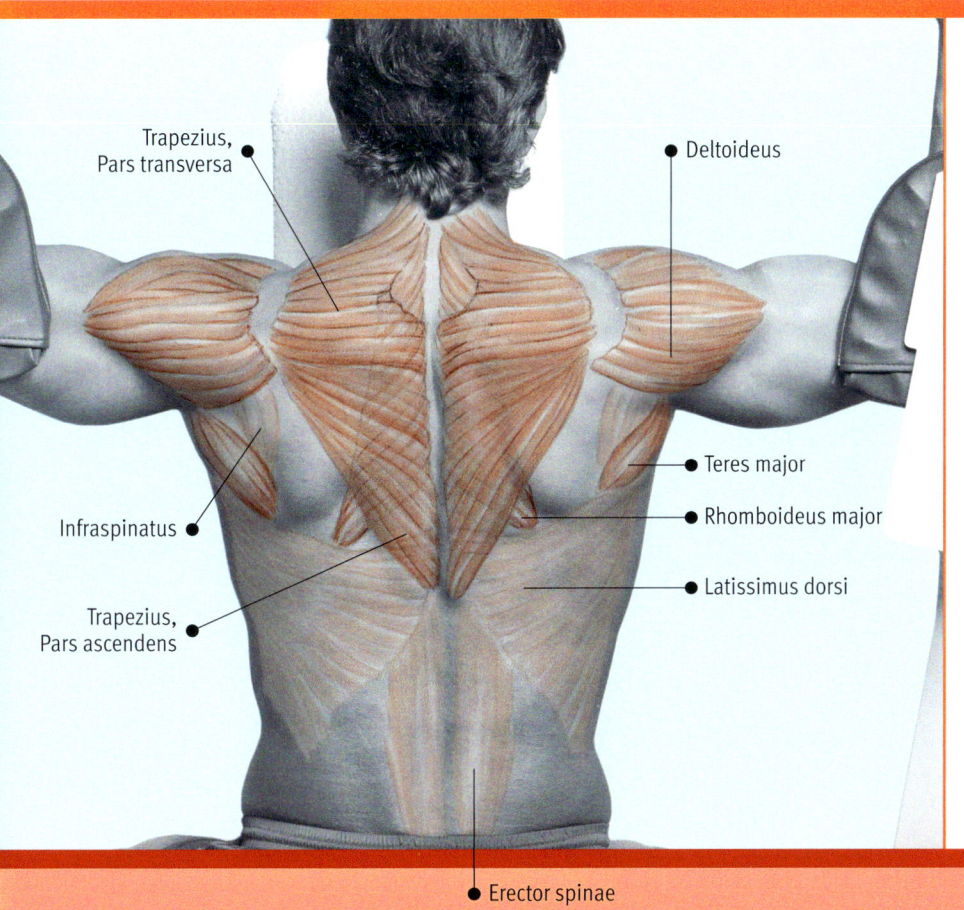

Trapezius, Pars transversa

Deltoideus

Infraspinatus

Teres major

Rhomboideus major

Latissimus dorsi

Trapezius, Pars ascendens

Erector spinae

2. Bewegung

Führen Sie nun die Hebelarme des Geräts mit Druck der Oberarme langsam und gleichmäßig nach hinten bis zur Schulterachse oder etwas darüber hinaus (eingelenkige Version). Im Umkehrpunkt kurz verharren und dann gegen den Druck des Geräts die Arme wieder nach vorn bringen, ohne dass sich die Hebelarme berühren.

Wichtige Hinweise:

➤ Trainieren Sie am Anfang mit kleinen Gewichten und achten Sie auf eine absolut saubere Technik.

➤ Ausweichbewegungen im Bereich des Nackens müssen unbedingt vermieden werden, sonst kann es zu Verspannungen kommen. Es empfiehlt sich, die Arme zunächst unterhalb der Schultern zu positionieren und den Winkel nach oben erst nach und nach zu vergrößern.

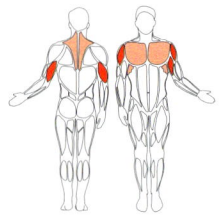

Nackendrücken mit Kurzhanteln

HAUPTMUSKULATUR:
Deltamuskel *(Deltoideus)* oberer und vorderer Anteil *(Pars clavicularis* und *acromialis)*, dreiköpfiger Oberarmmuskel *(Triceps brachii)*

UNTERSTÜTZENDE MUSKULATUR:
Kapuzenmuskel *(Trapezius)* oberer Anteil *(Pars descendens)*, vorderer Sägemuskel *(Serratus anterior)*, großer Brustmuskel *(Pectoralis major)*, je nach Neigungswinkel der Rückenlehne

1. Ausgangsposition

Stellen Sie die Hantelbank so ein, dass Sie mit leicht gegrätschten Beinen stabil sitzen. Die Rückenlehne ist etwas nach hinten gekippt, der Rücken hat Kontakt mit dem Polster. Winkeln Sie die Arme auf Schulterhöhe in etwa rechtwinklig an und fassen Sie die Hanteln mit stabilen Handgelenken, die Handflächen zeigen nach vorn. Spannen Sie die Rumpfmuskulatur an und richten Sie den Oberkörper auf.

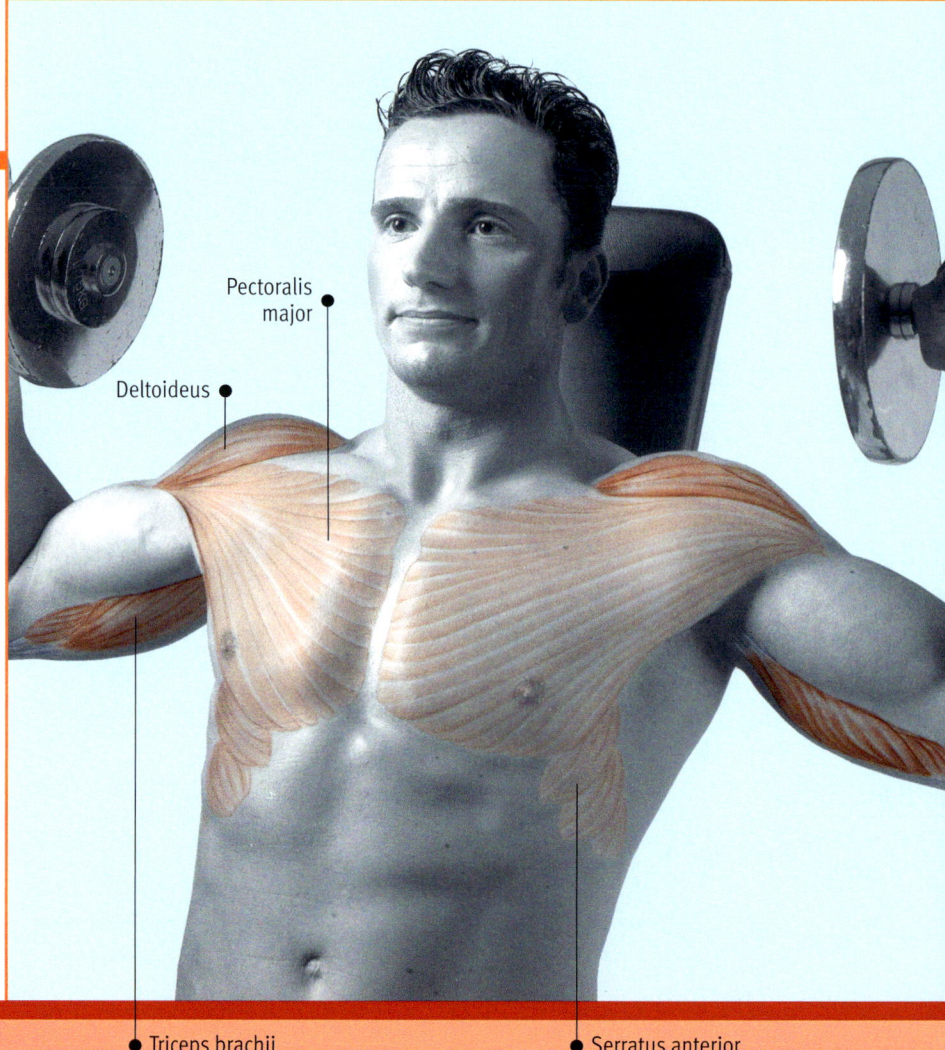

Pectoralis major

Deltoideus

Triceps brachii

Serratus anterior

Variationen der Übung:

➤ Je steiler die Rückenlehne aufgerichtet ist, desto größer ist die Wirkung auf den oberen und vorderen Anteil des Deltamuskels. Je schräger die Rückenlehne steht, desto stärker ist die Brustmuskulatur beteiligt.

➤ Sie können die Übung auch so variieren, dass die Hanteln beim Hochdrücken 90 Grad nach innen gedreht werden. Die Handrücken zeigen dann in der Endposition nach außen. Bei dieser Variante wird die Wirkung auf die inneren Fasern der Brustmuskulatur erhöht.

Bewertung:

Eine Basisübung für das komplexe Training der Schulter-, Brust- und Armmuskulatur.

Eignung:

Die Übung ist mit angepasstem Gewicht und Spiegelkontrolle auch Einsteigern zu empfehlen.

KOORDINATIVE ANSPRÜCHE:
● ● ● ○ ○

TRAININGSEFFIZIENZ:
● ● ● ● ○

ÜBERLASTUNGSGEFAHR:
● ● ● ○ ○

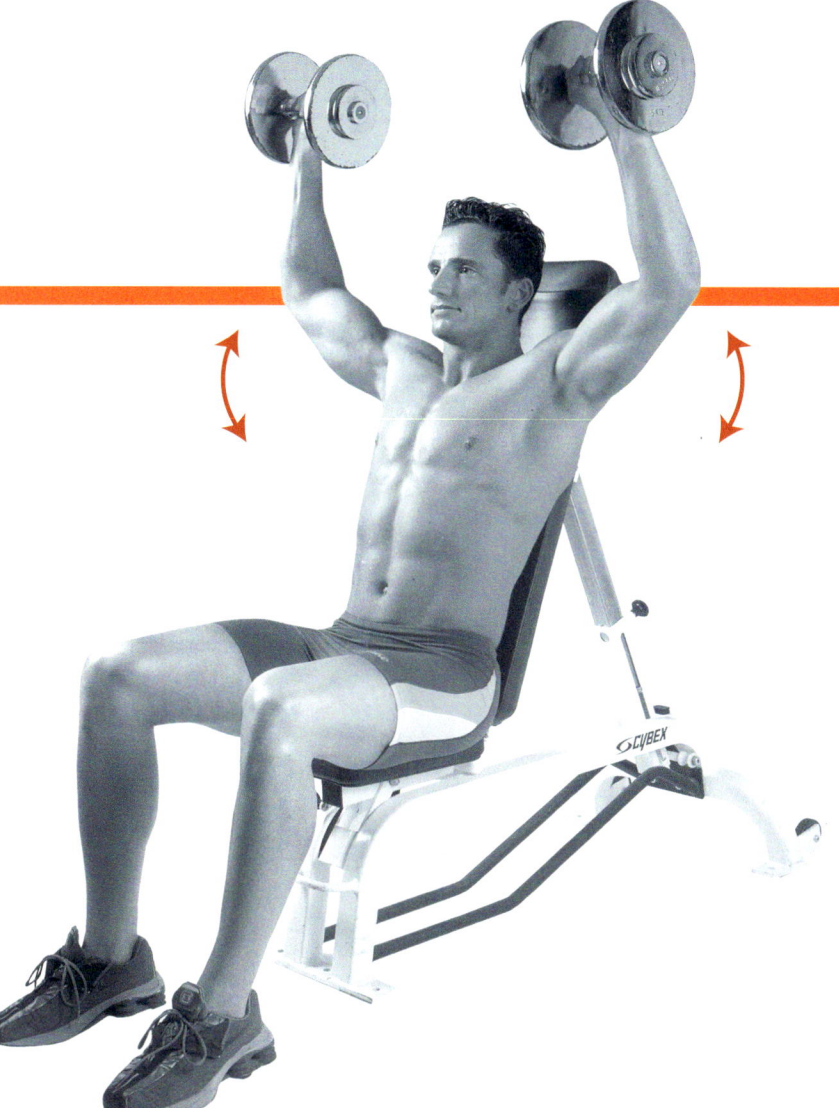

2. Bewegung

Drücken Sie nun die Hanteln in einer gleichmäßigen Bewegung nach oben, bis die Arme nahezu – nicht vollständig – gestreckt sind. In dieser Position kurz innehalten, dann die Arme wieder in die Ausgangsposition zurückbewegen, sodass sich die Hanteln ungefähr auf Schulterhöhe befinden.

Wichtige Hinweise:

➤ Die Schultern bleiben während der gesamten Bewegung in einer stabilen, neutralen Position (kein Ausweichen nach oben oder nach vorn!).

➤ Wer Probleme beim Training im Über-Kopf-Bereich hat, sollte die Rückenlehne zunächst schräg stellen und den Bewegungsradius einschränken.

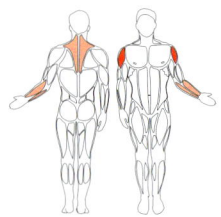

HAUPTMUSKULATUR:
Deltamuskel *(Deltoideus)* oberer und vorderer Anteil *(Pars clavicularis* und *acromialis)*

UNTERSTÜTZENDE MUSKULATUR:
Kapuzenmuskel *(Trapezius)* oberer und unterer Anteil *(Pars descendens* und *ascendens)*, Obergrätenmuskel *(Supraspinatus)*, Unterarmmuskulatur

Seitheben mit Kurzhanteln

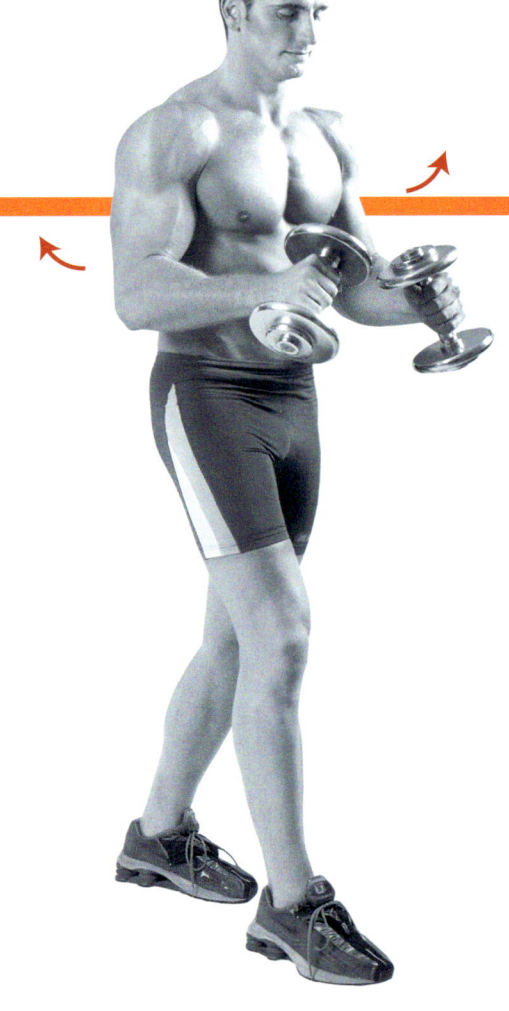

1. Ausgangsposition

Nehmen Sie einen stabilen Stand ein, entweder in einer leichten Schrittstellung oder mit hüftbreit aufgesetzten Füßen. Die Kniegelenke sind etwas gebeugt. Spannen Sie die Rückenmuskulatur aktiv an und fassen Sie die Hanteln mit seitlich am Oberkörper anliegenden Oberarmen, die Ellbogen sind gebeugt. Die Hände werden ein Stück nach innen gedreht, die Handrücken zeigen in der Ausgangsstellung nach außen. Spannen Sie zur Stabilisierung dieser Grundposition die Rumpf- und Schultermuskulatur aktiv an.

Variationen der Übung:

➤ Da die Übung vorwiegend im letzten Bewegungsdrittel wirkt, können Sie zur Intensivierung in diesem Bereich einige kleine Wiederholungen ausführen (= Endkontraktionen).

➤ Anstatt im stabilen Stand ist es auch möglich, in einer sitzenden Position zu trainieren.

Bewertung:

Eine Basisübung zur Kräftigung der Schultermuskulatur. Einsteiger sollten allerdings nur mit gebeugten Ellbogen (kurzer Hebel) und leichten
bis mittleren Gewichten trainieren.

Eignung:

Unter obiger Voraussetzung ist die Übung für alle Zielgruppen geeignet.

KOORDINATIVE ANSPRÜCHE:

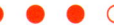

TRAININGSEFFIZIENZ:

ÜBERLASTUNGSGEFAHR:

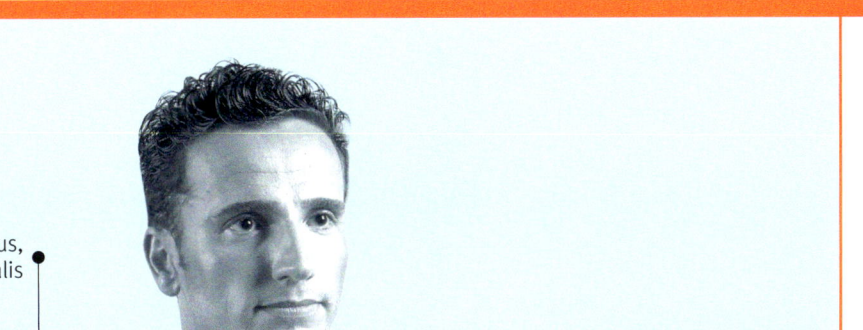

Deltoideus,
Pars acromialis

Deltoideus, Pars clavicularis

2. Bewegung

Führen Sie die Hanteln rechts und
links in einer gleichmäßigen Bewegung bis etwa auf Schulterhöhe.
Die Ellbogen befinden sich in der
Endstellung in Verlängerung der
Schulterachse. Die Handrücken
zeigen nach oben bzw. können
leicht nach innen gedreht werden.
Dann die Hanteln langsam und
symmetrisch wieder bis zur Ausgangsposition zurückführen, wobei
die Arme nicht am Rumpf anliegen
dürfen (Muskelspannung halten!).

Wichtige Hinweise:

➤ Die Schultern bleiben während der gesamten Bewegung in einer stabilen, neutralen Position
(nicht nach oben ziehen!).

➤ Häufigster Ausführungsfehler bei dieser Übung sind zu hohe Gewichte.

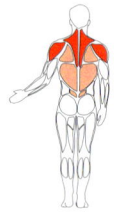

Fly reverse mit Kurzhanteln

HAUPTMUSKULATUR:
Rautenmuskeln *(Rhomboidei)*, Kapuzenmuskel *(Trapezius)*, insbesondere mittlerer und oberer Anteil *(Pars transversa* und *descendens)*, Deltamuskel *(Deltoideus, Pars spinalis)*

UNTERSTÜTZENDE MUSKULATUR:
Kleiner Rundmuskel *(Teres minor)*, Untergrätenmuskel *(Infraspinatus)*, breiter Rückenmuskel *(Latissimus dorsi)*, Rückenstrecker *(Erector spinae)*

1. Ausgangsposition

Legen Sie sich in Bauchlage auf eine flache oder leicht schräge Hantelbank. Der Kopf wird frei in Verlängerung des Rückens gehalten, der Blick geht zum Boden. Setzen Sie die angewinkelten Beine zur Stabilisierung der Haltung mit den Füßen seitlich auf. Greifen Sie die Hanteln senkrecht unter der Schulterachse. Die Ellbogen sind leicht gebeugt, die Handrücken zeigen nach vorn.

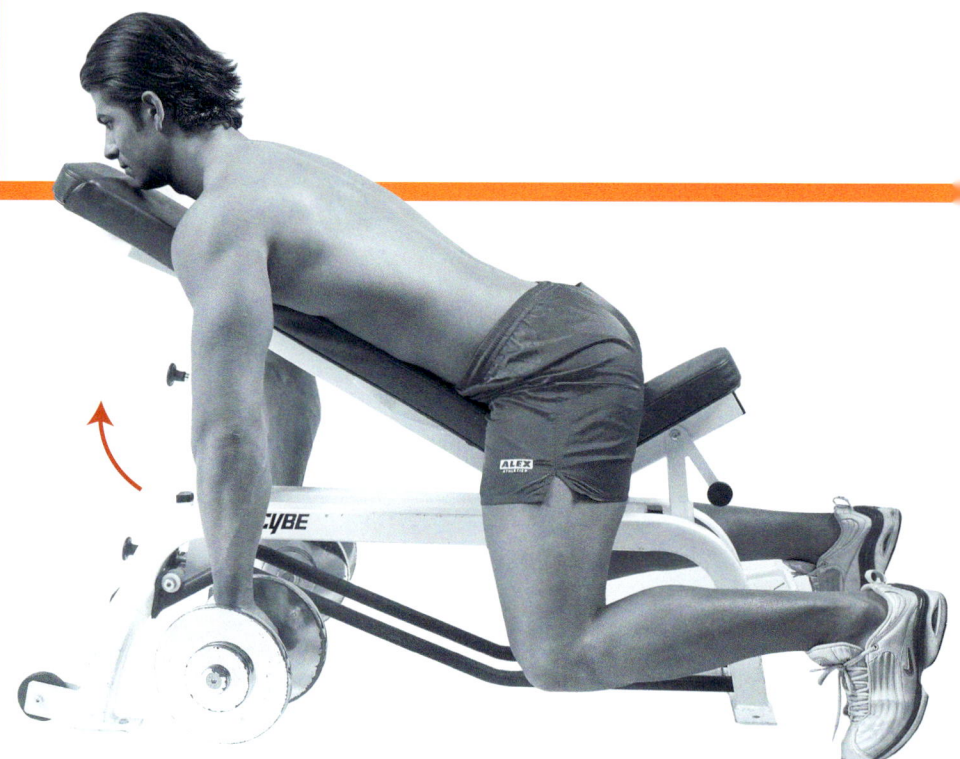

Variationen der Übung:

➤ Die Übung wird leichter, wenn Sie statt einer flachen eine etwas schräg gestellte Bank wählen. Es gilt: Je schräger die Bank ist, desto geringer die Intensität.

➤ Sie können die Kurzhanteln zur Erhöhung der Intensität zusätzlich etwas nach innen drehen.

➤ Die Übung lässt sich auch sehr effektiv unter der Flachbank mit der Langhantel durchführen.

Bewertung:

Der Rücken ist bei dieser Übung gut abgesichert. Sie trainiert effektiv Schulter- und Nackenmuskulatur.

Eignung:

Im Vergleich zur Übung an der Maschine ist sie jedoch koordinativ anspruchsvoller und daher vorwiegend Bewegungserfahrenen und Fortgeschrittenen zu empfehlen.

KOORDINATIVE ANSPRÜCHE:
● ● ● ◑ ○

TRAININGSEFFIZIENZ:
● ● ● ● ◑

ÜBERLASTUNGSGEFAHR:
● ● ● ○ ○

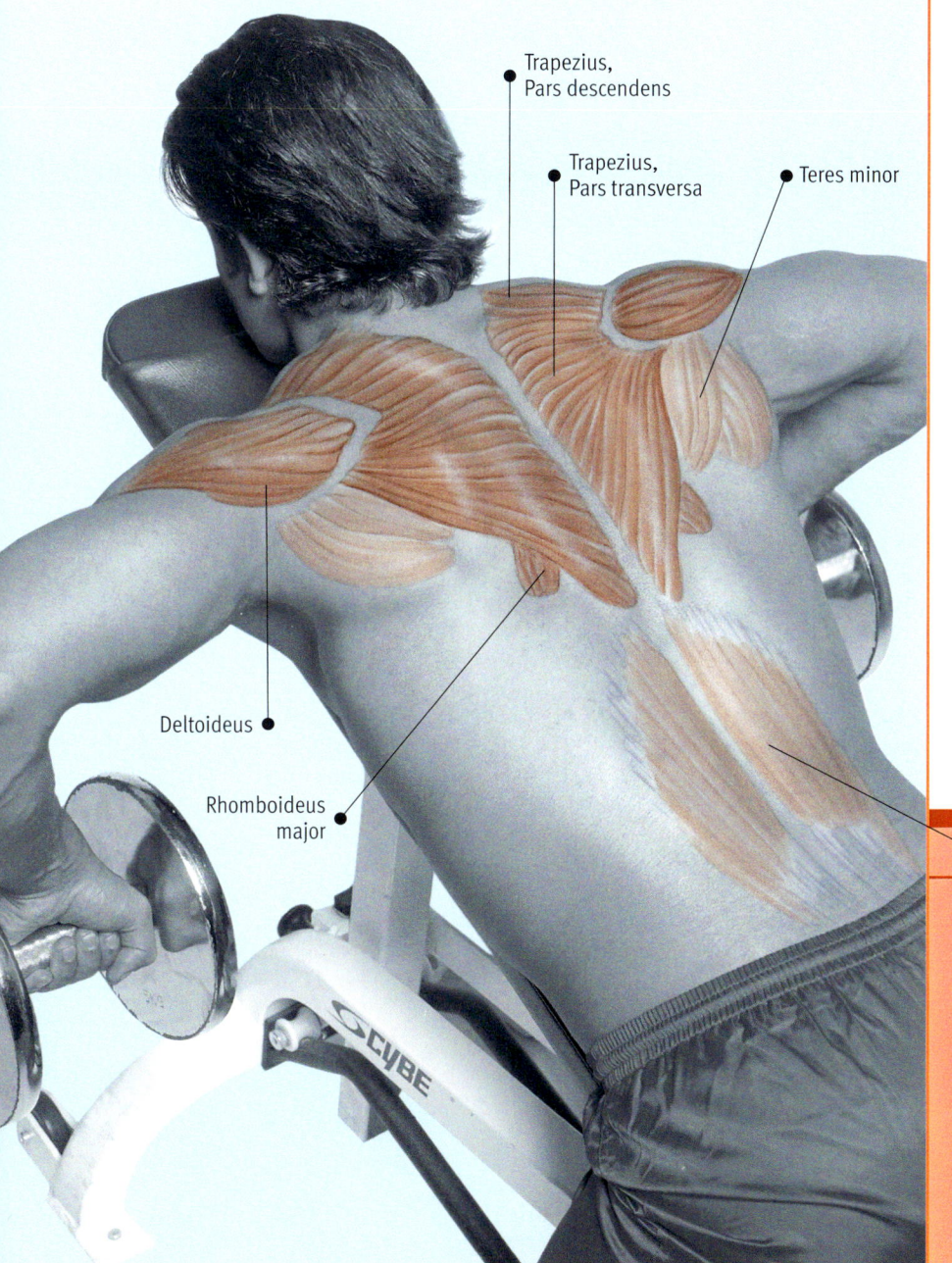

Trapezius,
Pars descendens

Trapezius,
Pars transversa

Teres minor

Deltoideus

Rhomboideus
major

● Erector spinae

2. Bewegung

Nun die Arme mit den Ellbogen voran langsam und kontrolliert anheben. Dabei die Schulterblätter möglichst weit einander annähern und im Umkehrpunkt der Bewegung kurz verharren. Anschließend senken Sie die Hanteln unter Aufrechterhaltung der Muskelspannung bis zur Ausgangsposition wieder ab.

Wichtige Hinweise:

➤ Einsteiger sollten zunächst mit reduziertem Gewicht trainieren und die Ellbogen nur bis etwa auf Schulterhöhe bewegen.

➤ Den Kopf stets stabil in Verlängerung des Rückens halten und jede Ausweichbewegung im Nacken vermeiden.

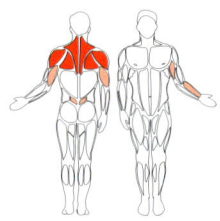

Diagonales Seitheben mit Kabelzug

HAUPTMUSKULATUR:
Deltamuskel *(Deltoideus, P. spin.)*, Rautenmuskeln *(Rhomboidei)*, Kapuzenmuskel *(Trapezius,* insbes. *P. desc.* und *P. asc.)*, kleiner Rundmuskel *(Teres minor)*, Untergrätenmuskel *(Infraspinatus)*, Obergrätenmuskel *(Supraspinatus)*

UNTERSTÜTZENDE MUSKULATUR:
Rückenstrecker *(Erector spinae)*, dreiköpfiger Oberarmmuskel *(Triceps brachii)*, Muskeln des Unterarms

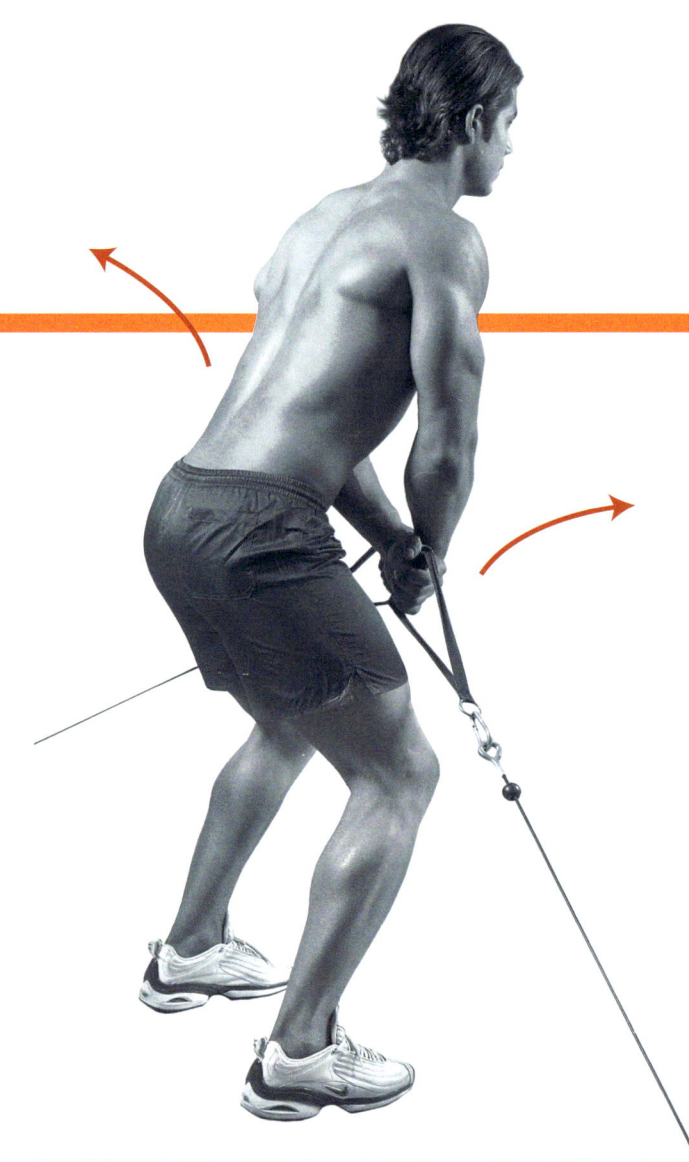

1. Ausgangsposition

Stellen Sie sich mittig zwischen einen doppelten Kabelzug und fassen Sie die Griffe an der tiefen Rolle über Kreuz. Die Handrücken zeigen in Richtung Boden. Gehen Sie leicht in die Knie und kippen Sie den geraden Oberkörper ca. 30 Grad nach vorn. Der Kopf befindet sich in Verlängerung des Rückens, der Blick geht – je nach Winkel des Oberkörpers – schräg nach vorn bzw. unten. Spannen Sie nun zur Stabilisierung dieser Position die Rumpf- und Schultermuskulatur an.

Variationen der Übung:

➤ Beginnen Sie zunächst mit nur leicht nach vorn geneigtem Oberkörper. Je stärker der Oberkörper nach vorn gekippt wird, desto größer ist der Trainingseffekt für die zwischen den Schulterblättern liegenden Muskeln.

➤ Zur weiteren Intensivierung können die Arme in der Endposition ein Stück hinter die Schulterebene angehoben werden, sodass sich die Schulterblätter noch stärker annähern.

Bewertung:

Eine technisch anspruchsvolle Komplexübung für zahlreiche
für die Aufrichtung der Körperhaltung verantwortliche Muskeln.
Die Übung sollte mit fachlicher Anleitung und Spiegelkontrolle
erlernt und eingeübt werden.

Eignung:

Sie ist vorwiegend für Fortgeschrittene geeignet.

KOORDINATIVE ANSPRÜCHE:
● ● ● ● ◑

TRAININGSEFFIZIENZ:
● ● ● ● ◑

ÜBERLASTUNGSGEFAHR:
● ● ● ◐ ○

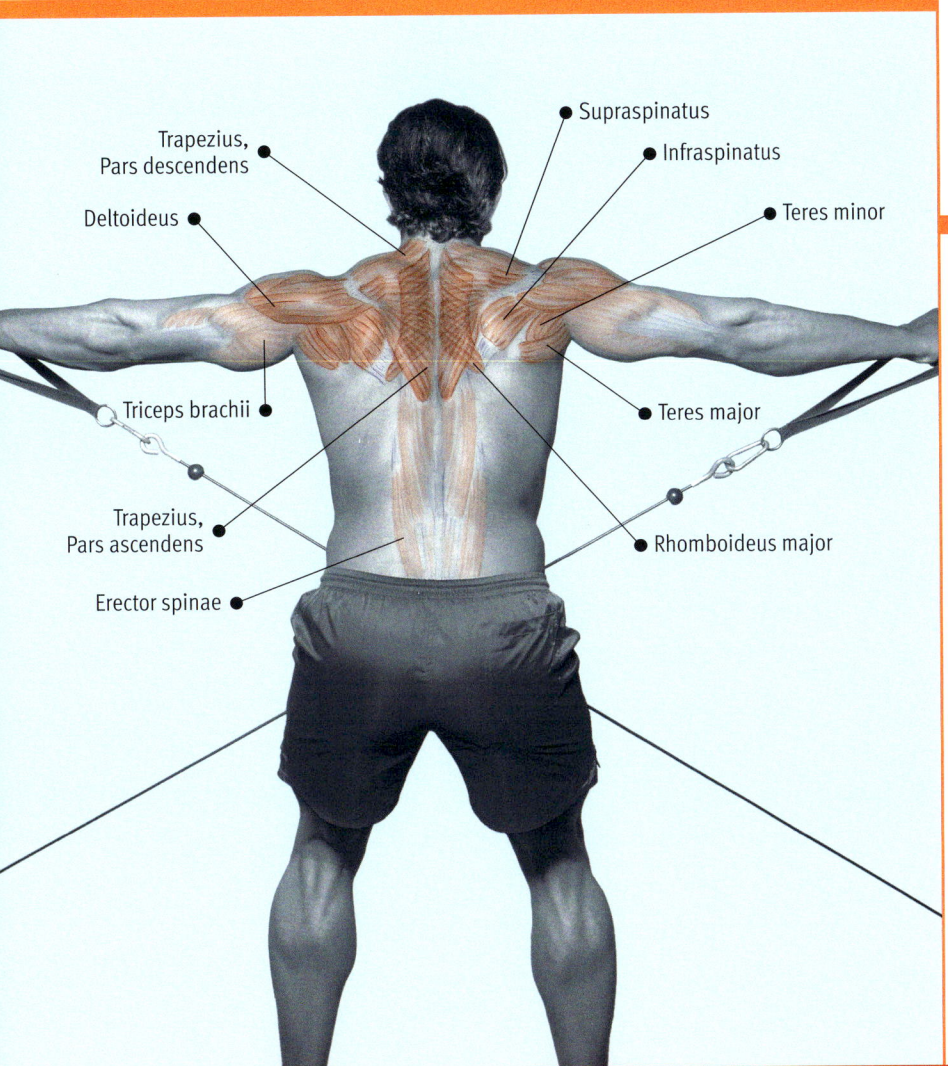

Trapezius,
Pars descendens

Deltoideus

Triceps brachii

Trapezius,
Pars ascendens

Erector spinae

Supraspinatus

Infraspinatus

Teres minor

Teres major

Rhomboideus major

2. Bewegung

Ziehen Sie die Griffe aus der
gekreuzten Position nahe am Körper in einer diagonalen Bewegung
über die Mitte nach oben außen.
Die anfangs gebeugten Arme werden dabei zunehmend gestreckt.
In der Endstellung befinden sich
die Arme in Verlängerung der
Schulterachse, die Handrücken
zeigen schräg nach oben. In dieser
Position kurz verharren, dann die
Griffe in umgekehrter Abfolge
wieder zurück in die Ausgangsposition führen. Dabei die Gewichte nicht absetzen und die
Muskulatur unter Spannung
halten.

Wichtige Hinweise:

➤ Die Griffe müssen aus der Startposition nahe am Körper geführt und die Arme erst im letzten
Bewegungsdrittel zunehmend gestreckt werden (sonst zu starke Belastung der Ellbogen).

➤ Eine saubere Bewegungstechnik hat Vorrang, gegebenenfalls das Gewicht reduzieren.

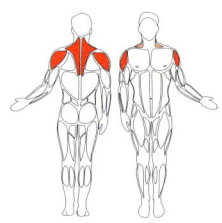

HAUPTMUSKULATUR:
Kapuzenmuskel *(Trapezius)*, insbesondere oberer Anteil *(Pars descendens)*, Deltamuskel *(Deltoideus)*

UNTERSTÜTZENDE MUSKULATUR:
Rautenmuskeln *(Rhomboidei)*, Schulterblattheber *(Levator scapulae)*

Frontheben mit Kabelzug

1. Ausgangsposition

Befestigen Sie an der unteren Rolle des Kabelzugs einen V-Griff oder ein spezielles Seil. Es unterstützt die neutrale Position der Handgelenke, d.h. die Handgelenke befinden sich in Verlängerung der Unterarme, ohne abzuwinkeln. Nehmen Sie frontal vor dem Zugapparat einen stabilen, schulterbreiten Stand ein. Die Knie sind leicht gebeugt. Spannen Sie zur Stabilisierung bewusst Bauch-, Gesäß- und Rückenmuskeln an.

Variationen der Übung:

➤ Sie können alternativ auch mit Kurz- oder Langhanteln trainieren. Im Vergleich zur Übung am Kabelzug ist die Koordinationsfähigkeit dadurch noch stärker gefordert.

➤ Je enger Sie greifen, desto größer ist die Wirkung auf den oberen Anteil des Kapuzenmuskels.

Bewertung:

Die Übung ist besonders geeignet, um den oberen Anteil des Kapuzen-muskels zu trainieren. Die Ausführung ist relativ einfach.

Eignung:

Für Trainierende aller Leistungsstufen geeignet. Einsteiger und Personen mit Problemen im Schulter-Nacken-Bereich sollten allerdings betont langsam und zunächst mit kleinen Gewichten üben (Gefahr der Nacken-verspannung).

KOORDINATIVE ANSPRÜCHE:
● ● ○ ○ ○

TRAININGSEFFIZIENZ:
● ● ● ● ◐

ÜBERLASTUNGSGEFAHR:
● ● ● ◐ ○

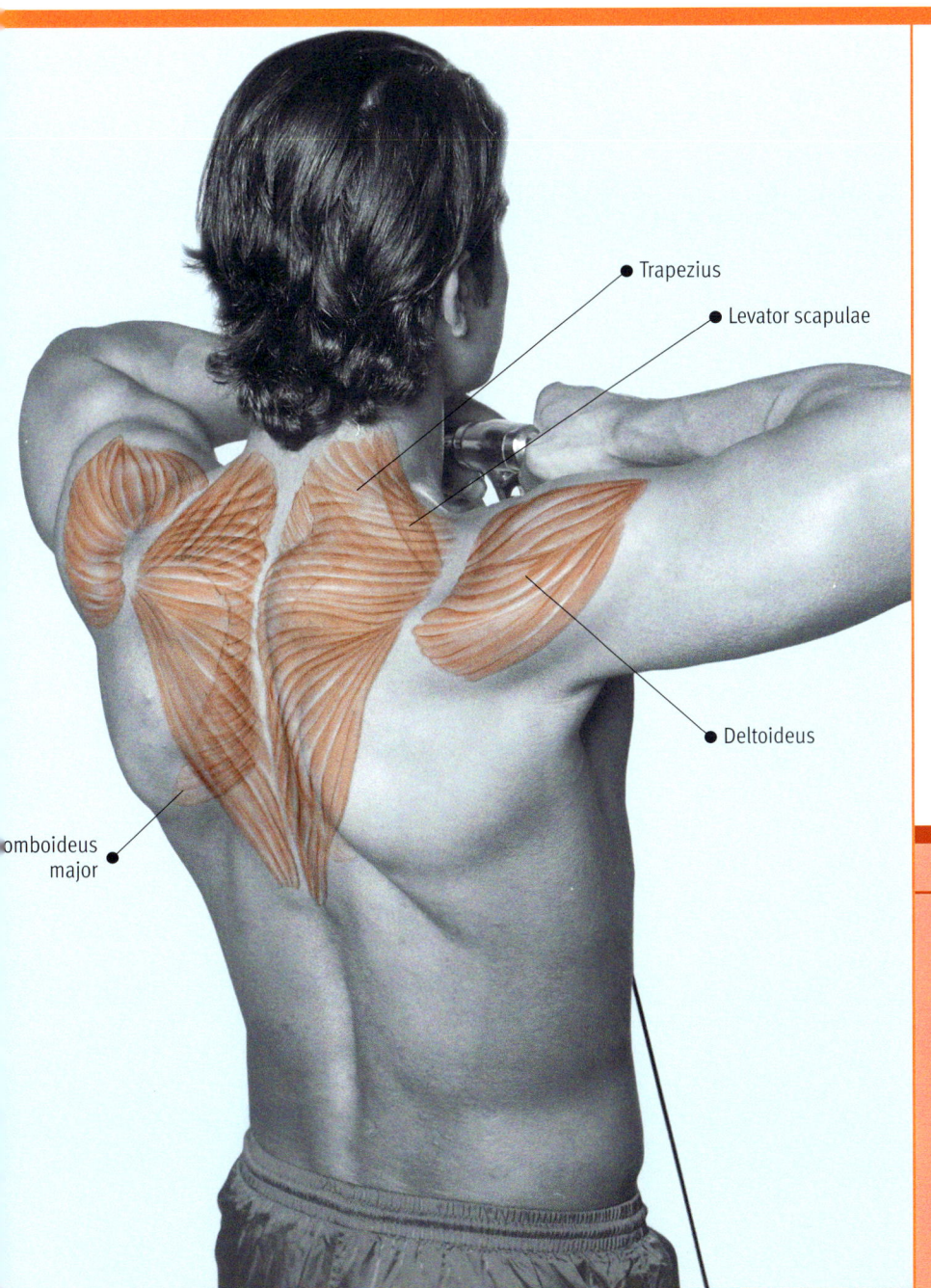

Trapezius

Levator scapulae

Deltoideus

Rhomboideus major

2. Bewegung

Die Bewegung verläuft mit enger Griffhaltung (die Hände liegen dicht nebeneinander) geradlinig nahe am Körper bis knapp unter das Kinn. Dabei werden die Schultern so weit wie möglich senkrecht angehoben. Die Ellbogen zeigen parallel nach oben außen. Verharren Sie kurz in der höchsten Position und führen Sie den Griff betont bremsend in die Ausgangsposition mit gestreckten Armen zurück.

Wichtige Hinweise:

➤ Vermeiden Sie – vor allem zu Beginn und am Ende – schwung-hafte Bewegungen durch betont kontrolliertes Ziehen.

➤ Ausweichbewegungen im Bereich des Nackens vermeiden. Nacken-muskeln nach der Übung vorsichtig dehnen.

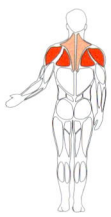

Außenrotatorentrainer

HAUPTMUSKULATUR:
Untergrätenmuskel *(Infraspinatus)*, kleiner Rundmuskel *(Teres minor)*, Deltamuskel *(Deltoideus)* hinterer Anteil *(Pars spinalis)*

UNTERSTÜTZENDE MUSKULATUR:
Rautenmuskeln *(Rhomboidei)*, Kapuzen-muskel *(Trapezius)*, insbesondere mittlerer Anteil *(Pars transversa)*

1. Ausgangsposition

Setzen Sie sich seitlich zum Zug-apparat auf eine Flachbank, wobei das Kabel von der Gegenseite (es zieht der vom Kabelzug entfernte Arm) aufsteigend von unten geführt wird. Winkeln Sie den Arm im Ellbogengelenk rechtwinklig an und setzen Sie den Ellbogen leicht vom Oberkörper abgespreizt auf dem Oberschenkel auf. Der Unter-arm befindet sich in der Ausgangs-position parallel zum Oberkörper, die Hand zeigt in Richtung der Rolle. Der andere Arm stabilisiert, indem die Hand bei ausgestreck-tem Arm aufgestützt ist. Spannen Sie die Muskeln im Rumpf und in der Schulterpartie bewusst an.

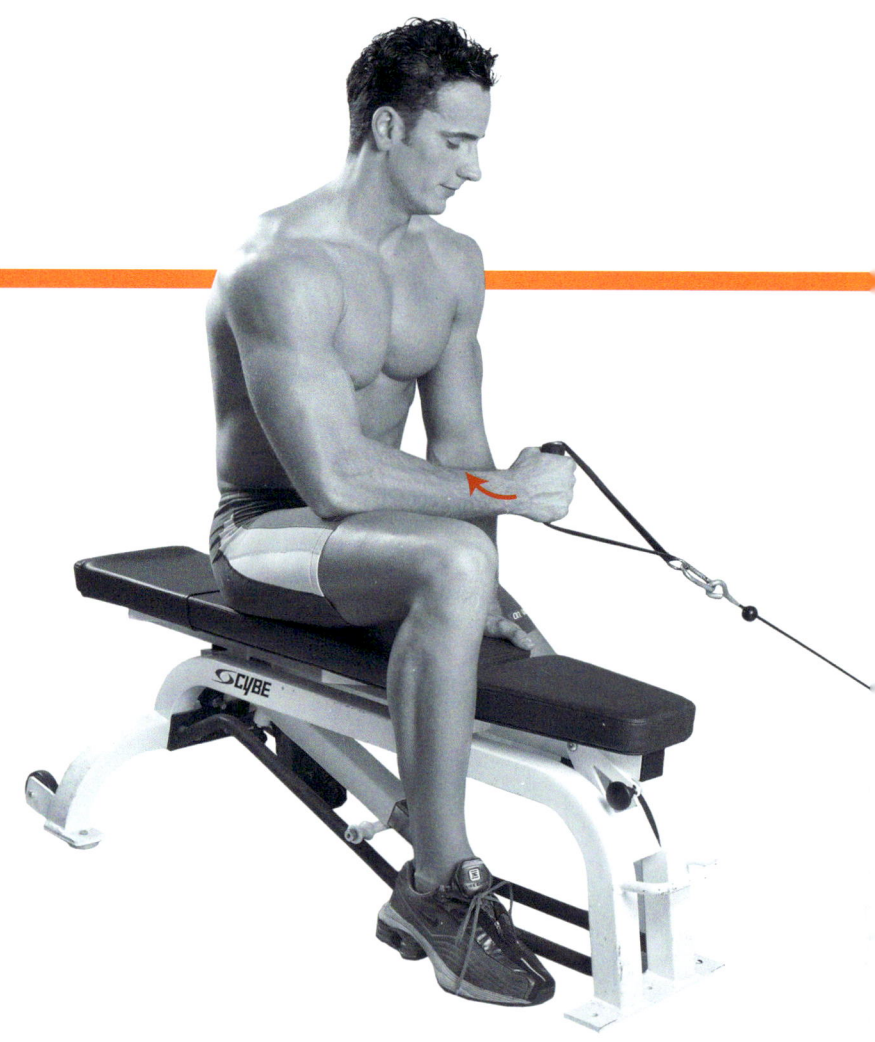

Variation der Übung:

➤ Die Übung kann auch im Stehen am Kabelzug mit einer entsprechend höhenverstellbaren Rolle durchge-führt werden. Dabei den Oberarm leicht vom Oberkörper abspreizen und mit einem zusammengerollten Handtuch zwischen Arm und Körper unterstützen.

Bewertung:

Eine technisch anspruchsvolle Übung zum konzentrierten Training der wichtigen Außenrotationsfunktion des Schultergelenks. Die Übung sollte unter fachlicher Anleitung und mit Spiegelkontrolle eingeübt werden.

Eignung:

Unter oben genannten Voraussetzungen ist der Außenrotatorentrainer für alle geeignet.

KOORDINATIVE ANSPRÜCHE:
● ● ● ● ◑

TRAININGSEFFIZIENZ:
● ● ● ● ●

ÜBERLASTUNGSGEFAHR:
● ● ● ◑ ○

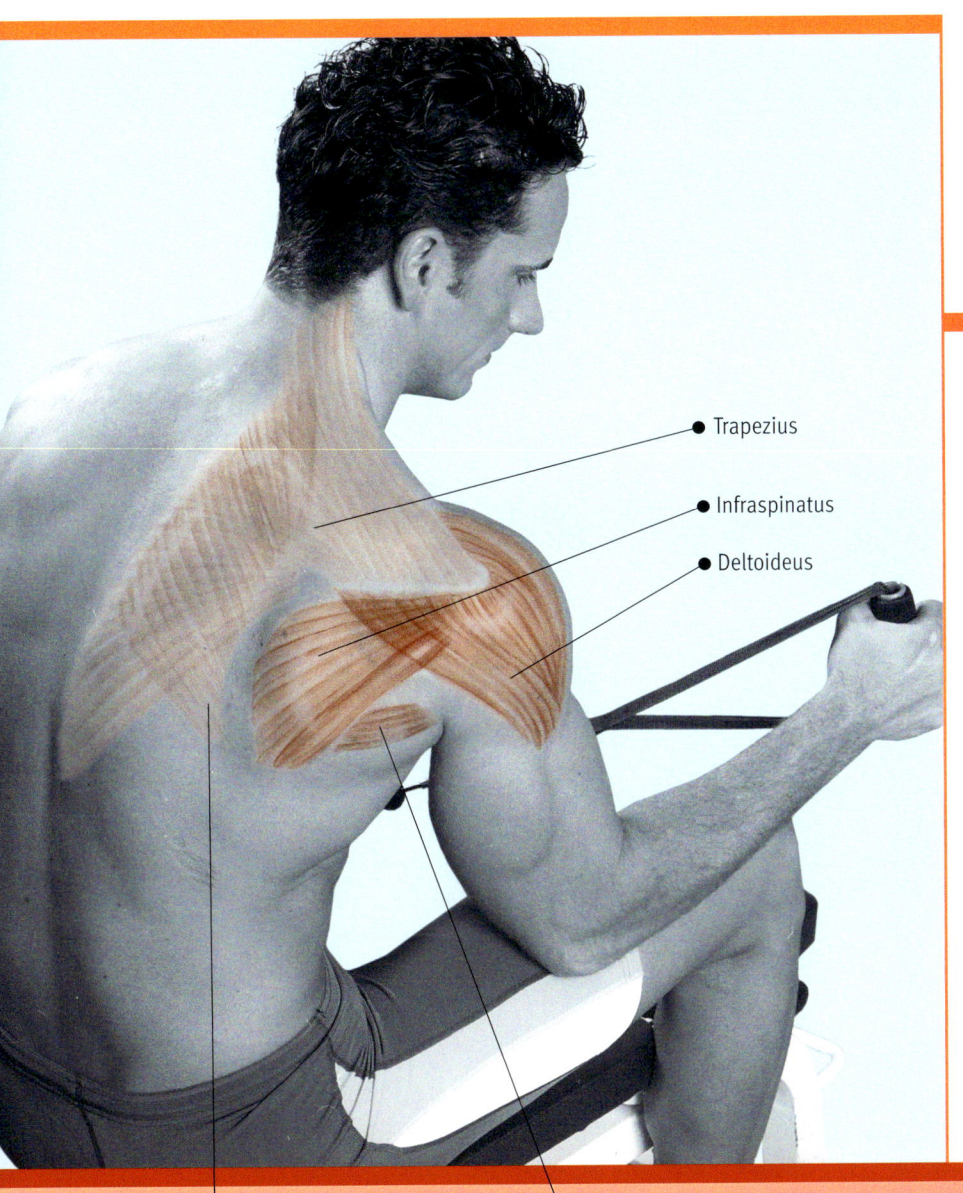

Trapezius

Infraspinatus

Deltoideus

Rhomboideus major

Teres minor

2. Bewegung

Dann den Griff in einer rotatorischen Bewegung am Körper vorbei nach außen bewegen. Die Drehbewegung verläuft durch eine gedachte Achse zwischen Schulter- und Ellbogengelenk. Das Handgelenk beschreibt ungefähr einen Viertelkreis nach außen. Die Auswärtsrotation endet, wenn die Hand etwas über die Schulterachse hinaus zeigt. Dann gegen den Zug des Geräts langsam in die Ausgangsposition mit parallel zum Oberkörper stehendem Unterarm zurückkehren. Anschließend Seitenwechsel.

Wichtige Hinweise:

➤ Wählen Sie ein Kabelzuggerät mit fein dosierbarem Widerstand, möglichst mit einer höhenverstellbaren Rolle.

➤ Die gesamte Bewegung erfolgt ausschließlich als Drehbewegung aus dem Schultergelenk, das Handgelenk beschreibt einen Viertelkreis nach außen. Dabei das Schultergelenk stets stabil und ruhig halten.

KOORDINATIVE ANSPRÜCHE:

TRAININGSEFFIZIENZ:

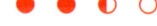

ÜBERLASTUNGSGEFAHR:

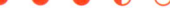

HAUPTMUSKULATUR:
Rautenmuskeln *(Rhomboidei)*, Kapuzenmuskel *(Trapezius)*, insbesondere mittlerer Anteil *(Pars transversa)*, Deltamuskel *(Deltoideus)* hinterer Anteil *(Pars spinalis)*

UNTERSTÜTZENDE MUSKULATUR:
Kleiner Rundmuskel *(Teres minor)*, Untergrätenmuskel *(Infraspinatus)*, Rückenstrecker *(Erector spinae)*, großer Gesäßmuskel *(Glutaeus maximus)*

Schulternheben aus Bauchlage

Bewertung:

Eine effektive Übung für den oberen Rücken und den hinteren Schulterbereich. Sie erfordert eine gute Körperstabilisierung, um Belastungen der Lendenwirbelsäule zu vermeiden.

Eignung:

Aus obigen Gründen für Einsteiger nur bedingt geeignet.

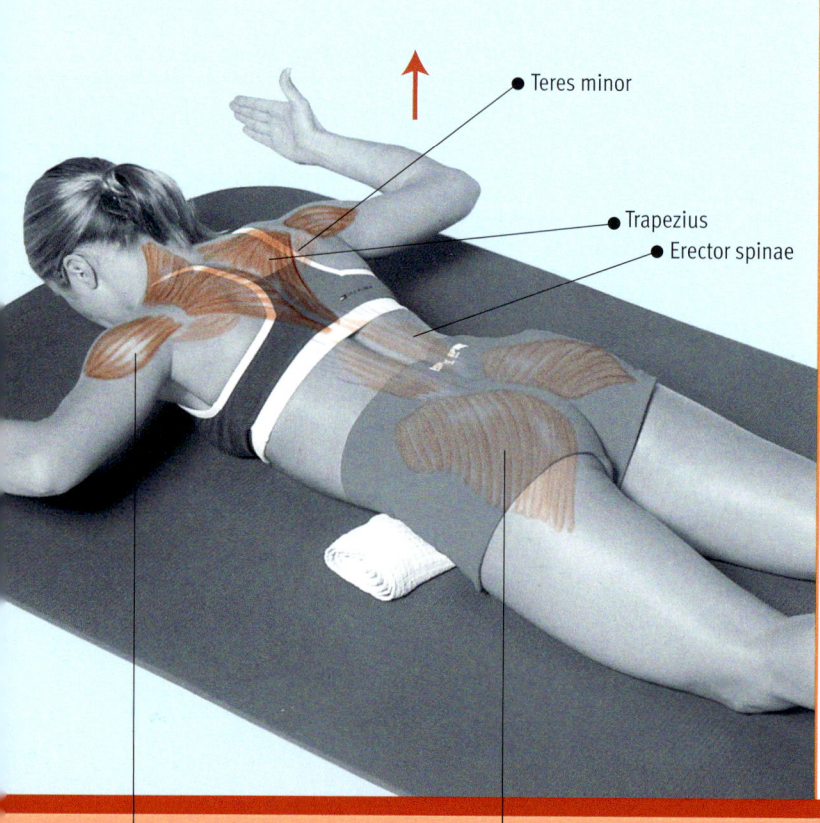

Teres minor

Trapezius
Erector spinae

Deltoideus · Glutaeus maximus

Ausgangsposition und Bewegung

Legen Sie sich in Bauchlage auf eine Matte und unterlagern Sie das Becken mit einem zusammengerollten Handtuch oder mit einer kleinen Rolle. Winkeln Sie die Arme seitlich neben dem Körper an (U-Halte). Die Handrücken zeigen nach außen. Spannen Sie zur Stabilisierung des Beckens gezielt die Gesäßmuskeln an und ziehen Sie die Fußspitzen etwas an. Heben Sie nun Kopf, Ellbogen und Hände – in dieser Reihenfolge – einige Zentimeter an und führen Sie die Arme danach parallel (in der U-Halte) weiter nach oben, damit sich die Schulterblätter noch stärker annähern. Halten Sie diese Stellung einige Sekunden und kehren Sie dann langsam in die Ausgangsposition zurück.

Variationen der Übung:

➤ Zur Intensivierung der Übung werden die Ellbogen noch weiter angehoben.

➤ Außerdem kann die Außenrotation im Schultergelenk betont werden. Die Hände befinden sich dann etwas über Ellbogenhöhe.

Wichtige Hinweise:

➤ Der Kopf bleibt stets in einer neutralen Position in Verlängerung des Rückens, die Blickrichtung geht nach unten.

➤ Erhalten Sie die Spannung der Gesäß- und Rumpfmuskulatur aufrecht, damit Sie nicht ins Hohlkreuz fallen.

➤ Achten Sie auf eine regelmäßige Atmung.

Bizeps, Trizeps und Unterarme

Kaum ein Muskel wird so eng in Verbindung mit Krafttraining gebracht wie der Bizeps. Der an der Oberfläche liegende Muskel wölbt sich bei der Kontraktion deutlich sichtbar unter der Haut. Zusammen mit dem tiefer liegenden Armbeuger *(Brachialis)* und dem überwiegend im Unterarmbereich befindlichen Oberarmspeichenmuskel *(Brachioradialis)* sorgt er in der Hauptfunktion für die Beugung im Ellbogengelenk. Als zweigelenkiger Muskel wirkt der Bizeps aber auch auf das Schultergelenk. An der Oberarmrückseite befindet sich der dreiköpfige Armstrecker *(Triceps brachii)*. Seine Hauptfunktion besteht in der Streckung des Ellbogengelenks. Er ist damit Gegenspieler der vorn liegenden Beugemuskeln. Im Sport kommt dem Trizeps besondere Bedeutung bei Wurf- und Schlagbewegungen zu, die eine schnellkräftige Streckung (im Fachjargon Explosivkraft genannt) im Ellbogengelenk voraussetzen.

IMMER MITTRAINIERT: DIE UNTERARME

Mit dem Training der Oberarme werden gleichzeitig auch die Unterarme gekräftigt, indem Hanteln oder Griffe fest umfasst und stabilisiert werden. Die Beanspruchung der Unterarmmuskeln ist dabei in erster Linie statisch. Zur dynamischen Kräftigung finden Sie ergänzend spezielle Übungen für die Handgelenkbeuger und Handgelenkstrecker (Seite 150 und 152).

Die Muskulatur der Ober- und der Unterarme, gesehen von vorn und von hinten.

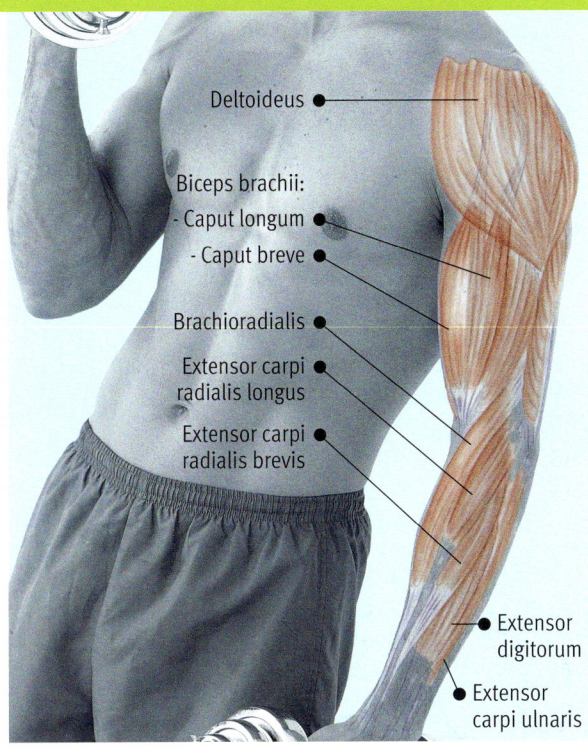

Deltoideus

Biceps brachii:
- Caput longum
- Caput breve

Brachioradialis

Extensor carpi radialis longus

Extensor carpi radialis brevis

Extensor digitorum

Extensor carpi ulnaris

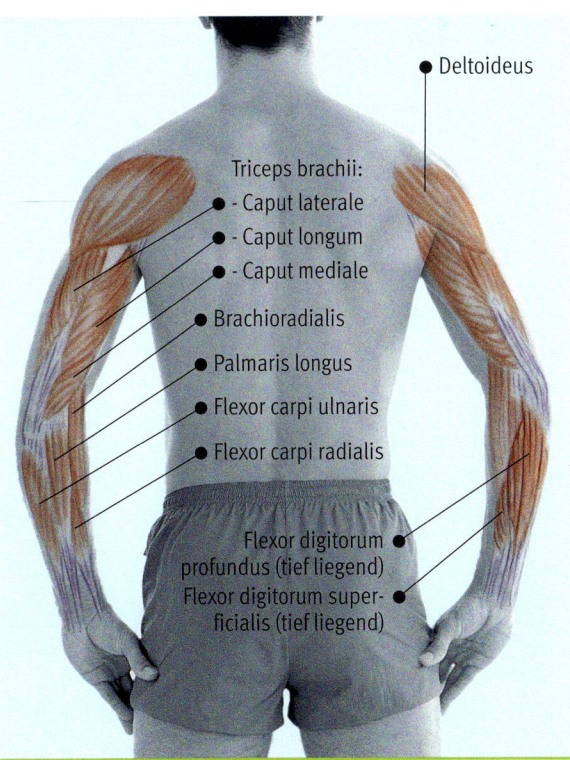

Deltoideus

Triceps brachii:
- Caput laterale
- Caput longum
- Caput mediale

Brachioradialis

Palmaris longus

Flexor carpi ulnaris

Flexor carpi radialis

Flexor digitorum profundus (tief liegend)

Flexor digitorum superficialis (tief liegend)

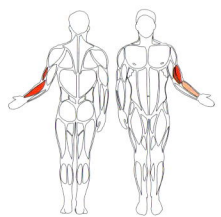

HAUPTMUSKULATUR:
Zweiköpfiger Armstrecker *(Biceps brachii)*,
Armbeuger *(Brachialis)*, Oberarmspeichen-
muskel *(Brachioradialis)*

UNTERSTÜTZENDE MUSKULATUR:
Beugende Muskeln des Unterarms

Bizepsmaschine

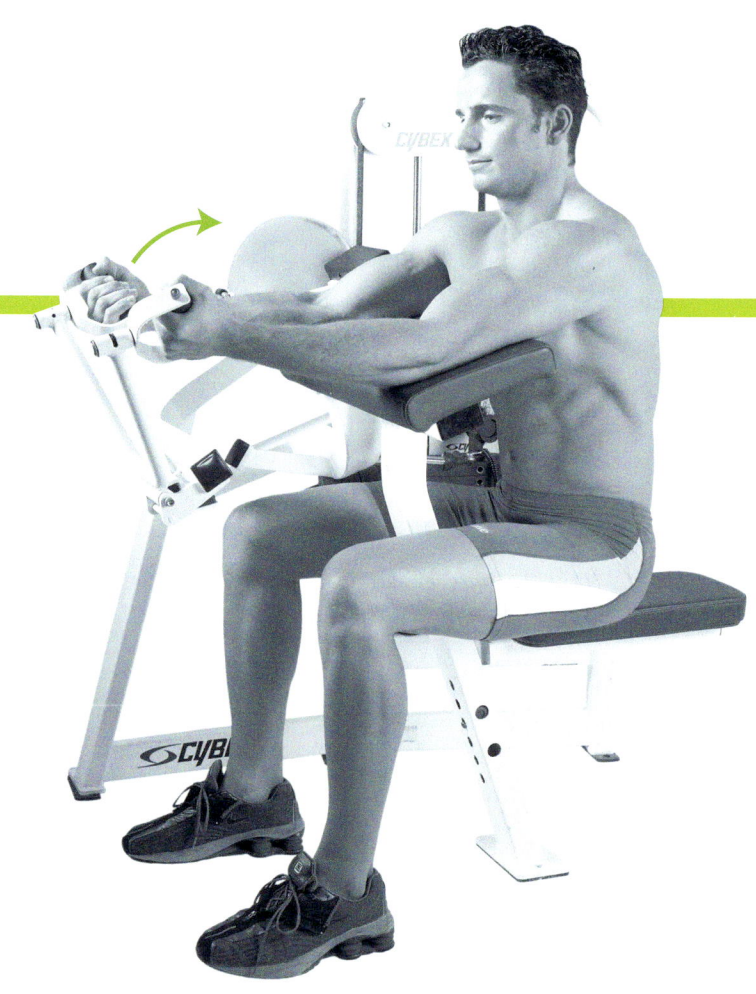

1. Ausgangsposition

Platzieren Sie die Oberarme parallel auf dem Polster, sodass die Ellbogengelenke in Verlängerung der
Drehachse des Geräts verlaufen.
Wählen Sie eine stabile Sitzposition mit rechtwinklig gebeugten
Beinen und spannen Sie zur Stabilisierung dieser Position die Rumpfmuskeln an.

Variation der Übung:

➤ Bei Geräten mit beweglichen Griffen kann die Handstellung variiert werden. Beginnen
Sie die Bewegung mit leicht nach innen gedrehten Händen und wenden Sie die Unterarme
mit zunehmender Beugung, bis die Handflächen zum Körper zeigen (Supination).

Bewertung:

Eine Übung für das eingelenkige Training (Ellbogenbeugung) der Armbeugemuskulatur.

Eignung:

Die Bizepsmaschine ist aufgrund der einfachen Bewegung und der guten Führung durch das Gerät zum Basistraining für Trainierende aller Leistungsstufen geeignet.

KOORDINATIVE ANSPRÜCHE:
● ○ ○ ○ ○

TRAININGSEFFIZIENZ:
● ● ● ◑ ○

ÜBERLASTUNGSGEFAHR:
● ● ○ ○ ○

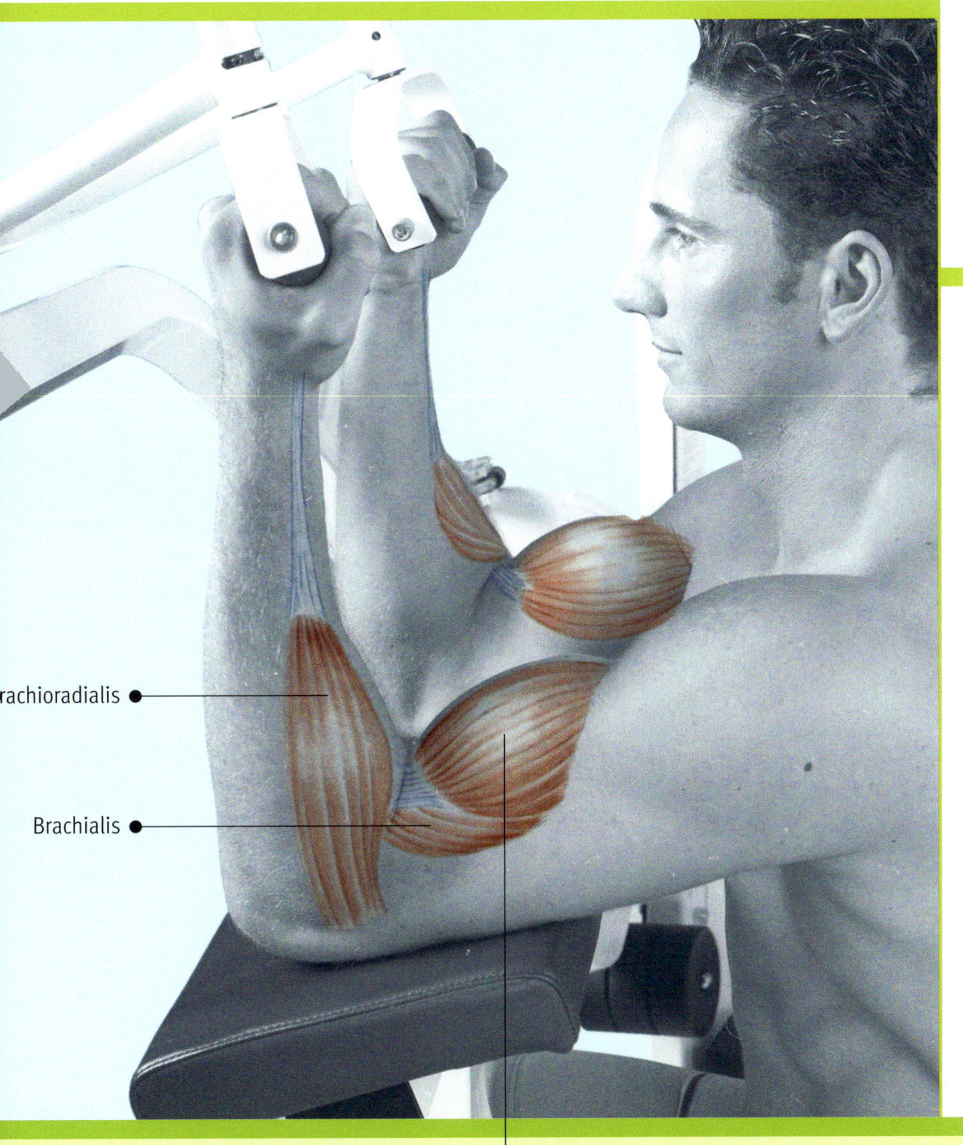

Brachioradialis ●

Brachialis ●

● Biceps brachii

2. Bewegung

Umfassen Sie die Gerätehebel mit stabilem Griff und achten Sie darauf, dass die Handgelenke neutral in Verlängerung der Unterarme stehen (kein Abknicken!). Beugen Sie die Arme in einer gleichmäßigen Bewegung, bis die Ellbogen über 90 Grad angewinkelt sind. Dann kontrolliert zur Ausgangsstellung zurückkehren, die Ellbogen werden nicht ganz durchgestreckt.

Wichtige Hinweise:

➤ Die Position der Ellbogengelenke bleibt die ganze Zeit dieselbe. Der Abstand der Ellbogengelenke zueinander und zur Geräteachse ändert sich im Laufe der Bewegung nicht.

➤ Halten Sie die Schultern stets in einer neutralen Position (nicht nach vorn oder nach oben ziehen!).

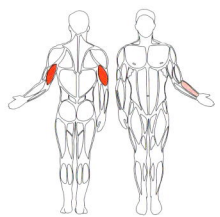

HAUPTMUSKULATUR:
Dreiköpfiger Oberarmmuskel *(Triceps brachii)*, insbesondere mittlerer und äußerer Anteil *(Caput mediale* und *laterale)*

UNTERSTÜTZENDE MUSKULATUR:
Beugemuskulatur des Unterarms

Trizepsmaschine

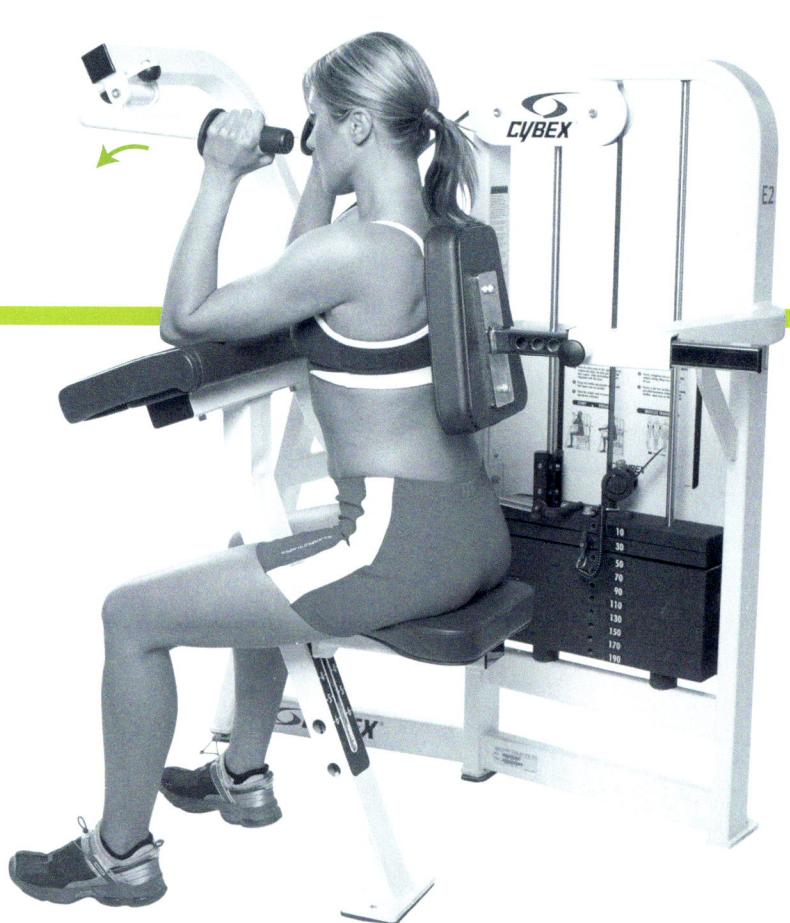

1. Ausgangsposition

Platzieren Sie die Oberarme parallel auf dem Polster, sodass sich die Ellbogengelenke in Verlängerung der Drehachse des Geräts befinden. Dann den Sitz so justieren, dass die Kniegelenke etwa rechtwinklig gebeugt sind. Richten Sie den Rücken auf und passen Sie das Rückenpolster zur Unterstützung an. Stabilisieren Sie den Rücken und den Schultergürtel zusätzlich, indem Sie Rumpf- und Schultermuskulatur anspannen. Umfassen Sie die Griffe, die Ellbogengelenke sollen maximal gebeugt sein.

Variationen der Übung:
keine

Bewertung:

Eine Basisübung für das eingelenkige Training der Ellbogenstreckmuskulatur.
Die Bewegung wird durch das Gerät vorgegeben und ist dadurch einfach auszuführen.

Eignung:

Aus genannten Gründen ist die Übung auch für Einsteiger gut geeignet.

KOORDINATIVE ANSPRÜCHE:

● ○ ○ ○ ○

TRAININGSEFFIZIENZ:

● ● ● ◐ ○

ÜBERLASTUNGSGEFAHR:

● ● ○ ○ ○

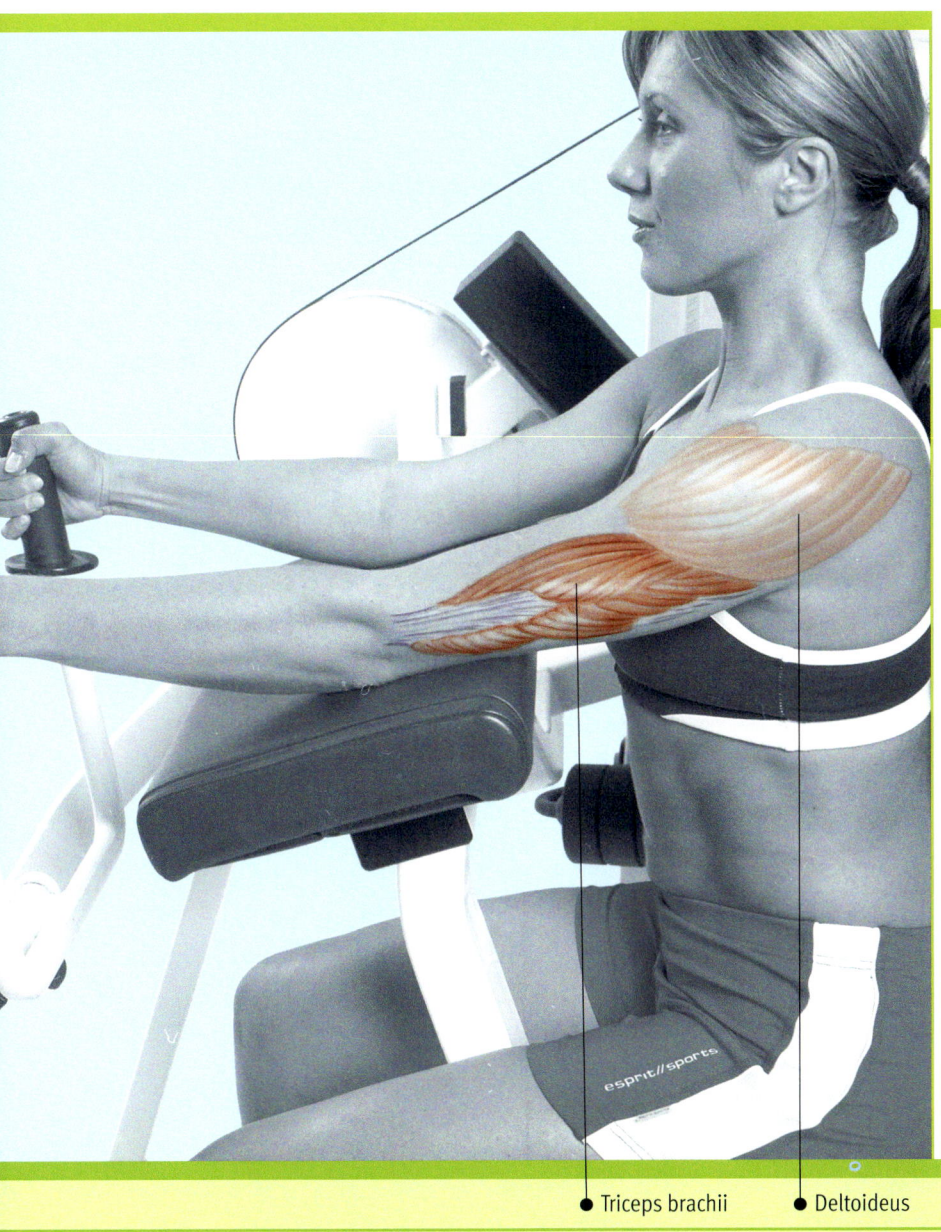

Triceps brachii   Deltoideus

2. Bewegung

Drücken Sie die Griffe mit der Handkante voran nach vorn, bis die Ellbogengelenke gestreckt (nicht überstreckt!) sind. In dieser Position kurz verharren und anschließend wieder bremsend gegen den Druck des Geräts in die Ausgangsposition zurückkehren. Dabei die Muskulatur stets unter Spannung halten.

Wichtige Hinweise:

➤ Vermeiden Sie ruckartige Bewegungen und Beschleunigungen.

➤ Achten Sie besonders darauf, dass die Ellbogen im Bereich des Gerätedrehpunkts bleiben und dass sich die Schultern während der gesamten Bewegung in einer neutralen Position befinden (nicht hochziehen!).

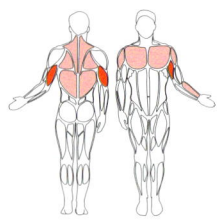

Dips mit Unterstützung

HAUPTMUSKULATUR:
Dreiköpfiger Oberarmmuskel *(Triceps brachii)*

UNTERSTÜTZENDE MUSKULATUR:
Großer Brustmuskel *(Pectoralis major)*, Deltamuskel *(Deltoideus)* vorderer Anteil *(Pars clavicularis)*, Kapuzenmuskel *(Trapezius)*, insbesondere unterer Anteil *(Pars ascendens)*, breiter
Rückenmuskel *(Latissimus dorsi)*, fixierende
Muskeln des Schulterblatts, beugende Muskeln
des Unterarms

1. Ausgangsposition

Positionieren Sie sich so auf der
Trittfläche bzw. auf dem Kniepolster (je nach Gerätetyp), dass
die Griffstangen seitlich neben
dem Körper umfasst werden können. Stabilisieren Sie die Haltung
durch aktives Anspannen der
Rumpfmuskeln und fixieren Sie
die Handgelenke so, dass sie in
Verlängerung der Unterarme sind
(kein Abwinkeln).

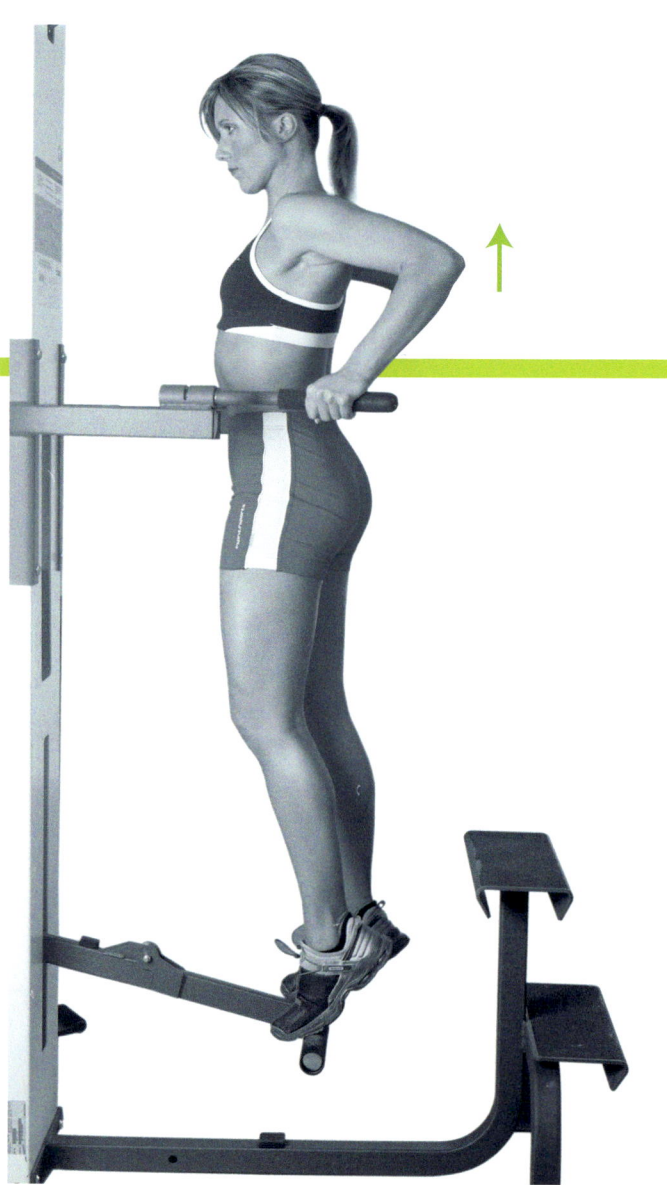

Variation der Übung:

➤ Gut Trainierte können die Übung auch an Geräten ohne Unterstützung durchführen. Das Training
wird hier intensiviert, der koordinative Anspruch ist größer, da der Körper symmetrisch ausbalanciert
werden muss.

Bewertung:

Eine sehr effektive Komplexübung zur kombinierten Kräftigung des Trizeps in Verbindung mit der Brust- und Schultermuskulatur. Durch die Unterstützung durch eine Tritt- oder eine Knieauflagefläche können auch Einsteiger die Übung problemlos bewältigen.

Eignung:

Allen Trainingsgruppen zu empfehlen.

KOORDINATIVE ANSPRÜCHE:
● ● ○ ○ ○

TRAININGSEFFIZIENZ:
● ● ● ● ○

ÜBERLASTUNGSGEFAHR:
● ● ○ ○ ○

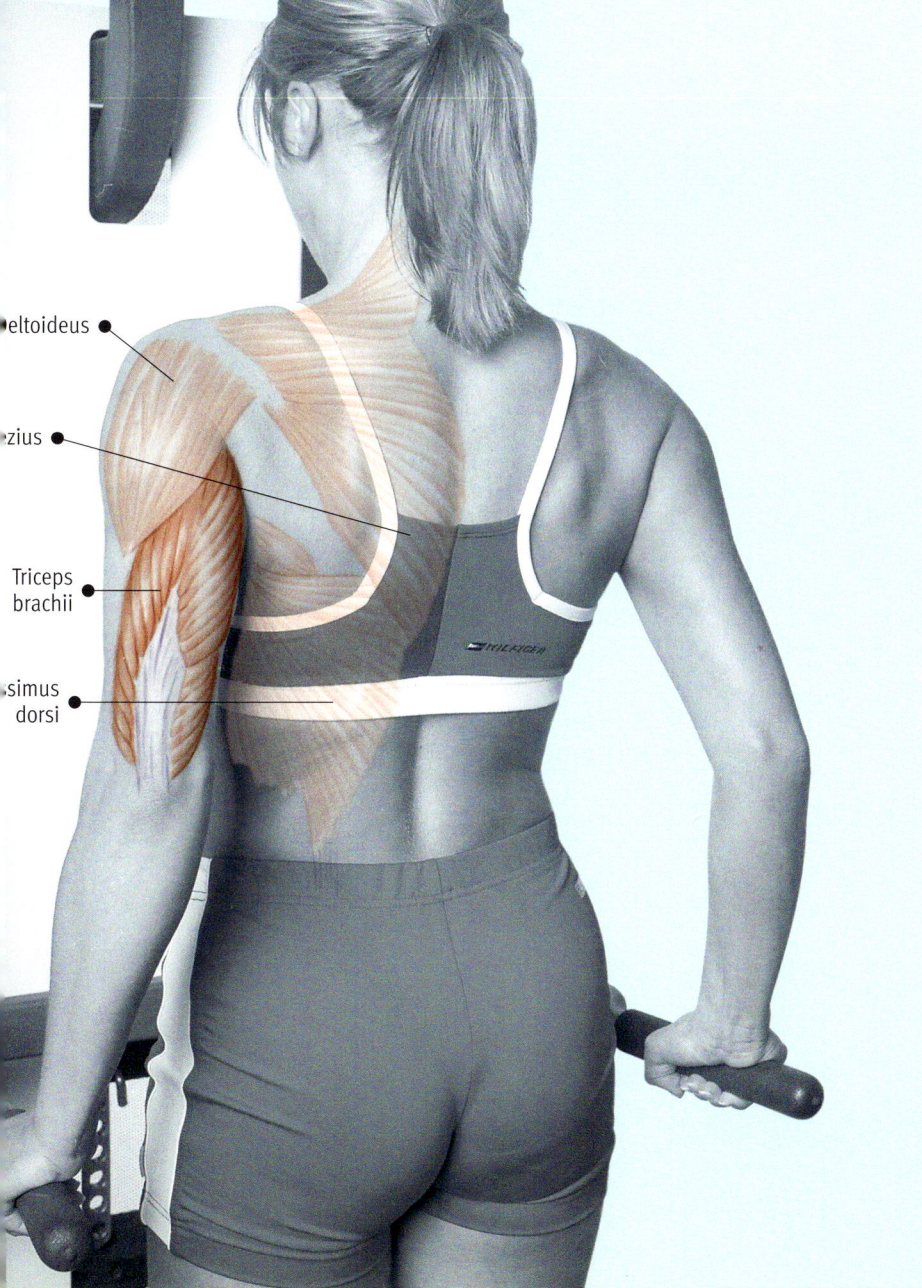

eltoideus

zius

Triceps brachii

simus dorsi

2. Bewegung

Drücken Sie sich nun in einer gleichmäßigen Bewegung nach oben, wobei die Ellbogen leicht abgespreizt nahe am Körper geführt werden. Im obersten Punkt der Bewegung sind die Ellbogen nahezu (nicht vollständig!) gestreckt, damit die Muskelspannung stets erhalten bleibt. Dann den Körper langsam und kontrolliert so weit herablassen, bis die Ellbogen rechtwinklig gebeugt sind (Oberarme maximal waagerecht, also parallel zum Boden).

Wichtige Hinweise:

➤ Achten Sie auf stets stabile, senkrecht stehende Handgelenke und vermeiden Sie Ausweichbewegungen der Wirbelsäule (keine Schwungbewegungen!).

➤ Ein zu tiefes Herabsinken des Rumpfes (Ellbogen über Schulterebene) belastet die Schultergelenke.

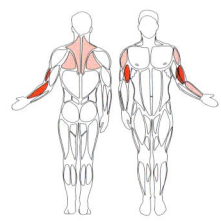

HAUPTMUSKULATUR:
Zweiköpfiger Oberarmstrecker *(Biceps brachii)*, Armbeuger *(Brachialis)*, Oberarmspeichenmuskel *(Brachioradialis)*

UNTERSTÜTZENDE MUSKULATUR:
Deltamuskel *(Deltoideus)* vorderer Anteil *(Pars clavicularis)*, Kapuzenmuskel *(Trapezius)*, fixierende Muskeln des Schulterblatts, beugende Muskeln des Unterarms

Bizepscurl mit Langhantel

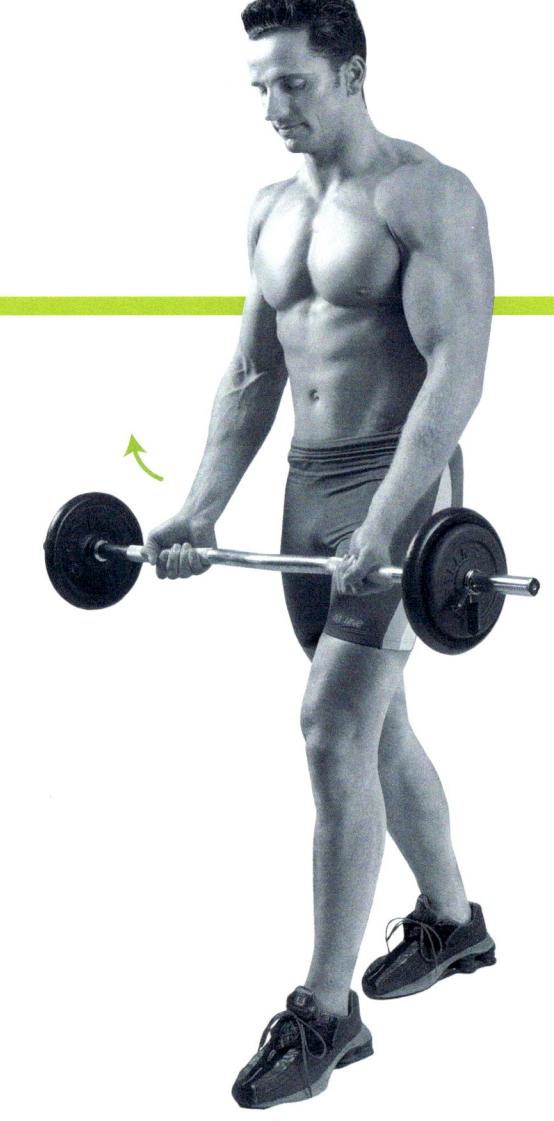

1. Ausgangsposition

Wählen Sie eine kleine Schrittstellung mit etwas gebeugten Beinen. Das Becken und der Oberkörper werden durch aktives Anspannen der Rumpfmuskulatur stabilisiert. Greifen Sie die Hantel ungefähr schulterbreit und fixieren Sie die Handgelenke. Die Arme sind leicht gebeugt. Halten Sie die Schultern stets in einer neutralen Position (nicht nach vorn oder nach oben ziehen!).

Variationen der Übung:

➤ Wählen Sie nach Möglichkeit eine SZ-Stange, wie auf dem Foto zu sehen. Der Vorteil dieser Stange liegt darin, dass die Handgelenke die Stange in einer neutralen Position fixieren und die Bewegung insgesamt harmonischer wird.

➤ Zur Intensivierung der Übung können im Endbereich einige Wiederholungen in kleinen Bewegungsradien durchgeführt werden (= Endkontraktionen).

Bewertung:

Eine komplexe Übung für die gesamte Armbeugemuskulatur. Wie bei allen Übungen mit freien Gewichten sind hier eine gute Grundstabilisierung und Bewegungstechnik unbedingt erforderlich.

Eignung:

Die Übung ist aus den genannten Gründen vorzugsweise für Fortgeschrittene geeignet.

KOORDINATIVE ANSPRÜCHE:
● ● ● ○ ○

TRAININGSEFFIZIENZ:
● ● ● ● ○

ÜBERLASTUNGSGEFAHR:
● ● ● ◐ ○

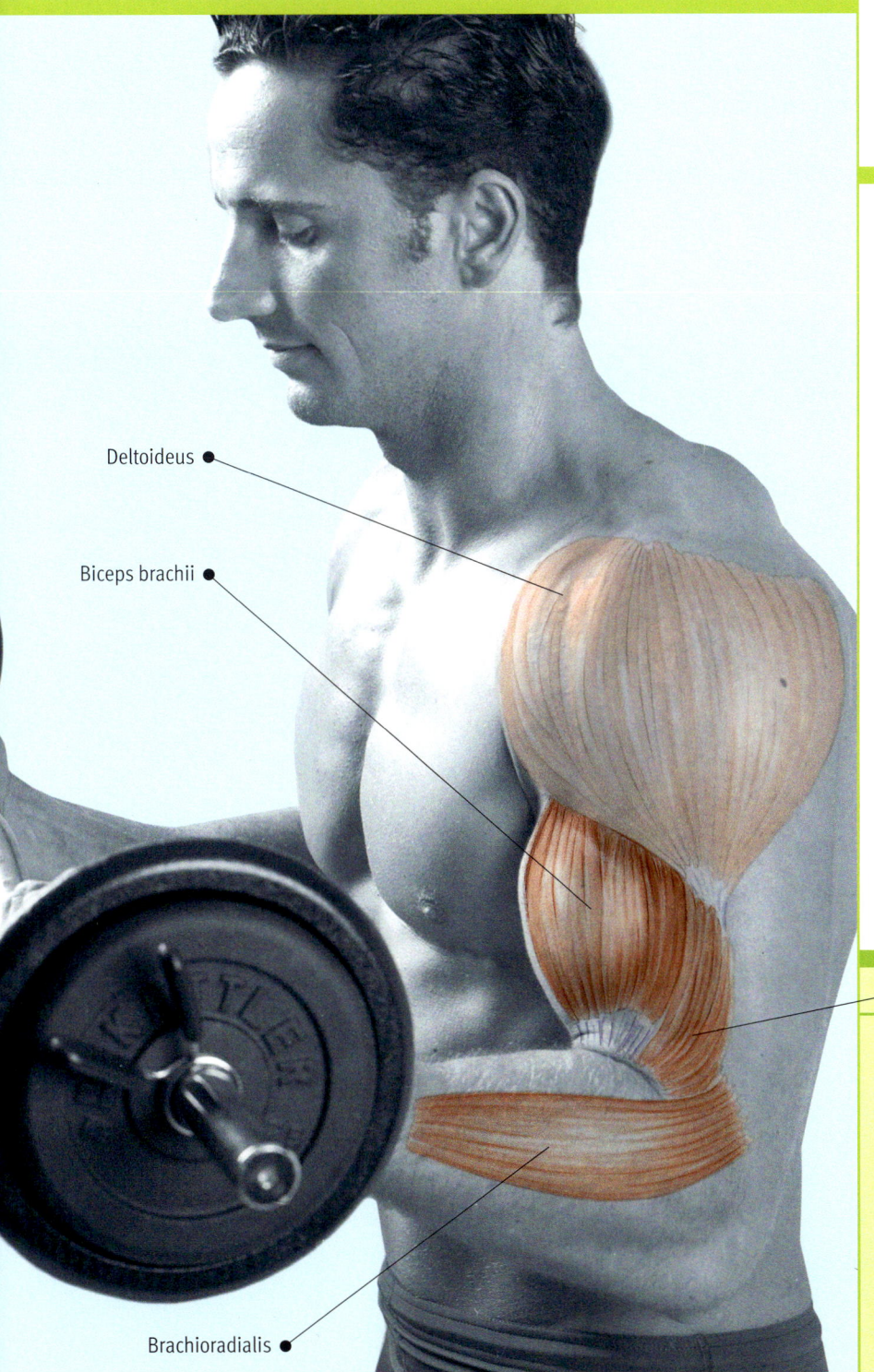

Deltoideus ●

Biceps brachii ●

● Brachialis

Brachioradialis ●

2. Bewegung

Beugen Sie die Arme in einer gleichmäßigen Bewegung, bis sich die Stange etwa auf Schulterhöhe befindet. Kurz im Umkehrpunkt verharren und dann die Hantel langsam wieder herablassen. Die Ellbogen bleiben auch im tiefsten Punkt gebeugt, sonst würde die Belastung für die Muskelansätze zu hoch.

Wichtige Hinweise:

➤ Vermeiden Sie jede Ausweichbewegung, insbesondere im Bereich des Rumpfes (in Richtung Hohlkreuz) und des Schultergürtels. Reduzieren Sie gegebenenfalls das Gewicht.

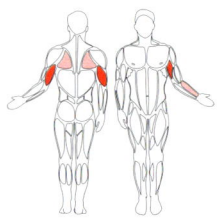

HAUPTMUSKULATUR:
Dreiköpfiger Oberarmmuskel *(Triceps brachii)*

UNTERSTÜTZENDE MUSKULATUR:
Fixierende Muskulatur des Schulterblatts,
beugende Muskulatur des Unterarms

Überkopfstrecken mit Langhantel

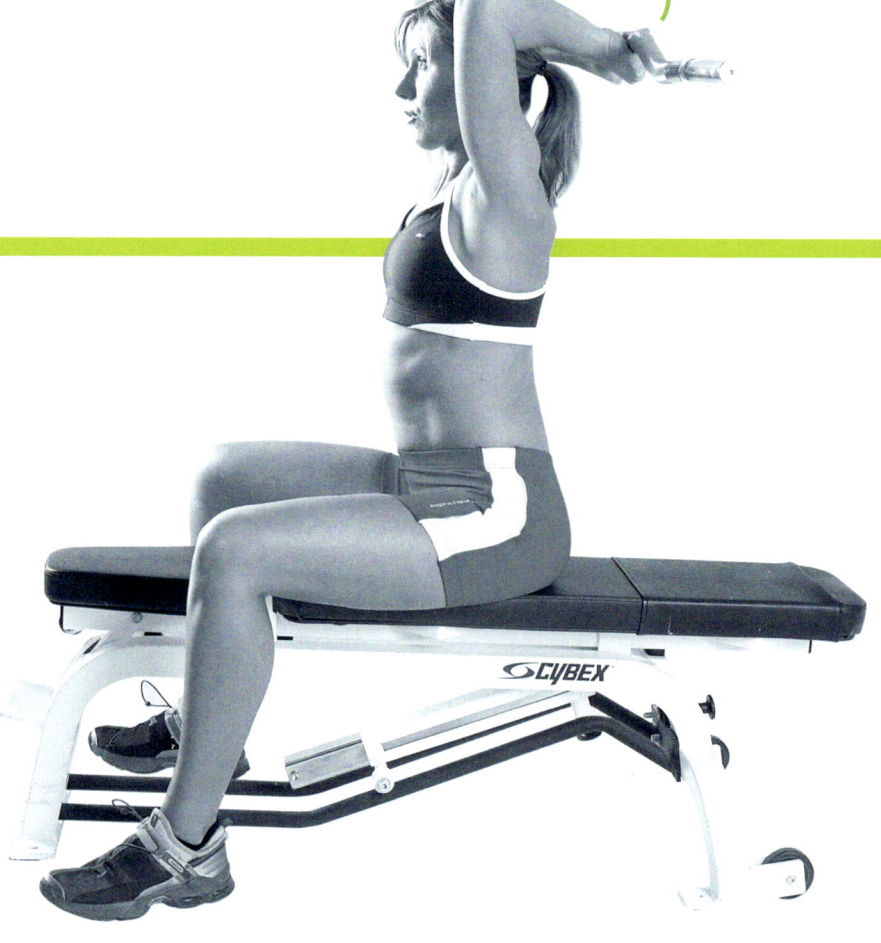

1. Ausgangsposition

Setzen Sie sich stabil auf eine flach-
gestellte Hantelbank. Spannen Sie
die Rumpfmuskeln an und richten
Sie den Oberkörper betont auf.
Fassen Sie eine Hantelstange –
möglichst mit Trizepsgriff (SZ-
Stange) – in enger Handhaltung
und lassen Sie das Gewicht nach
hinten, d.h. hinter den Kopf, herabsinken. Die Oberarme befinden
sich etwa in senkrechter Position.

Variation der Übung:

➤ Die Übung kann zur Intensivierung des Trainingsreizes auch aus der Rückenlage durchgeführt
werden. Dabei die Füße auf der Hantelbank bei angewinkelten Kniegelenken aufstellen,
um ein Hohlkreuz zu vermeiden. Der Hinterkopf schließt mit dem Polsterrand ab.
Die Arme werden bei dieser Variante in Verlängerung des Rumpfes nach hinten gestreckt.

Bewertung:

Eine Basisübung für die Ellbogenstreckmuskulatur. Da die Bewegung nicht im Sichtfeld abläuft, sollte man möglichst mit Spiegelkontrolle trainieren.

Eignung:

Mit entsprechend angepasstem Gewicht ist die Übung auch für Einsteiger geeignet.

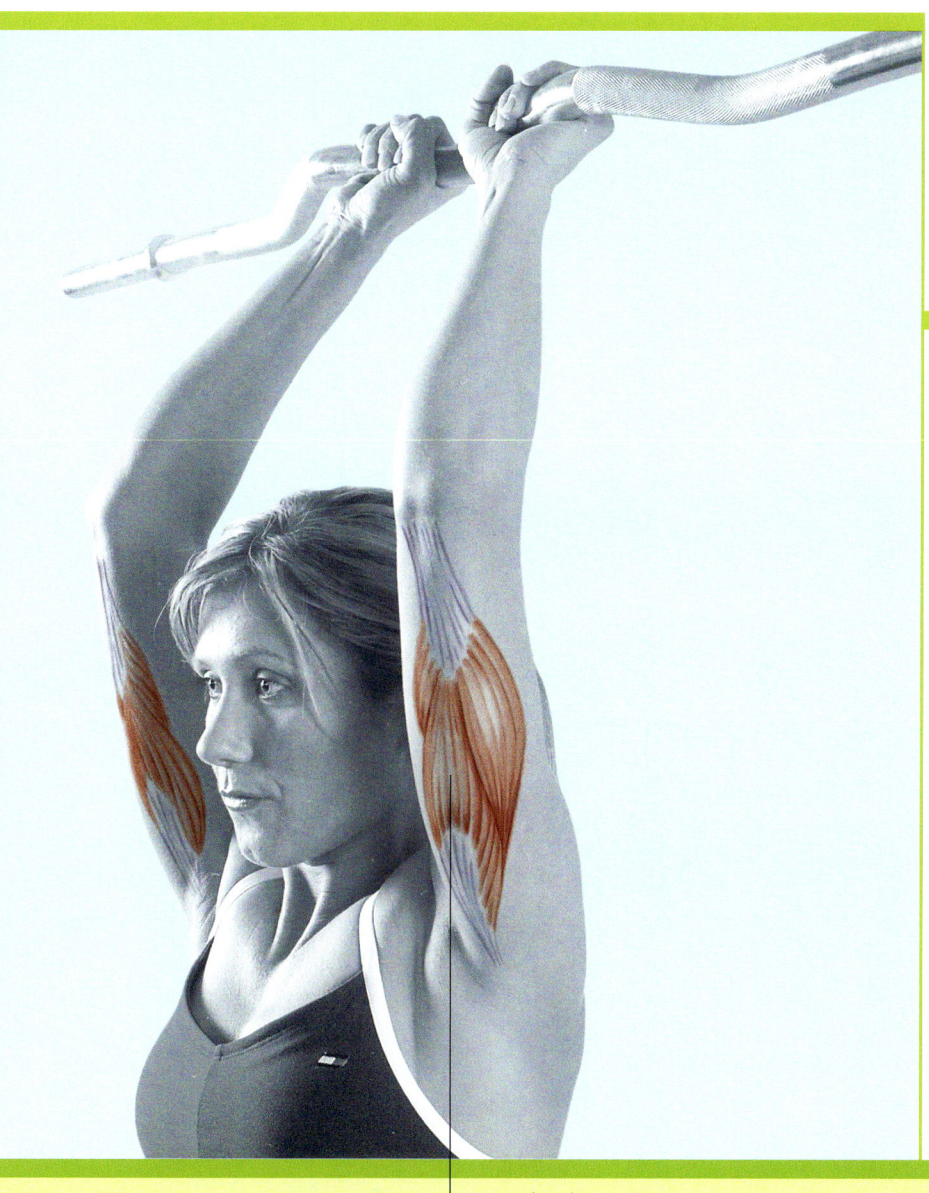

● Triceps brachii

KOORDINATIVE ANSPRÜCHE:

● ● ◐ ○ ○

TRAININGSEFFIZIENZ:

● ● ● ● ○

ÜBERLASTUNGSGEFAHR:

● ● ● ○ ○

2. Bewegung

Führen Sie nun die Stange aus der Kraft der rückseitigen Oberarmmuskeln in einer gleichmäßigen Bewegung nach oben, bis die Ellbogen vollständig gestreckt sind. Dann die Stange langsam verzögernd wieder zur Ausgangsposition herablassen.

Wichtige Hinweise:

➤ Achten Sie bei allen Trizepsübungen darauf, dass die Bewegung ausschließlich in den Ellbogengelenken stattfindet.

➤ Mit- und Ausweichbewegungen in der Schulter oder im Bereich des Rumpfes vermeiden.

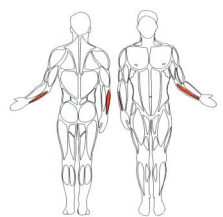

HAUPTMUSKULATUR:
Radialer Handbeuger *(Flexor carpi radialis)*,
ulnarer Handbeuger *(Flexor carpi ulnaris)*,
langer Hohlhandmuskel *(Palmaris longus)*,
oberflächlicher und tiefer Fingerbeuger *(Flexor digitorum superficialis* und *profundus)*

UNTERSTÜTZENDE MUSKULATUR: keine

Handgelenkbeugen mit Langhantel

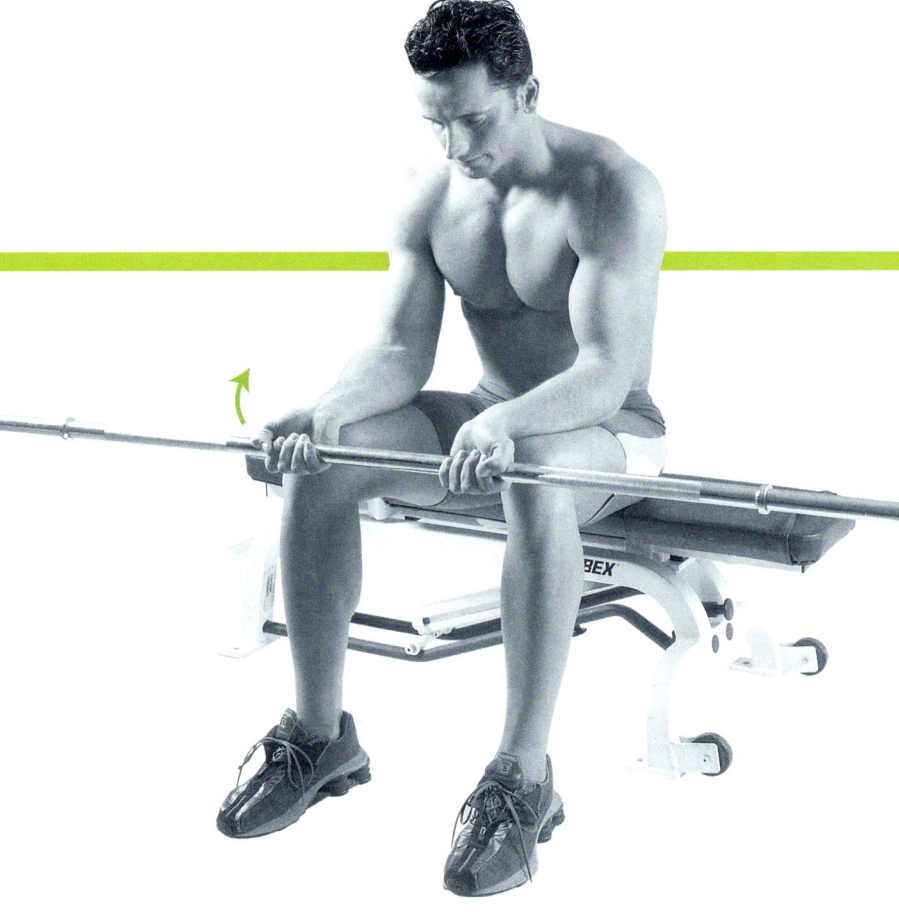

1. Ausgangsposition

Setzen Sie sich hüftbreit auf eine Hantelbank. Die Unterarme ruhen parallel auf den Oberschenkeln, die Handgelenke sind frei. Umfassen Sie die Hantelstange im so genannten Kammgriff (die Handflächen zeigen nach oben) und lassen Sie die Handgelenke vom Gewicht der Hantelstange dosiert herabziehen. Der Rücken ist gerade, der Kopf in Verlängerung des Rückens.

Variationen der Übung:

➤ Sie können die Unterarme auch zwischen den Beinen auf der Hantelbank oder im Stehen auf dem Stützbrett eines Bicepscurlers abstützen.

➤ Sehr effektiv ist auch die einarmige Variante mit Kurzhanteln. Hierbei den Seitenwechsel nicht vergessen!

KOORDINATIVE ANSPRÜCHE:
● ○ ○ ○ ○

TRAININGSEFFIZIENZ:
● ● ● ● ○

ÜBERLASTUNGSGEFAHR:
● ● ◑ ○ ○

Bewertung:

Eine Spezialübung zur Stabilisierung des Handgelenks, insbesondere seiner Beugefunktion. Sie ist ideal als Vorbereitung eines Freihanteltrainings, um die Bewegungen mit stabilem Griff durchführen zu können.

Eignung:

Die Übung ist allen Zielgruppen zu empfehlen.

2. Bewegung

Führen Sie die Hantel nun durch eine gleichmäßige Beugung der Handgelenke nach oben, bis sie sich deutlich oberhalb der Unterarme befindet. In dieser Position kurz verharren, dann die Stange wieder kontrolliert bremsend herablassen.

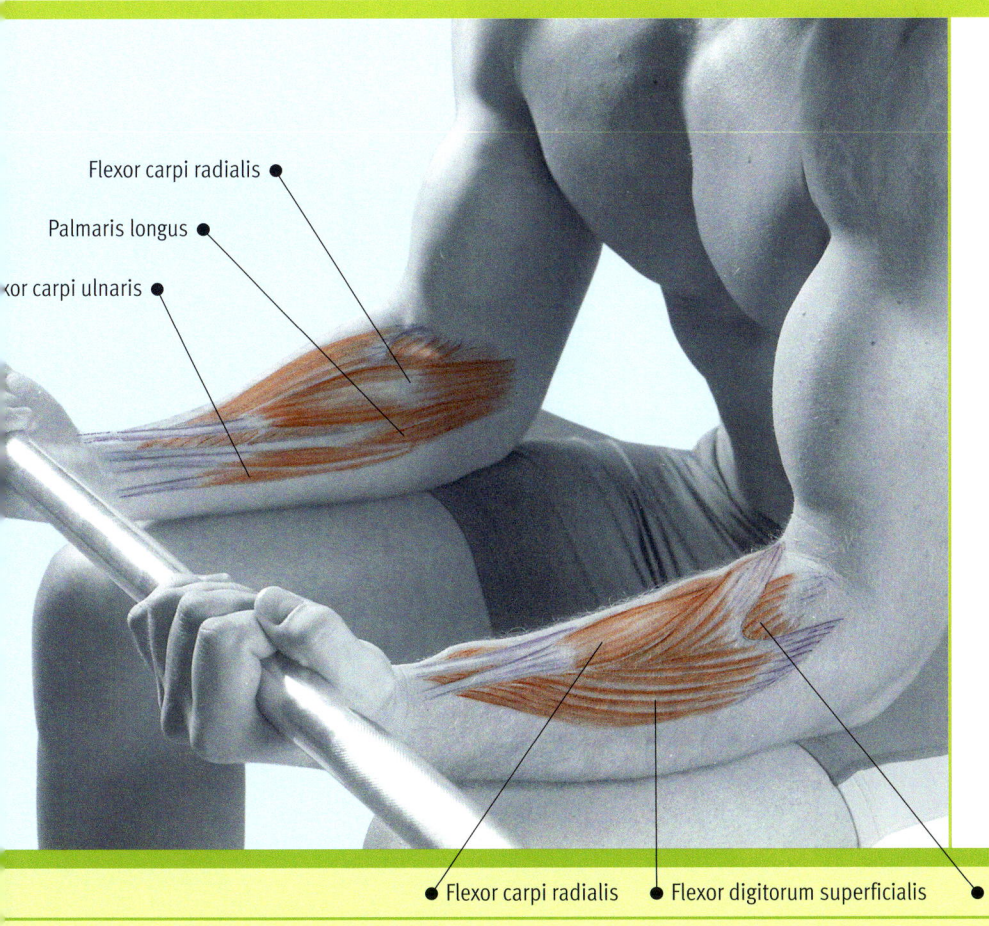

Flexor carpi radialis

Palmaris longus

Flexor carpi ulnaris

● Flexor carpi radialis   ● Flexor digitorum superficialis   ● Flexor digitorum profundus

Wichtige Hinweise:

➤ Anfangs nur mit niedrigem Gewicht und eingeschränktem Bewegungsradius trainieren.
Um das Training zu intensivieren, zunächst den Winkel vergrößern, dann das Gewicht erhöhen.

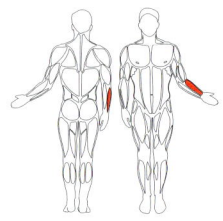

HAUPTMUSKULATUR:
Langer und kurzer radialer Handstrecker
(Extensor carpi radialis longus und *brevis)*,
ulnarer Handstrecker *(Extensor carpi ulnaris)*,
Fingerstrecker *(Extensor digitorum)*

UNTERSTÜTZENDE MUSKULATUR: keine

Handgelenkstrecken mit Langhantel

1. Ausgangsposition

Setzen Sie sich hüftbreit auf eine
Hantelbank. Die Unterarme ruhen
parallel auf den Oberschenkeln, die
Handgelenke sind frei. Umfassen
Sie die Hantelstange im so genann-
ten Ristgriff (die Handrücken zei-
gen nach oben) und lassen Sie die
Handgelenke vom Gewicht der
Hantelstange dosiert herabziehen.
Der Rücken ist gerade, der Kopf in
Verlängerung des Rückens.

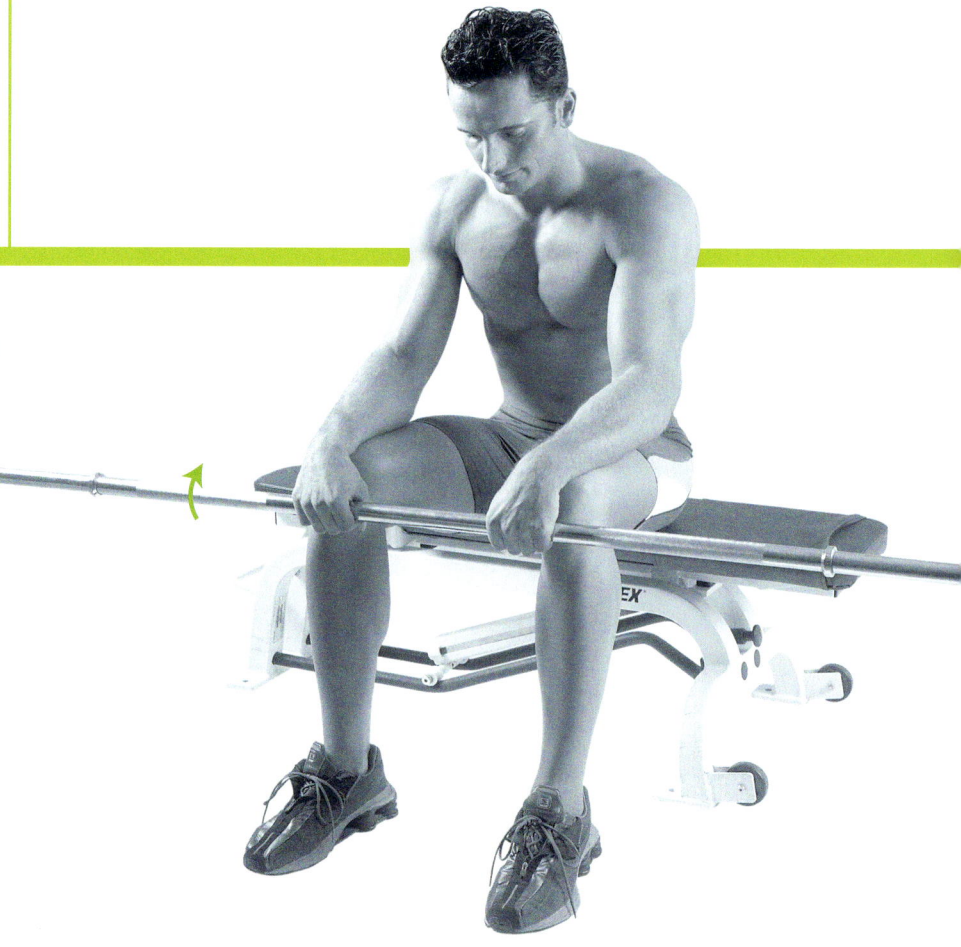

Variationen der Übung:

➤ Sie können die Unterarme auch zwischen den Beinen auf der Hantelbank oder im Stehen
auf dem Stützbrett eines Bicepscurlers abstützen.

➤ Sehr effektiv ist auch die einarmige Variante mit Kurzhanteln. Hierbei den Seitenwechsel
nicht vergessen!

Bewertung:

Eine Spezialübung zur Stabilisierung des Handgelenks, insbesondere seiner Streckfunktion in Richtung Handrücken. Die Übung eignet sich gut zur Vorbereitung eines Freihanteltrainings, um die Kraft der Unterarme zu stärken.

Eignung:

Allen Zielgruppen zu empfehlen.

KOORDINATIVE ANSPRÜCHE:
● ○ ○ ○ ○

TRAININGSEFFIZIENZ:
● ● ● ● ○

ÜBERLASTUNGSGEFAHR:
● ● ◐ ○ ○

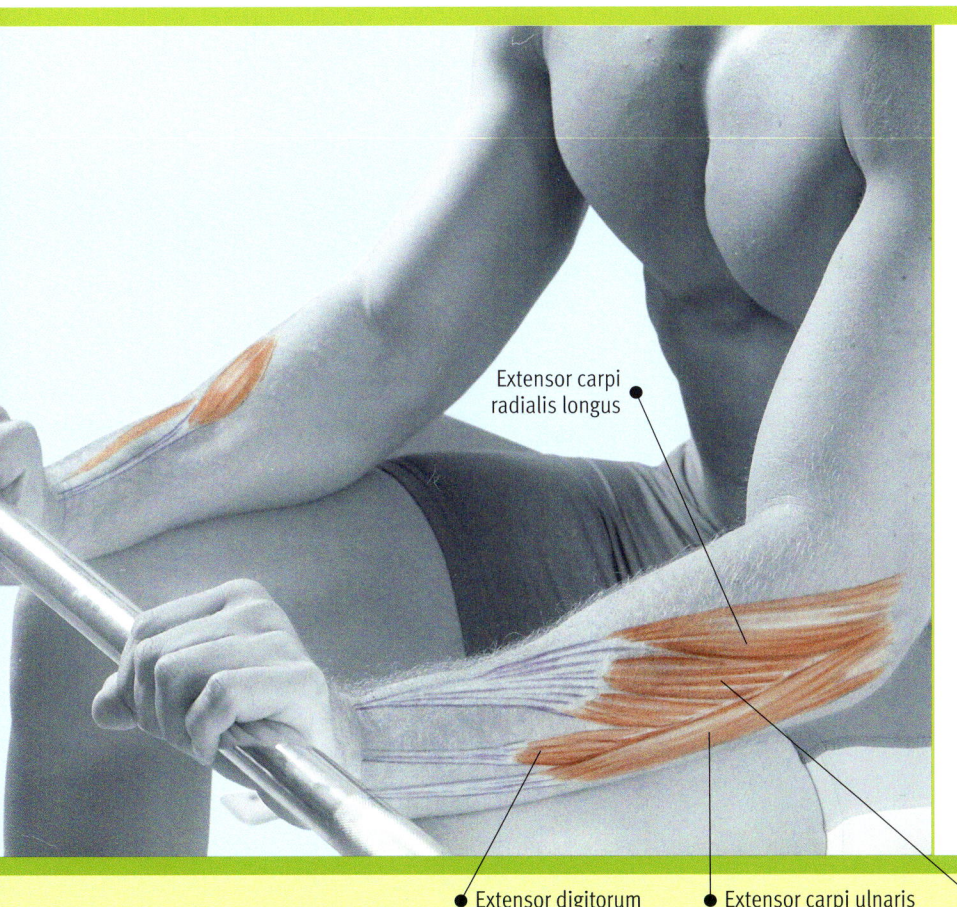

Extensor carpi radialis longus

Extensor digitorum • Extensor carpi ulnaris • Extensor carpi radialis brevis

2. Bewegung

Führen Sie nun die Hantel durch eine gleichmäßige Streckung der Handgelenke nach oben, bis sie sich deutlich oberhalb der Unterarme befinden. In dieser Position kurz verharren, dann die Stange wieder kontrolliert bremsend herablassen.

Wichtige Hinweise:

➤ Trainieren Sie anfangs nur mit niedrigem Gewicht und eingeschränktem Bewegungsradius. Um die Übung zu intensivieren, zunächst den Winkel vergrößern, dann das Gewicht erhöhen.

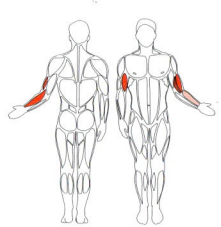

HAUPTMUSKULATUR:
Zweiköpfiger Armstrecker *(Biceps brachii)*,
Armbeuger *(Brachialis)*, Oberarmspeichen-
muskel *(Brachioradialis)*

UNTERSTÜTZENDE MUSKULATUR:
Beugende Muskeln des Unterarms

Concentrationcurl mit Kurzhantel

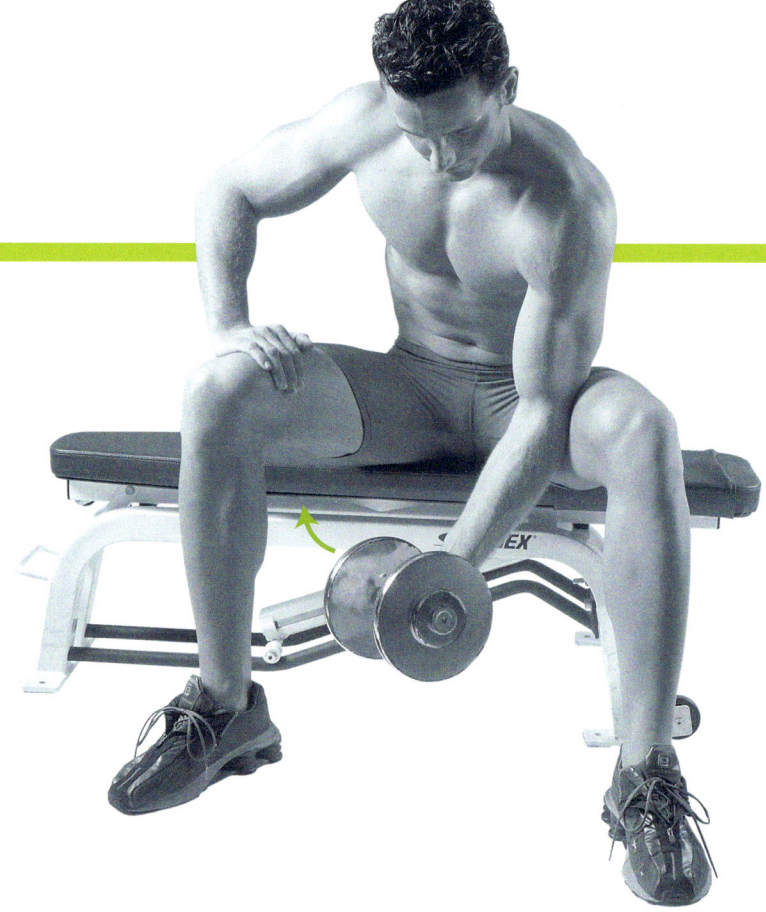

1. Ausgangsposition

Setzen Sie sich mit weit gegrätschten Beinen auf eine Hantelbank
und stützen Sie sich mit einer
Hand auf dem Oberschenkel ab.
Greifen Sie mit der anderen Hand
die Kurzhantel und legen Sie den
Oberarm an der Oberschenkel-
innenseite ab. Der Arm ist nahezu
gestreckt, die Handfläche befindet
sich in Verlängerung der Unter-
arminnenseite. Halten Sie den
leicht nach vorn gekippten Oberkörper gerade, der Kopf ist in
Verlängerung des Rückens.

Variation der Übung:

➤ Zur Intensivierung können Sie im letzten Drittel der Bewegung mehrere kleine
  Wiederholungen durchführen (= Endkontraktionen).

KOORDINATIVE ANSPRÜCHE:
● ● ● ○ ○

TRAININGSEFFIZIENZ:
● ● ● ● ●

ÜBERLASTUNGSGEFAHR:
● ● ● ◐ ○

Bewertung:

Eine hochwirksame Freihantelübung zur Kräftigung und Formung des Bizeps, der dabei besonders konzentriert gefordert wird.

Eignung:

Der Concentrationcurl ist in erster Linie Fortgeschrittenen zu empfehlen, die den Bizeps bereits mit einfacheren Basisübungen aufgebaut haben.

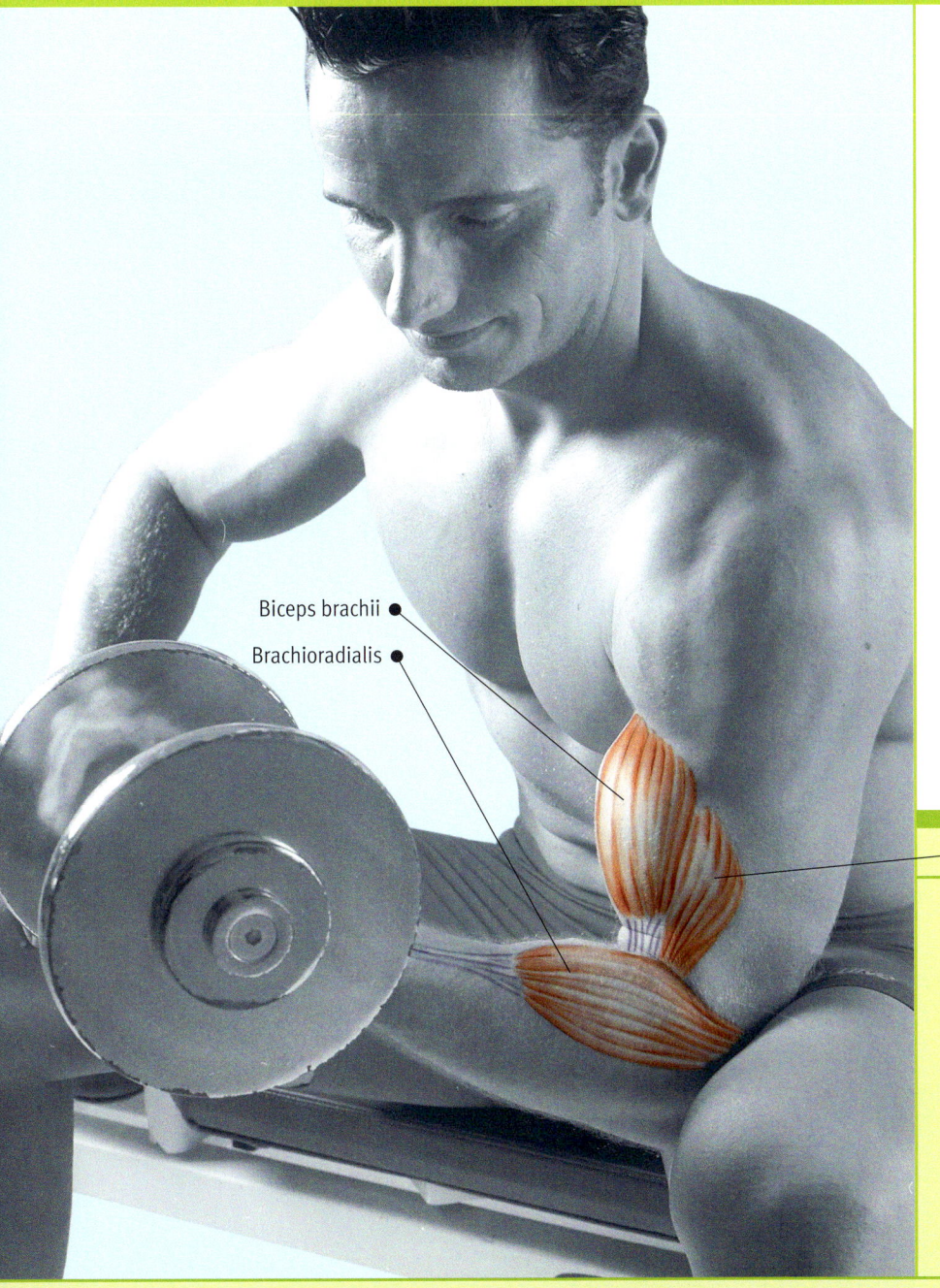

Biceps brachii ●
Brachioradialis ●

● Brachialis

2. Bewegung

Beugen Sie den Ellbogen langsam und konzentriert in einer gleichmäßigen Bewegung. Verharren Sie kurz im Bereich der maximalen Beugung und führen Sie dann die Hantel betont bremsend zurück in die Ausgangsstellung, mit leicht gebeugtem Arm. Schultern und Rumpf sind stets stabil. Anschließend Seitenwechsel.

Wichtige Hinweise:

➤ Achten Sie darauf, dass die Handgelenke stets fixiert sind und die Hantel stabil in Verlängerung des Unterarms geführt wird (kein Abknicken).

➤ Die Bewegung findet ausschließlich im Ellbogengelenk statt.

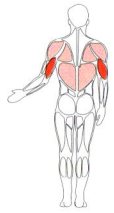

Kickbacks
mit Kurzhantel

HAUPTMUSKULATUR:
Dreiköpfiger Armmuskel *(Triceps brachii)*,
insbesondere innerer Anteil *(Caput longum)*

UNTERSTÜTZENDE MUSKULATUR:
Deltamuskel *(Deltoideus)* hinterer Anteil
(Pars spinalis), breiter Rückenmuskel *(Latissimus dorsi)*, großer Rundmuskel *(Teres major)*,
fixierende Muskeln des Schulterblatts

1. Ausgangsposition

Stützen Sie sich seitlich auf eine
flach gestellte Hantelbank. Knie
und Schulter der auf der Bank
abgestützten Körperseite bilden
eine Linie, der Rücken wird gerade
und stabil ausbalanciert. Der Fuß
der freien Seite steht stabil auf dem
Boden. Die Hand hält nahe am
Körper eine Kurzhantel. Winkeln
Sie den Ellbogen etwa rechtwinklig
an. Der Oberarm liegt parallel
am Rumpf, der Handrücken zeigt
nach außen.

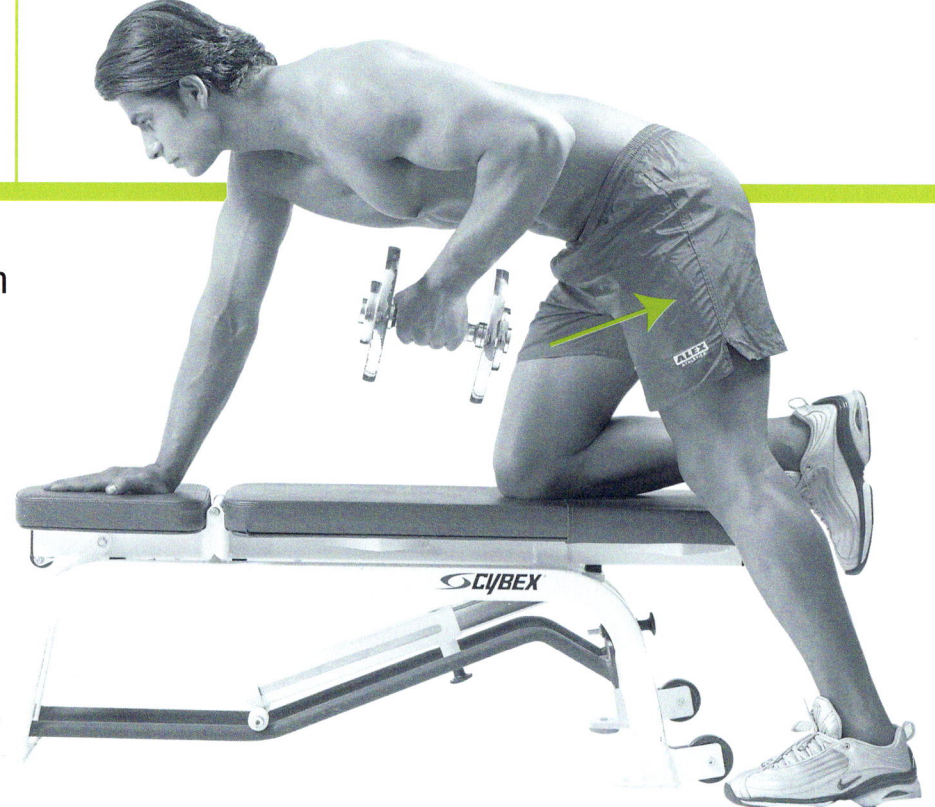

Variation der Übung:

➤ Die Grundübung wird mit neutraler Handstellung durchgeführt (der Handrücken zeigt während der
gesamten Bewegung nach außen). Alternativ kann die Hantel mit der Streckbewegung nach innen
gedreht werden (Pronation). Der Handrücken zeigt dann in der Endstellung zum Boden.

KOORDINATIVE ANSPRÜCHE:
● ● ● ○ ○

TRAININGSEFFIZIENZ:
● ● ● ◐ ○

ÜBERLASTUNGSGEFAHR:
● ● ● ○ ○

Bewertung:

Eine beliebte Kurzhantelübung für das einarmige Training der Ellbogenstreckmuskulatur. Die Kickbacks sind allerdings nur wirksam, wenn die Bewegungstechnik exakt stimmt.

Eignung:

Aus genanntem Grund vorwiegend für Fortgeschrittene geeignet.

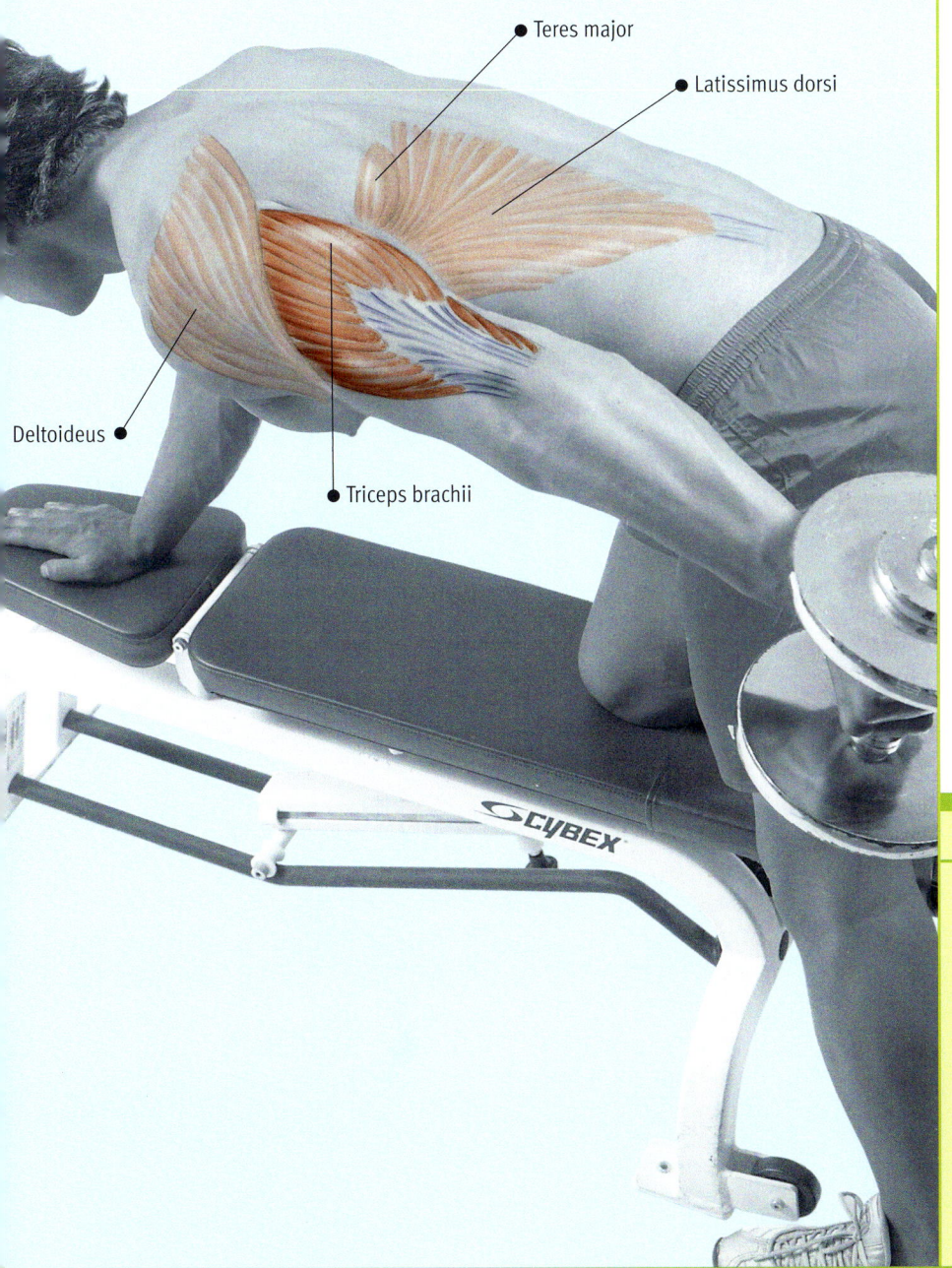

Teres major

Latissimus dorsi

Deltoideus

Triceps brachii

2. Bewegung

Drücken Sie aus dieser Position die Hantel nach hinten, bis das Ellbogengelenk gestreckt ist. Der Arm verläuft parallel zum Rumpf. Verharren Sie kurz in dieser Position und führen Sie dann die Hantel wieder langsam zurück in die Ausgangsposition bei rechtwinklig gebeugtem Ellbogengelenk. Anschließend Seitenwechsel.

Wichtige Hinweise:

➤ Führen Sie die Hantel stets nahe am Körper und vermeiden Sie – besonders zum Bewegungsende – ein Abspreizen des Arms.

➤ Halten Sie den Rumpf gerade (Kopf in Verlängerung des Rückens) und achten Sie auf eine gleichmäßige Kräftigung beider Arme.

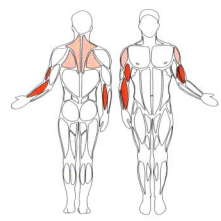

HAUPTMUSKULATUR:
Zweiköpfiger Oberarmstrecker *(Biceps brachii)*, Armbeuger *(Brachialis)*, Oberarm-speichenmuskel *(Brachioradialis)*

UNTERSTÜTZENDE MUSKULATUR:
Deltamuskel *(Deltoideus)* vorderer Anteil *(Pars clavicularis)*, Kapuzenmuskel *(Trapezi-us)*, fixierende Muskeln des Schulterblatts, beugende Muskeln des Unterarms

Bizepscurl mit Kabelzug

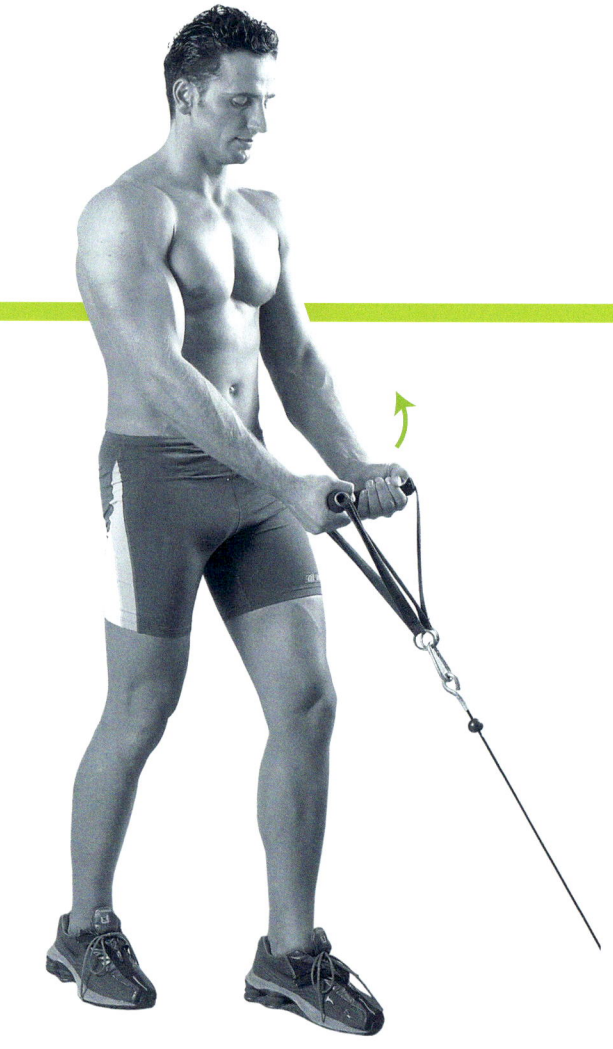

1. Ausgangsposition

Fixieren Sie an der unteren Rolle des Kabelzugs eine Bizepsstange oder zwei Handgriffe (Foto). Günstig ist eine V-förmige Griff-haltung. Wählen Sie eine stabile Ausgangsposition in leichter Schrittstellung frontal zum Kabel-zug. Die Knie sind etwas gebeugt, der Rumpf wird aktiv stabilisiert.

Variation der Übung:

➤ Sie können die Bewegung auch einarmig durchführen. Dabei besonders auf eine stabile Schulterachse achten und beide Seiten mit gleich hohem Gewicht trainieren.

Bewertung:

Eine Standardübung am Kabelzug zur Kräftigung und Formung der Armbeugemuskulatur.

Eignung:

Da der Bewegungsablauf recht einfach ist, kann die Übung auch von Einsteigern durchgeführt werden.

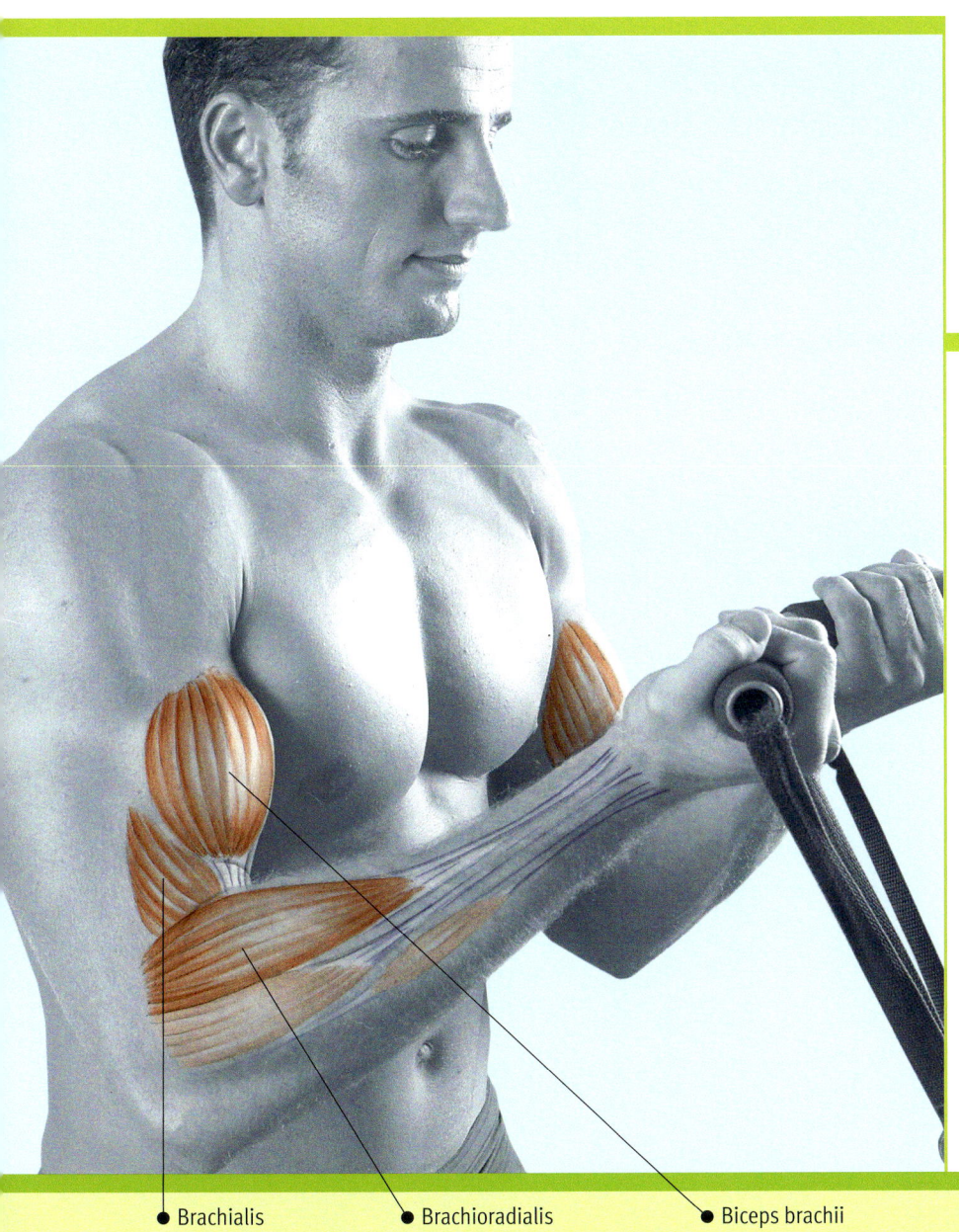

KOORDINATIVE ANSPRÜCHE:
● ● ● ○ ○

TRAININGSEFFIZIENZ:
● ● ● ● ◐

ÜBERLASTUNGSGEFAHR:
● ● ● ○ ○

● Brachialis   ● Brachioradialis   ● Biceps brachii

2. Bewegung

Beugen Sie die Ellbogen langsam und konzentriert in einer gleichmäßigen Bewegung. Verharren Sie kurz im Bereich der maximalen Beugung und führen Sie die Griffe bzw. die Stange dann betont bremsend gegen den Zug des Gewichts zurück in die Ausgangsstellung. Dabei sind die Ellbogen leicht angewinkelt. Halten Sie die Schultern parallel in einer neutralen Position und den Rumpf stets stabil.

Wichtige Hinweise:

➤ Achten Sie darauf, dass die Handgelenke stets fixiert sind und die Griffe bzw. die Stange stabil in Verlängerung des Unterarms geführt werden (kein Abknicken).

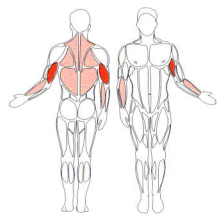

HAUPTMUSKULATUR:
Dreiköpfiger Armmuskel *(Triceps brachii)*, insbesondere äußerer und mittlerer Anteil *(Caput laterale* und *mediale)*

UNTERSTÜTZENDE MUSKULATUR:
Kapuzenmuskel *(Trapezius)* hinterer Anteil *(Pars spinalis)*, breiter Rückenmuskel *(Latissimus dorsi)*, großer Rundmuskel *(Teres major)*, fixierende Muskeln des Schulterblatts, beugende Muskeln des Unterarms

Trizepsdrücken mit Kabelzug

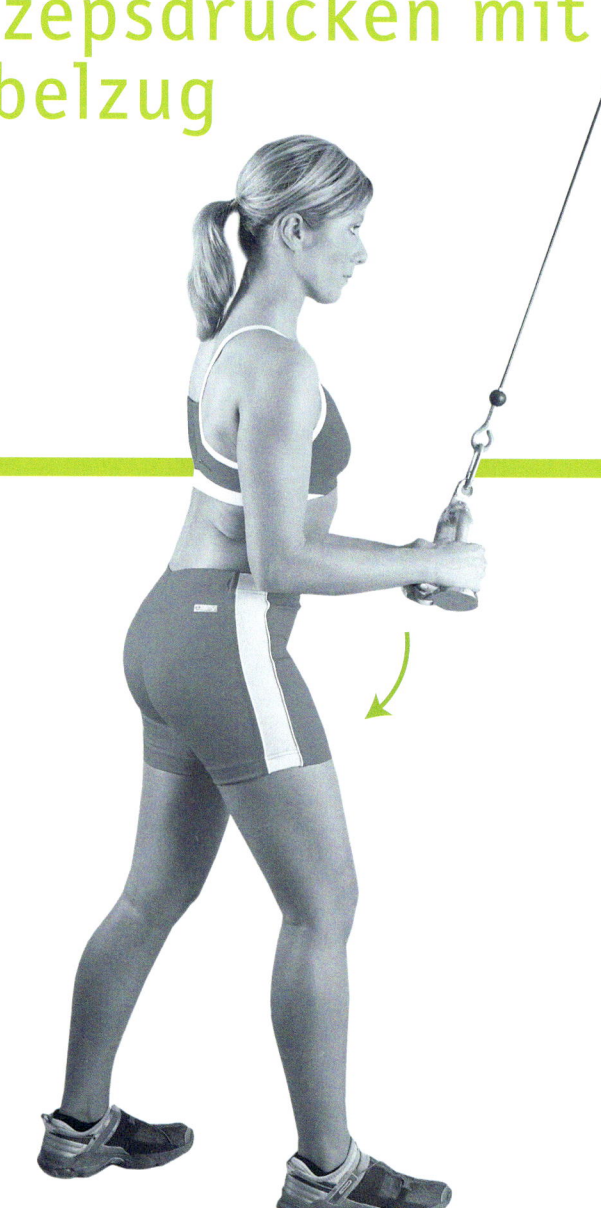

1. Ausgangsposition

Befestigen Sie einen V-Griff (Foto) oder ein Trizepsseil an der hohen Rolle des Kabelzugs. Stellen Sie sich in einer stabilen Schrittposition frontal zum Kabelzug. Die Kniegelenke sind leicht gebeugt, der Rücken ist gerade. Ziehen Sie den Griff (bzw. das Seil) steil herab, bis die Ellbogengelenke etwas über 90 Grad gebeugt sind. Die Oberarme werden seitlich am Rumpf fixiert. Die Hände halten den Griff mit stabilem Handgelenk in Verlängerung des Unterarms, die Handrücken zeigen V-förmig nach oben-außen.

Variationen der Übung:

➤ Die Übung kann mit einem konventionellen Griff auch einarmig durchgeführt werden. Dabei besonders auf eine symmetrische Stabilisierung der Schulterachse achten. Der jeweils nicht bewegte Arm stützt die Bewegung am Kabelzug ab.

➤ Alternativ können Sie den Griff mit der Streckbewegung vermehrt nach innen drehen (Pronation), sodass die Daumenseite nicht zum Körper, sondern weiter nach hinten zeigt und sich der Arm insgesamt weiter nach hinten bewegt (Retroversion). In dieser Position wird dann vermehrt der innere Trizepsanteil *(Caput longum)* aktiviert.

Bewertung:

Eine einfache, aber intensive Übung am Kabelzug für die Ellbogenstrecker.

Eignung:

Mit individuell angepasstem Gewicht ist das Trizepsdrücken mit Kabelzug für alle Zielgruppen geeignet.

KOORDINATIVE ANSPRÜCHE:
● ● ◑ ○ ○

TRAININGSEFFIZIENZ:
● ● ● ● ◑

ÜBERLASTUNGSGEFAHR:
● ● ○ ○ ○

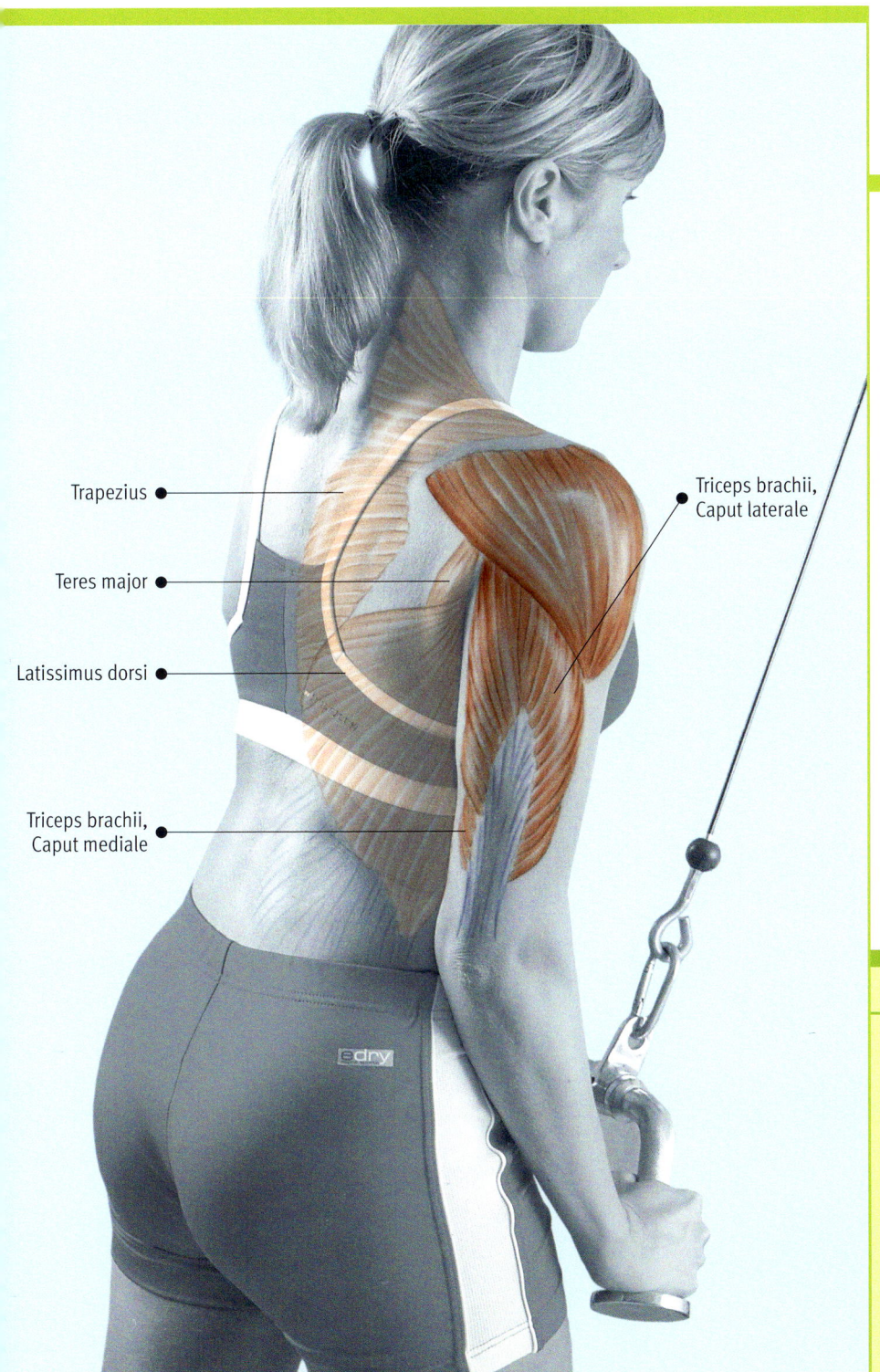

Trapezius

Teres major

Latissimus dorsi

Triceps brachii, Caput mediale

Triceps brachii, Caput laterale

2. Bewegung

Drücken Sie aus dieser Position den Griff zum Körper, bis die Ellbogengelenke gestreckt sind. Verharren Sie kurz in dieser Position und führen Sie dann die Bewegung langsam – gegen den Zug des Gewichts zurück in die Ausgangsposition.

Wichtige Hinweise:

➤ Achten Sie auf eine lineare Bewegung des Arms ohne Ausweichbewegungen im Ellbogengelenk.

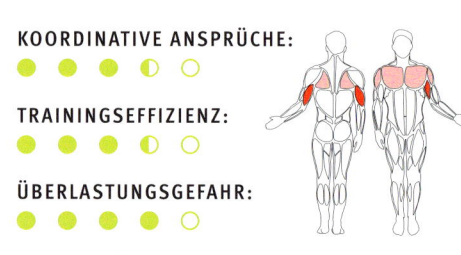

KOORDINATIVE ANSPRÜCHE:
● ● ● ◐ ○

TRAININGSEFFIZIENZ:
● ● ● ◐ ○

ÜBERLASTUNGSGEFAHR:
● ● ● ● ○

HAUPTMUSKULATUR:
Dreiköpfiger Armmuskel *(Triceps brachii)*

UNTERSTÜTZENDE MUSKULATUR:
Großer Brustmuskel *(Pectoralis major)*, insbesondere unterer Anteil *(Pars abdominalis)*, Deltamuskel *(Deltoideus)* vorderer Anteil *(Pars clavicularis)*, fixierende Muskeln des Schulterblatts

Dips mit Hocker

Bewertung:

Eine intensive Komplexübung unter Ausnutzung des eigenen Körpergewichts. Die Übung muss sehr kontrolliert durchgeführt werden, um Überlastungen im Bereich der Schulter zu vermeiden.

Eignung:

Aus oben genannten Gründen vorwiegend für Trainierte geeignet.

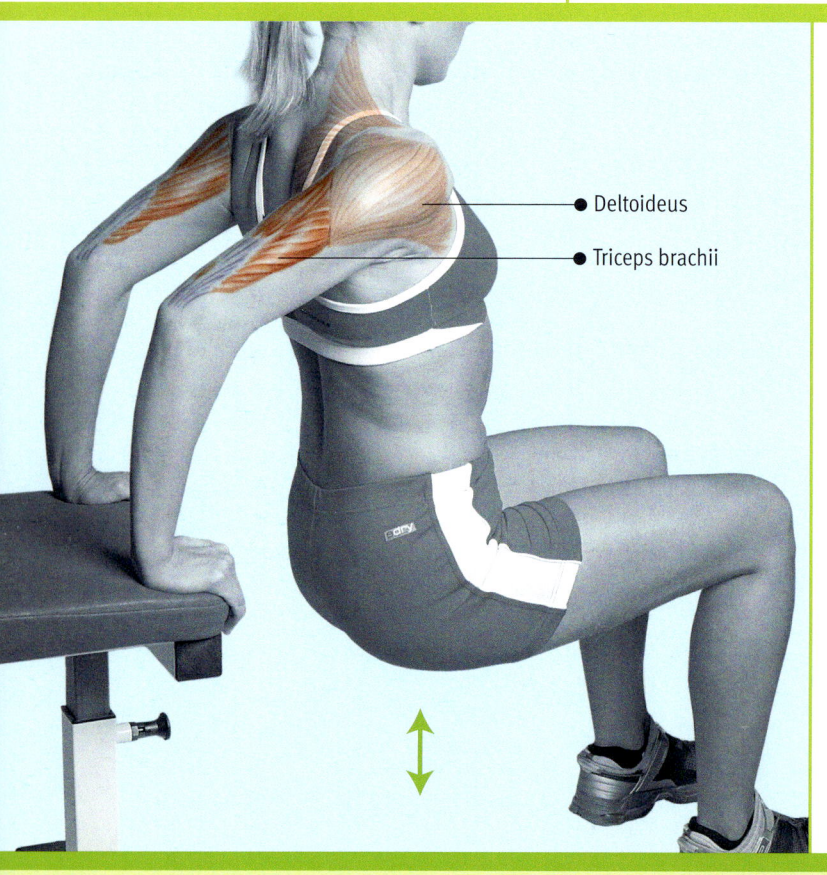

● Deltoideus
● Triceps brachii

Ausgangsposition und Bewegung

Nehmen Sie einen stabilen Hocker oder eine Trainingsbank und stützen Sie sich mit parallelen Händen seitlich hinter dem Rücken am Polsterrand ab. Setzen Sie die Füße so weit entfernt auf, dass sich das Gesäß etwa eine Schuhlänge entfernt vom Hocker befindet. Senken Sie nun langsam den Oberkörper mit dem Gesäß voran durch zunehmende Beugung der Arme in Richtung Boden ab. Die Abwärtsbewegung endet, wenn die Ellbogen rechtwinklig sind. Dann ohne Schwung mit der Kraft der Trizepsmuskeln den Körper wieder nach oben in die Ausgangsstellung hochdrücken. Dabei sind die Ellbogengelenke leicht gebeugt (nicht durchdrücken!).

Variation der Übung:

➤ Die Intensität kann über den Abstand des Rumpfes zum Hocker variiert werden. Je größer der Abstand, desto schwieriger wird die Übung. Auch die Belastung im Schultergelenk steigert sich dann.

Wichtige Hinweise:

➤ Führen Sie die Absenkbewegung nicht zu tief durch, da dies zu einer erhöhten Belastung im Bereich der Schultergelenke führt.

Zum Nachschlagen

Bücher, die weiterhelfen

Sport und Fitness

Albrecht, K.: *Körperhaltung.* Haug, Stuttgart

Boeckh-Behrens, W.-U./Buskies, W.: *Fitness-Kraft-training.* Rowohlt, Reinbek

Buskies, W.: *Sanftes Krafttraining – unter besonderer Berücksichtigung des subjektiven Belastungsempfindens.* Sport & Buch Strauß, Köln

Heilmann, J.-H.: *Der Rücken – stark und gesund.* Gräfe und Unzer, München

Kempf, H. D.: *Krafttraining mit dem Thera-Band – die besten Übungen.* Rowohlt, Reinbek

Müller-Wohlfahrt, H.-W.: *Mensch, beweg Dich!* Zabert Sandmann, München

Quenzer, E./Nepper, H.-U.: *Funktionelle Gymnastik.* Limpert, Wiebelsheim

Rahman, C. A./Schwarz, M.: *Man Power. Personal Trainer für Muskeln & Fitness.* Gräfe und Unzer, München

Rohen, J./Lütjen-Drecoll, E.: *Funktionelle Anatomie des Menschen.* Schattauer, Stuttgart

Rüdiger, M.: *Bauch, Beine, Po. Bodystyling BBP – Kleiner Aufwand, große Wirkung.* Gräfe und Unzer, München

Rüdiger, M.: *Power-Walking. Topfit und schlank auf die sanfte Tour.* Gräfe und Unzer, München

Schmauderer, A.: *Wirbelsäulen-Gymnastik. Die besten Übungen für einen starken Rücken.* Gräfe und Unzer, München

Spring, H. (u.a.): *Dehn- und Kräftigungsgymnastik.* Thieme, Stuttgart

Tempelhof, S.: *Gesunde Gelenke – schmerzfrei und beweglich.* Gräfe und Unzer, München

Trunz, E./Freiwald, J./Konrad, P.: *Fit durch Muskel-training.* Rowohlt, Reinbek

Trunz, E./Hamm, M.: *Style your Body.* Midena, München

Wade, J./Starringer, G.: *Basic Fitness.* Gräfe und Unzer, München

Wade, J.: *Das neue Bodystyling (Buch mit CD).* Gräfe und Unzer, München

Weineck, J.: *Sportanatomie.* Spitta, Balingen

Ernährung

Feil, W./Wessinghage, T.: *Ernährung und Training fürs Leben.* WESSP, Nürnberg

Grillparzer, M.: *Fatburner. So einfach schmilzt das Fett weg.* Gräfe und Unzer, München

Pape, D./Schwarz, R./Gillessen, H.: *Satt-schlank-gesund.* Deutscher Ärzte-Verlag, Köln

Adressen, die weiterhelfen

Trainingsgeräte und Medien

Cardiofitness
Industriestraße 154
50996 Köln
www.cardiofitness.de

DEHAG
Hermann-Seger-Straße 18–20
50226 Frechen
www.dehag.de

Kurse und Seminare

BSA-Akademie
Private Berufsakademie für Fitness
und Freizeit
Am Liedersberg 21
66399 Mandelbachtal
www.private-ba.de

Deutscher Fitness & Aerobic
Verband e.V. (DFAV)
Potsdamer Platz 2
53119 Bonn
www.dfav.de

IST Studieninstitut für Sport,
Freizeit und Touristik
Steinstraße 34
40210 Düsseldorf
www.ist-web.de

LEAD International School for
Aerobic, Fitness, Health GmbH
An den drei Hasen 34–36
61440 Oberursel
www.lead-school.com

SAFS & BETA
Johannes-Kirchner-Straße 2a
65239 Hochheim
www.safs-beta.de

Ernährung

Deutsche Gesellschaft für
Ernährung (DGE)
Godesberger Allee 18
53175 Bonn
www.dge.de

Österreichische Gesellschaft für
Ernährung (ÖGE)
Zaunergasse 1–3
1030 Wien
www.oege.at

Schweizerische Vereinigung für
Ernährung (SVE)
Effingerstraße 2
3001 Bern
www.ernaehrung.org

Verbände

Bundesverband Deutscher Personal
Trainer e.V. (BDPT)
Eupener Straße 159
50933 Köln
www.personal-trainer-network.de

Deutscher Turnerbund (DTB)
Otto-Fleck-Schneise 8
60528 Frankfurt
www.dtb-online.de

Deutscher Verband für Gesund-
heitssport und Sporttherapie e.V.
(DVGS)
Vogelsanger Weg 48
50354 Hürth-Efferen
www.dvgs.de

Österreichischer Fachverband
für Turnen
Schwarzenbergplatz 10
1040 Wien
www.austriangymfed.at

Schweizerischer Turnverband
Postfach
5001 Aargau
www.stv-fsg.ch

Interessante Links

Infos und Trainingsprogramme:
www.fitforfun.de
www.fitnessfakten.de
www.tuv.com
www.vgf.at

Ausgewählte Fitnessclubs:
www.de.tuv.com
www.mediclub.de
www.interfit.de

Register

Übungsregister

Impressum

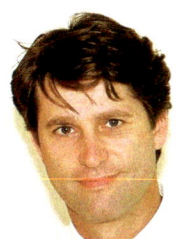

Der Autor
Elmar Trunz-Carlisi leitet als Sportwissen-schaftler das »Institut für Prävention und Nachsorge« in Köln. Der auf Fitness und Ge-sundheitssport spezialisierte Trainingsprofi hat zahlrei-che Beiträge in Publikums- und Fachzeit-schriften, in Büchern und im Fernsehen veröffentlicht. Elmar Trunz-Carlisi ist seit über zehn Jahren Berater und Redakteur des Fitness-Fachmagazins »Bodylife« und seit 1996 Mitglied des Expertenteams der Zeitschrift »Fit for Fun«.

Widmung
Für meine Frau Angela und meine Kin-der Chiara und Ramon

Der Autor bedankt sich herzlich bei allen, die bei der Realisierung dieses Buches mitgewirkt haben. Ein besonderer Dank geht an Stefan Enders (Fotos), Dirk Rose (Fotoassistenz), Luitgard Kellner (Illustra-tionen) und Monika Rolle (Redaktion).

Fotoproduktion:
Stefan Enders, Köln

Für die freundliche Unterstützung der Fotoproduktion ein Dankeschön an:
– das Team Aggua Sportsclub, Troisdorf, das die Location zur Verfügung stellte
– Cardiofitness GbR, Köln, für die Leih-gabe von Trainingsequipment

Weitere Fotos:
Corbis: Seite 23. **GU:** Seite 2, 6–7, 15 oben, 18, 19, 29 re., 39, 55, 73, 91, 107, 119, 139 (Ch. Dahl); Umschlag hinten re., Seite 3 oben, 29 li., 32, 33 li./Mitte, 35 (E. Geneletti); Seite 9, 11 li., 12, 26 (A. Hosch); Seite 27, 31, 33 re., 34, 36-37 (R. Simoni); Seite 15 unten (M. Wagen-han). **Jump:** Umschlag hinten links, Seite 11 re. **Picture Press:** Umschlag vorn. **Zefa:** Seite 4.

Redaktionsleitung: Ulrich Ehrlenspiel
Redaktion: Monika Rolle
Lektorat: Dr. Beatrix Müller-Kapuscinski
Gestaltung und Layout: independent Medien-Design, Kathrin Schemel und Claudia Fillmann
Herstellung: Susanne Mühldorfer
Satz: Bernd Walser Buchproduktion, München
Illustrationen: Luitgard Kellner, München
Repro: Fotolito Longo, Bozen
Druck: Appl, Wemding
Bindung: Conzella, München

ISBN 3-7742-6038-9

Auflage: 4.   3.   2.   1.
        2006 2005 2004 2003

Die **GU-Homepage** finden Sie im Internet unter **www.gu-online.de**

Umwelthinweis:
Dieses Buch wurde auf chlorfrei gebleich-tem Papier gedruckt. Um Rohstoffe zu sparen, haben wir auf Folienverpackung verzichtet.

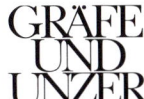

GRÄFE
UND
UNZER

Ein Unternehmen der
GANSKE VERLAGSGRUPPE

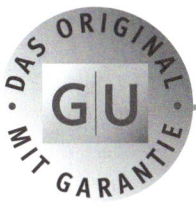

Wichtiger Hinweis
Die Ratschläge, Übungen und Anre-gungen in diesem Buch wurden nach bestem Wissen erstellt, mit größtmög-licher Sorgfalt geprüft und in der Pra-xis erprobt. Sie sind für Menschen mit normaler Konstitution geeignet. Den-noch sind alle Leserinnen und Leser aufgefordert, in eigener Verantwortung zu entscheiden, ob und inwieweit sie die Vorschläge in diesem Buch umset-zen können und möchten – sie sind für das eigene Tun und Lassen auch wei-terhin selbst verantwortlich. Weder Autor noch Verlag können für even-tuelle Nachteile oder Schäden, die aus den im Buch gegebenen praktischen Hinweisen resultieren, eine Haftung übernehmen.

Muskeltraining
für einige beliebte Sportarten

	Empfohlenes Krafttraining
Badminton	Ganzkörpertraining zur Verbesserung der Leistungsfähigkeit. Als Ausgleich zu den einseitigen Schlagbewegungen symmetrische Kräftigung aller Muskeln von Rumpf und Oberkörper.
Basketball	Gezieltes Beinmuskeltraining für mehr Sprungkraft. Kräftigung der Rumpf-, Schulter und Armmuskeln für powervolle Wurf- und Zweikampfaktionen.
Biken	Bessere Leistung durch gezielte Kräftigung der Beine. Super wichtig: Ausgleich durch Bauchmuskeltraining und Übungen zur Aufrichtung des Oberkörpers (Rücken- und hintere Schultermuskulatur).
Jogging/Laufen/ Walking	Muskeltraining vor allem zum Ausgleich: Rumpfmuskelübungen, um Rückenproblemen vorzubeugen, plus Training von Brust, Schultern und Armen für einen harmonischen Körperbau.
Fußball	Das Krafttraining der Beinmuskulatur erhöht die Schuss- und Sprungkraft; die Kräftigung des Rumpfes, der Schultern und der Arme verschafft Vorteile bei Zweikämpfen, Kopfbällen und Einwürfen.
Golf	Ausgleich der einseitigen Belastungen von Rumpf und Schulterpartie bei den Schlagtechniken: vor allem Bauch- und Rückenmuskelübungen sowie gleichmäßige Kräftigung von Brust-, Schulter- und Armmuskulatur.
Handball	Kräftigungsprogramm für den ganzen Körper. Regelmäßiges Krafttraining erhöht die Wurf- und Sprungkraft und verbessert die Voraussetzungen in den körperbetonten Zweikampfsituationen.
Inline-Skating	Kräftigung der Oberschenkelstrecker, der Hüft- und Gesäßmuskeln für mehr Kraft beim »Push« (Abdruck mit den Skates). Rücken- und Bauchmuskelübungen entlasten das Kreuz, Übungen für den Oberkörper sorgen für einen harmonischen Körperbau.
Schwimmen	Hier wirkt Muskeltraining leistungsfördernd. Für das Training des Oberkörpers sind vor allem Zugbewegungen geeignet. Je nach Stilart individuelle Akzente setzen.
Ski alpin	Eine Kräftigung der vorderen Oberschenkelmuskulatur erhöht die Leistungsfähigkeit vor allem in tiefer Abfahrtshaltung, Rumpfmuskelübungen stabilisieren und schützen den Rücken; Kräftigung des Oberkörpers als Ausgleich zu den vorrangig belasteten Beinmuskeln.
Skilanglauf	Krafttraining verbessert z.B. die Skatingtechnik (Auftrainieren der Hüftmuskeln) und den Stockeinsatz (mehrgelenkige Trizepsübungen, z.B. Kickbacks).
Snowboarding	Zu empfehlen: Ausgleichstraining zu den einseitigen Belastungen z.B. des Rückens. Eine Kräftigung der Oberschenkel verbessert die Leistung.
Tennis	Gleichmäßiges Kräftigen der Rumpf-, Schulter- und Armmuskulatur. Training der Beinstrecker sowie der Trizepsmuskulatur für eine Verbesserung beim Aufschlag.
Volleyball	Zentral ist das Training der Sprungkraft (vor allem Übungen an der Beinstemme). Für mehr Schlagkraft: Rumpfmuskeltraining in Verbindung mit Brust- und Trizepsübungen.
Windsurfen	Gezieltes Auftrainieren von Rücken-, Schulter- und Armmuskeln. Bauchmuskelübungen stabilisieren den Rumpf, Beinmuskelübungen verbessern die Leistung beim Surfen mit Fußschlaufentechnik.